# 40 例精神科叙事护理实践

**主编** 许冬梅 张明贺 邵 静

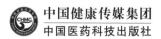

中国健康传媒集团

中国医药科技出版社

## 内容提要

本书是在医学、人文、社会综合背景下，让读者通过一个个故事感受叙事护理的魅力与温度，从而更快速地学习与掌握叙事护理学技术的培训书籍。全书以真实的叙事护理案例为导引，由浅入深，生动地为读者讲解了叙事医学的发展、技术、应用与技巧。书中详细记录了每一个叙事护理案例的过程、所用的方法、技术和当时的临场应变情况，并在案例后进行回顾与反思，将案例记录者当时的心态与思考体会进行详尽描绘，使读者身临其境，充分进行带入思考和深度学习。

本书适用于临床医生、护士和学生阅读，尤其是精神科相关专业人员。

## 图书在版编目（CIP）数据

40例精神科叙事护理实践/许冬梅，张明贺，邵静主编．—北京：中国医药科技出版社，2022.6（2025.1重印）．

ISBN 978-7-5214-3002-8

Ⅰ.①4… Ⅱ.①许… ②张… ③邵… Ⅲ.①精神病学—护理学—病案 Ⅳ.①R473.74

中国版本图书馆 CIP 数据核字（2022）第 033897 号

**美术编辑**　陈君杞
**版式设计**　诚达誉高

出版　**中国健康传媒集团**│中国医药科技出版社
地址　北京市海淀区文慧园北路甲 22 号
邮编　100082
电话　发行：010-62227427　邮购：010-62236938
网址　www.cmstp.com
规格　787×1092mm ¼₂
印张　8 ¾
字数　219 千字
版次　2022 年 6 月第 1 版
印次　2025 年 1 月第 2 次印刷
印刷　北京印刷集团有限责任公司
经销　全国各地新华书店
书号　ISBN 978-7-5214-3002-8
定价　**39.00 元**

获取新书信息、投稿、为图书纠错，请扫码联系我们。

# 编委会

陈洋洁　山西医科大学第一医院

邵　静　北京回龙观医院

林美容　厦门市仙岳医院

林瑞月　厦门市仙岳医院

罗　丹　天水市第三人民医院

宗　薇　南京医科大学附属脑科医院

赵　娟　山西医科大学第一医院

赵　悠　南京医科大学附属脑科医院

侯佳璐　山西医科大学第一医院

钱　薇　天水市第三人民医院

徐荣静　上海交通大学医学院附属精神卫生中心

高赛英　北京回龙观医院

郭　佳　天水市第三人民医院

席旦旦　天水市第三人民医院

黄　媚　天水市第三人民医院

程俊香　山西医科大学第一医院

雷志洁　天水市第三人民医院

戴莲娣　广州医科大学附属脑科医院

**秘　书**　王永娜

# 前言

　　叙事医学发扬了医学人文传统，为现代医学增添了温情的一面，促进医患关系和谐发展。叙事护理作为其中的一个分支，是护理学科与医学发展之路中哲学指导思想到具体研究方法的不断融合，既丰富了护理学知识体系，又丰富了临床人文护理方法，最后形成护理学独特的研究模式和路径。叙事护理的过程是，护理人员带着尊重和好奇，去聆听患者和家属的人生故事，感受他们为改善生命质量所做的不懈努力，感受他们的不易，从而带着自己的专业能力加入他们，形成同盟。

　　精神疾病患者因本身疾病症状及社会、心理因素等的影响，患者及家属往往存在严重的心理负担，具有强烈的人文关怀需求。此时，叙事护理作为一剂"良药"，让精神科的护士拥有了既可疗愈患者又可疗愈自己的方法。那如何让这剂"良药"发挥作用呢？这是目前困扰着叙事护理实践者的一大问题，本书提供了40例经典案例，为叙事护理落地提供了实践探索。

　　北京大学医学人文研究院副院长、北京大学医学部叙事医学研究中心主任郭莉萍教授为本书发来寄语："《40例精神科叙事护理实践》是我国第一本专科叙事护理著作，对精神科开展人文护理有切实可行的指导意义。护理是精神科临床关怀重要的一部分，护士具有践行叙事医学的天然优势。书中叙事护理的沟通框架具体而实用，案例打动人心。希望广大的精神科护理人员能够从中找到建立和谐护患关系的秘密，并在叙事护理实践中体悟职业带来的满足感。"

　　本书共包含理论和实践两大部分。理论部分介绍了叙事医学、叙事疗法及叙事护理的相关理论知识，并结合精神科特点，讲解了叙事护理在精神科的应用。叙事护理技术和实践部分均引用案例做详细分析。案例根据对象不同分为了不同篇章，在叙事同时，加入作者感悟，让读者了解叙事者的思路，理解叙事护理的精神、理念、技术，体会叙事护理带给双方的改变，便于理论与实践相结合。我们竭力邀请了许多业内专业人士编写本书，他们均本着职业的使命感和责任感，提供了自己身边的案例，并加以分析点评。在此，向所有编者致以衷心的感谢。

限于编者的水平和学识，书中难免有疏漏之处，敬请广大读者提出宝贵意见。

编　者

**2021 年 12 月**

# 目录

## 第一章　绪论

## 第二章　共情与护患沟通

# 第三章　叙事护理核心技术

# 第四章 实践叙事护理

# 第五章 叙事护理在精神科的应用

# 第六章　精神科叙事护理临床案例

# 第一章  绪  论

## 第一节  叙事医学

### 一、叙事医学的概念

叙事医学（narrative medicine）由美国哥伦比亚大学教授丽塔·卡伦（Rita Charon）于 2000 年提出，她定义叙事医学是由具有叙事能力的临床工作者所实践的医学，叙事能力是认识、吸收、解释、并被疾病的故事所感动的能力。之后，北京大学医学人文研究院郭莉萍教授将叙事医学概念引入国内。首先，该定义指出叙事医学并不是医学中的一门学科，而是整体医学应有的内涵和通用方法；其次，在定义中强调"是由具有叙事能力的临床作者所实践的医学"，把人的因素看得很重要；最后，把"叙事能力"概括为"认识、吸收、解释"疾病的能力，这既符合叙事学原理，又充分结合临床医学实践，符合医学的特点。

叙事医学是由多个学科交融逐渐发展而来的，如医学人文、初级医疗卫生、当代叙事学以及医患关系研究等。叙事医学是"文学与医学"的临床弟兄，是以"患者为中心的医疗卫生"的文学姐妹，为医务工作者提供了很多实用的智慧，可以帮助他们更好地理解患者在疾病中忍受的痛苦，以及自己在照护患者的过程中所要经历的各种情感。医学建立在科学和人文两个支柱上，如今医疗技术越来越发达，科学医学的观念深入人心，但人们对人文医学的认识还远远不够。缺乏人文的医疗是冰冷的。由于各种原因，医生看病时只会关注患者的临床症状和患病的器官，对患者的个人心理和家庭环境往往无暇顾及，于是，医生总是留给大家机械、匆忙、冷漠的印象，医患关系因此也变得紧张。叙事医学正是在这样的背景下"应景而生"，呼吁医生和患者能有更多交流，医生能主动了解患者背后的故事，与患者之间形成良性互动。因此，叙事医学被看作是医院人文教育的主要抓手，受到越来越多人的关注。

从叙事医学正式进入我国后，国内学者对其进行了多次解读和再定义。其中，韩启德院士通过对叙事医学系统性和前瞻性的思考，重新修正了叙事医学定义为：叙事医学是由具有叙事素养的医护人员，遵循叙事规律践行的医学；叙事素养是指认识、吸收、解释疾病故事的能力以及易受疾病故事感动的同理心。凌锋医生将叙事医学解读为一门跨越文学、心理学、认识论、美学和各种后现代理论的交叉学科，许多人甚至认为它是人类重新认识身体、心灵、痛苦、疾病及生命和死亡的，潜力巨大的新工具。

## 二、叙事医学的起源与发展

叙事医学的起源与发展受到了多种理念的影响，包括：患者的疾病叙事、文学理论、以患者为中心的医疗、医患共同决策、关系性医学、叙事研究。

### （一）疾病叙事

哈佛大学社会和心理医学教授、人类学家凯博文（Kleinman，1988）的《疾病叙事：苦难、疗愈和人的境况》第一次用到"疾病叙事"（illness narrative）这个词。他明确区分了病痛（illness）、疾病（disease）和生病（sickness）三个词。"病痛"被定义为"患者、家人及广泛的社会网络如何理解、回应症状和残障，并与之共生"，主要强调患者主观感受；对患者来说，"疾病"是感受、经历，以及如何应付疾病带来的日常生活问题。相比之下，对医生来说，"疾病"是属于狭义的生物学意义的词汇，仅指生物结构和功能的改变；"生病"指人群对身体有恙的一般性理解，通常与宏观的社会性因素有关，如经济、政治和制度因素等。在患者所经历的疾病和医生所认识的疾病不匹配时，患者会感到自己不被理解，需要讲出生活故事来让别人理解自己。叙事是人类思考、记忆和表达的最基本方式，生病中的人通过叙事来讲述自己的痛苦、伤心、绝望、希望和对疾病的思考等。因此，叙事医学第一个来源就是疾病的叙事。

医学被称为"关于个体的科学"，无论关于疾病和治疗的一般性知识在总体人群中如何确定，运用到不同患者身上时总有不同效果，存在不确定性。患者对自己如何得病总有自己的解释，医生用循证医学的证据不一定能够说服患者决定是否采用某种治疗，但如果能结合患者本人的经历、体质解释病情和治疗方案，反而能获得患者的认可，因为患者认为自己的情况是独一无二的，并想把自己的故事讲给医生听。但是，崇尚技术的医生认为患者的叙事没有价值，患者的叙述不能提供有价值的诊疗信息，很多医生更倾向于相信各种检验得出的"客观"数据，但患者有倾诉的欲望，这就导致临床中有不少患者投诉医生不让自己说话，以及患者疾病叙事大量涌现的现象。在社交媒体极度发达的今天，患者通过疾病叙事描述患病经历、反思治疗过程、给其他患者提供借鉴和帮助，也为医务人员了解患者感受打开了窗口。叙事医学的初衷是提供充满关怀的医疗，并在此过程中与各方建立良好关系，让医学人文真正落地。

## （二）文学理论

"文学与医学"研究领域始于 1972 年，致力于运用文学作品（后来发展到非虚构作品）来培养医学生的共情能力，引导他们认识医学实践中的伦理问题。卡伦作为拥有文学博士学位的内科医生，把文学理论中读者反应理论（reader response theory）关注情感的做法和新批评（new criticism）运动之下兴盛起来的细读法（close reading）与经典叙事学的概念如叙事时间、叙事者、叙事聚焦（叙事视角）等结合起来，通过仔细阅读分析文学作品，培养医学生和医生关注细节的能力，如故事发生的情境、人物之间的关系、故事的叙事视角、叙事者是否可靠等，并认为这些关注细节的细读习惯可以引入医患交往中，变成"细听"患者讲述自己故事的习惯，从中得到有用的信息。

## （三）以患者为中心的医疗理念

1996年，美国学者在分析了当时临床医学决策过程、医患关系、卫生法案例判决结果、医学教育和临床研究的现状后，宣称美国已经进入"以患者为中心的医疗时代"，其定义是"医生、患者及家属之间建立伙伴关系，以确保临床决策是尊重患者所想、所需和意愿，患者能得到为参与自己的照护或做决定所需的教育和支持"。以患者为中心的医疗要求医生不仅从生理、病理、病因、治疗选择等纯粹生物医学的视角来解释患者的病痛；由于患者对疾病的解释是基于自身对疾病的感受，因此医生还要关注患者的叙事。

## （四）医患共同决策

医患共同决策的概念最早在1982年提出，其典型定义为"在做临床决策时，医生和患者分享现有的最好证据，患者在理解各种治疗选择时能获得必要的支持，在理解的基础上与医生共同做出临床决策"。研究发现，医患共同决策提高了患者对各种现有治疗方式的理解，使患者对风险和获益有了切合实际的期待，激励患者参与决策，提高患者的价值观和治疗选择之间的契合度，增加患者对治疗方案的依从性，从而提高患者幸福感和对治疗的满意度，减少了对疾病的担忧。

## （五）关系性医学

关系性医学的概念最早出现在1994年，认为医务人员与患者、患者所处社区和其他医务人员之间的关系非常重要。医生与患者的关系能使医生关注到每一位患者及其背后的复杂性，而非仅仅关注疾病或器官系统。之后的研究者又提出关系性医学应遵循的四个原则：①医患互动的双方都是完全的人，具有各自的需求、观点和价值观；②医患互动的过程中必须认识到情感因素；③医疗关系中的互动对所有参与方都有影响；④建立疗愈性的关系是一种道德责任。关系性医学及其四个原则对叙事医学关注的焦点有很大的借鉴作用。

## （六）叙事研究

20世纪80年代以来，叙事作为一种研究范式从文学批评领域迅速扩散到人文社会科学研究领域，如历史学、心理学、哲学、社会学、政治学、法学、教育学等。叙事研究的主要特点是：①把人的叙事作为研究对象；②用叙事分析来研究对象；③用叙事来呈现并解释研究的发现。作为一个热门词汇和研究方法，叙事为研究医患之间的互动带来极大的启发。

# 第二节 叙事疗法

## 一、叙事疗法的概念

叙事疗法是咨询师通过倾听他人的故事，运用适当的方法，使问题外化，帮助患者找出遗漏片段，从而引导患者重构积极故事，以唤起患者发生改变的内在力量的过程。

叙事疗法认为，个人的经验从根本上来说是模糊的，也就是说它的意义不是天生或是显的，而是要通过多重的解释才能够显现出来。因此，认为问题是被保持在语言中的，所以问题也可以通过叙事在谈话中溶解。于是，一种富有后现代主义精神且真正"以人为本"的后现代心理疗法——叙事治疗诞生了。

叙事治疗是一种洋溢着生命活力的治疗方式，叙事治疗相信每个人的生命都是有力量的，叙事治疗师将陪伴求助者在自己身上挖掘生命的宝藏。

叙事治疗通过帮助求助者用积极向上的视角重写生命故事，让患者自己找到面对困境的方法。叙事治疗肯定了"每个人都是面对自己生命挑战的专家"，"自己才是自己生命的作者"。而叙事治疗师也在这一过程中成长。

## 二、叙事疗法的起源与发展

叙事，简单地说就是说故事。每个故事都是一个叙事，但其表达内容和方法上具有多样性和复杂性。叙事的表述多种多样，如叙事是"我们解释世界的源泉"；叙事是"人们理解自我生活和经历的方式，我们一直在故事中游弋"；叙事是"记述或设计以表达所发生的事情的前后联系的例子"等。而叙事的拉丁语本意是指行为和具有连续性的体验。

1969 年，托多罗夫（Todorov）最早提出"叙事学"一词。1979 年，心理学家萨宾（Sarbin）在美国首次提出"经验和叙事结构"的观点。阐述了叙事对建构和人格形成的作用。1986年，他主编的《叙事心理学：人类行为的故事性》一书，标志着叙事心理学作为一个正式的领域开始从心理学的大家族中脱颖而出。

叙事理论和后现代主义思潮与临床心理学的结合，诞生了叙事心理治疗。这里，有必要区分一下现代主义和后现代主义思潮对心理治疗观念与方法的影响。现代观点和后现代观点最大的区别在于两者对"真实"（reality）的看法不同。现代主义者崇尚客观的事实真相，因为其能够观察并进行系统化探讨，真相就是真相，不会因为观察的人或是观察的方法不同而有所不同。而后现代主义则相信主观的事实真相，也就是说事实真相会随着观察历程不同而改变，其取决于语言的使用，并受到人们所处背景环境的影响。

叙事疗法作为后现代心理治疗中具有典型意义的疗法，兴起于 20 世纪 80 年代，是由澳大利亚的麦克·怀特（Michael White）和新西兰的大卫·艾普斯顿（David Epston）在家庭治疗的基础上提出的叙事心理治疗理论。大卫·艾普斯顿是新西兰奥克兰德家庭治疗中心的主要负责人，他最初所受的是人类学方面的训练，这段经历对后来提出叙事疗法产生了重要影响。另一位创始人——麦克·怀特是澳大利亚南部阿德莱德郡杜维曲治疗中心的负责人之一，这家中心是一个心理治疗与社区活动中心。在叙事疗法的发展过程中，他是最多产，也最具影响力的重要人物。

国际学界对叙事疗法的热情方兴未艾，我国叙事疗法的发展亦紧随其后。从 2002 年第一篇介绍叙事疗法的中文论文在大陆发表算起，叙事疗法在我国发展至今已有近二十年的历史了。

然而，叙事治疗在我国不同区域的发展并不平衡，在台湾和香港发展比较早，台湾以台湾彰化师范大学为代表，香港以香港浸会大学为代表。主要做研究工作，兼顾做培训工作。在大陆，以中科院心理研究所史占彪为首的团队搭建了后现代心理治疗平台，包括叙事治疗、焦点解决短程心理治疗、合作对话、反思团队。其中叙事治疗主要以北京林业大学李明、清华大学李焰为代表。近年来，在大陆的理论心理学界（包括心理学史界）、心理咨询领域以及教育研究领域，叙事研究正逐渐升温，呈现出欣欣向荣的可喜景象。

叙事疗法在我国发展的近二十年中，分为三个阶段。第一阶段是初步引入阶段，一般说是 2002—2005 年。大陆地区较早介绍叙事疗法理论的学者包括杨广学、叶浩生、李明、施铁如、沈之菲等。最早可查论文是"叙事疗法初探——一种新的治疗观的构建"，发表于 2002 年。当时对叙事疗法的基本概念、常用的方法、与传统心理治疗方法的比较、与中国文化的契合等方面都做了初步的讨论。从 2003 年开始，介绍性的文章逐渐增多，介绍深度也在逐渐加深，从概述逐步深入到叙事疗法的思想背景和文化语境。同时，叙事疗法在中国文化中本土化的探索也初见端倪。随着此类文章的增多，特别是关于叙事疗法介绍性专著的出版，学界对叙事疗法关注的焦点开始转变。

第二阶段是本土化和应用研究阶段，主要在 2006—2008 年期间。这一阶段的显著特点是结合本土文化和实践，探索叙事疗法在不同情境中的应用和理论本土化。较具代表性的研究如"叙事疗法与中国文化的结合"，"从中国文化的核心价值和倾向性评估叙事疗法在中国发展的可能"。

第三阶段是理论创新和反思阶段，即从 2009 年至今。在深入理论研究和实践应用的基础上，叙事疗法研究进入了一个新的历史时期。从 2009 年开始，陆续出现了一些对叙事疗法思想局限性的探讨，尽管这些对叙事疗法局限性的探讨有待深入，但非常有益。叙事疗法的思想背景有其文化语境的独特性，有针对性的批评需要基于对基本概念的充分把握。在这个阶段从宏观上进一步反思了叙事疗法与传统心理治疗关系的趋势。这表明叙事疗法在我国的研究已突破了单纯的引介和本土化的局限。随着叙事疗法的发展，关于叙事疗法的硕士、博士论文明显增加，这也是叙事疗法未来发展的重要动力。

## 第三节　叙事护理

### 一、叙事护理的概念

叙事护理是将后现代心理学叙事疗法与临床护理相结合产生的新的心理护理模式与方法。主要指护理人员通过对患者故事的倾听、吸收，帮助患者实现生活、疾病故事意义的重构，发现护理要点，继而对患者实施护理干预的护理实践。

20世纪末，叙事进入护理领域，Boykin 等将叙事护理定义为一种组织、挖掘和揭示护理实践知识，并恢复护理艺术性的手段。Sandelowski 认为叙事护理是科学与人文在护理中的调和，以及对经受疾病伤害的患者的整体性保护，是实现护理独特性的方法。Aloi 将叙事护理定义为利用叙事手段，帮助患者抛弃过去生活的故事情节，并建造新的、有积极意义的故事的一种护理干预方法。国外学者逐渐开始从临床干预角度对叙事护理概念进行界定，综合国外学者的观点，黄辉、刘义兰总结叙事护理概念为护理人员通过对患者的故事倾听、吸收，帮助患者实现生活、疾病故事意义的重构，并发现护理要点，继而对患者实施护理干预的护理实践。李春将叙事护理解释为把叙事治疗的理念和方法，运用到我们临床护理工作当中去，为叙述方便，我们称其为"叙事护理"。国内学者从不同角度探讨"叙事护理"的概念，至今尚无统一定义。

### 二、叙事护理的起源与发展

叙事，意为对故事的描述，是人们将经验组织成具有现实意义事件的基本方式。叙事强调个人经历和感受，能同时对叙述者和倾听者都产生相应的意义。叙事在护理行业兴起之初就存在于护理领域，但 20 世纪前对其研究极少，随着整体护理观的兴起，叙事逐渐成为护理领域新的研究热点。整体护理关注患者"身体－心理－社会－精神"需求是否得到满足，这意味着护理人员要了解患者的整体生活状态，深入了解患者，倾听患者叙事是必由之径。患者叙事能将过去、现在及未来连成一个整体，并从中透露出"身体－心理－社会－精神"四个层次的需求，这是实施整体护理的出发点。目前，国内外学者对叙事护理的研究逐渐由关注层面转向为干预层面，期望通过叙事护理临床干预，达到改善患者情感体验、提高护理工作效率、和谐护患关系的目的。近年来，护理学者多以叙事护理的意义为切入点，展开叙事护理临床干预研究。叙事护理作为一种人文属性的护理方式，是对人性化护理服务内涵的补充。强调护士以倾听、回应的姿态进入到患者的故事中，充分了解患者的经历，这样一方面能引导患者疏泄情绪、感受关怀温暖，推动护患友好和谐相处；另一方面，还能启发患者对自身故事的多角度思考，发现自身潜在的力量，从而利于疾病预后。然而，叙事护理并不只局限于指导患者利用自身故事产生积极意义，也可以将他人的故事引入，供患者思考借鉴，从而更好地实现护理目标。

叙事并不是生活事件流水式的简单陈述，而是饱含情绪、情感的叙述，透过事件理清患者的需求。在叙事护理中，引导患者宣泄自身情感，不仅容易透露出患者担忧的问题，更有利于患者发泄负面情绪，从而减轻痛苦，最终利于疾病预后。

## 三、叙事护理与叙事医学的关系

叙事护理是叙事医学的一部分，是叙事医学的分支，如果叙事医学是一棵大树，叙事护理就是其中的一个枝干。叙事护理的内涵是护士通过倾听、交流、外化、解构、改写患者故事，达到理解患者苦痛、尊重患者选择、促进患者身心康复、反思护理自身的目的。叙事护理的本质是一种心理护理的模式与方法，在临床护理工作有明朗的应用前景。

叙事医学是一门跨越医学、文学、心理学的新兴交叉学科，作为当前推进医学人文的有效手段，医学学者们通过疾病叙事的方式把医生的"医学声音"和患者的"生命世界的声音"连为一体，以此消除医患之间由于知识结构不同而产生的鸿沟。医护人员在掌握越来越多的科学知识同时，更需要学习倾听患者，尽最大努力理解疾病给患者带来的痛苦，尊重患者对疾病的理解，从而在行动中为患者着想。与其说叙事医学是一个新的学科，不如说是一个新的临床框架，为医生、护士、社会工作者提供一些技巧、方法和文本，使他们可以为患者提供精细的、适合的临床照护。

## 四、叙事护理与叙事疗法的关系

1. "疗法"与"护理"的融合，是创新突破。
2. 叙事护理是将心理护理落地的一种工作模式。
3. 帮助护士滋养自己。

# 第二章　共情与护患沟通

作为一个新的护理形态，叙事护理旨在开辟一条通过临床叙事抵达人文护理的新路径。叙事护理是护士在临床工作中，引导患者将自身与"疾病"加以区分，配合医疗照护的过程，需要护士对患者的故事进行认知、吸收、阐释，从而使护士能更加设身处地为患者考虑，唤起和培养护士的共情能力。我们要相信，无论多么痛苦、多么绝望，每个人身上都具有成长和改变的各种可能。

**导入案例**

陈伯，今年67岁，本科文化，丧偶，育有一儿一女，均已成家。因心情抑郁，兴趣减退，感觉对生活失去希望，曾在家服用大量药物欲轻生，被家属发现后送至外院进行洗胃，住院期间用刀割颈欲自杀，现颈部有 15cm×2cm 长的伤口，予清创缝合。由于自杀、自伤行为突出，遂由家人送至我院治疗。经诊断为重度抑郁发作。

在病房里，陈伯不愿意和其他患者说话，总是独自躺在病床上。平时医生、护士问话时，他也只是简单回应，不肯多说一句。询问为什么要伤害自己，他就不耐烦地说"你们走吧，这跟你们没关系"或者故意答不对题，或不肯正面回答问题。陈伯的儿子和女儿每次来探视时都会给他带很多报纸、书籍以及零食。但我却发现，每当子女探视时，陈伯的情绪就会变得激动，子女离开后，会变得更加地消极低落。于是，在一次陈伯的儿女探视离开后，我和陈伯进行了一次深入的交谈。

我："陈伯，每次您的子女来看望您的时候，您都生气、不开心，您愿意跟我说说是为什么吗？看我能不能帮您一起面对这个问题。"

陈伯："告诉你也没用，你们谁也帮不了我的！"说完便背过身去。

我："咦，您桌上放的是美国作家加布瑞埃拉的《岛上书店》！我听朋友说这本书很好看的，但我一直都还没有时间看呢？"

陈伯突然转过头："你知道这本书？"

我看到陈伯突然来了兴致："知道啊，之前有个朋友推荐过，但是我还没有时间看呢。您能跟我讲讲这本书主要说的是什么故事吗？"

陈伯一下来了兴趣说："可以啊！这本书的主人公费克里，人近中年，在一座与世隔绝的小岛上，经营一家书店。但是命运从未眷顾过他，妻子去世，书店危机，就连唯一值钱的宝贝也被人偷走了，他的人生陷入僵局。就在此时，一个婴儿出现在书店里，意外拯救了陷于孤独绝境中的费克里，成为了连接他和小姨子、警长、出版社业务员之间的纽带，为他的生活带来了转机。于是，在小岛上的几个生命就这样紧紧相依，走出了人生困境。"

我："听起来真的很不错，这是一本很有正能量的书。这本书是刚刚来的那位女士带给您的吗？"

陈伯一脸骄傲说道："是的，我大女儿，她一直都知道我喜欢看什么样的书。"

我："您大女儿好贴心，您真有福气！"

陈伯："她和我儿子一直都是我的骄傲，他们读书时的成绩一直都是名列前茅，从来没有让我操心过，小的时候也总是黏着我，让我给他们讲故事。长大成家后，都没有时间理会我这个老头儿了。我儿子娶的媳妇脾气也不好，我当时就不同意他们结婚。现在每次我去他们家都要看我儿媳妇的脸色，我孙子也不愿意亲近我。现在我住院了，他们更会觉得我是个累赘。"

我认真地看着陈伯："您不能这么想啊，您用这种方法来减轻他们的负担不是一个明智的做法啊！"

陈伯："姑娘，你不懂！你不会理解我的感受的。"陈伯开始出现了抗拒的情绪。

我意识到自己唐突了："听您这么说，在您和他们之间是不是发生过一些让您失望的事情？"

陈伯："姑娘，你不知道啦，我有时候很难跟他们说话（沟通），不只是语气，还有很多的事情，所以我觉得我活着很糟心，没啥意思，除了吃喝拉撒睡就是跟子女无休无止的争吵。"

我："所以您之前把服药以及在医院伤害自己都是跟这些有关系的，对吗？"

陈伯："都有吧。退休后，我自己也一直觉得挺无聊的，没有什么兴趣爱好，也不知道该干什么，爱人也走了，身边连个说话的人都没有，以后的路怎么走我都不知道。和儿女们呢，一见面就吵架，净添麻烦了。如果我不在了，他们应该会轻松一点吧。"

我："陈伯，其实作为子女，在心里都希望自己的父母身体健康，我想您的孩子也是一样的。"

陈伯："如果我死了，他们就不用担心我了。"

我："您看，这个问题困扰了您这么久，如果您愿意，我们可以一起给这个问题起个名字，您觉得这个问题应该叫什么好呢？"

陈伯："叫'糟糕'吧。哎，我老了，没有用了。"陈伯摇了摇头。

我："这种体验真的让人很难过。从您的言语中，我能感觉到您还是很爱他们的，住院了都还在一直为他们考虑。其实，您的儿女也很关心您，他们每次探视结束后，都会向医生询问您现在的治疗情况，向护士长问您还有什么需要买的，您平时都能吃些什么东西，事无巨细都要仔细地问过医生和护士。只是可能大多数人在自己最亲近的人面前，都没有掩饰住自己的负面情绪，所以有时候说话就比较直接，但他们是真的希望您能早日恢复健康的。事实上，他们已经意识到了之前对您关注不够，态度也不好，也跟我说过不止一次对自己从前对您的言语感到很懊悔。"

陈伯："是吗？"陈伯半信半疑。

我："当然啦，我在临床干了这么多年，看得出您的儿女都是很孝顺的，您要是心里面有什么想法就好好跟他们谈谈，把话说开就好了。"

陈伯："哎，这谈何容易。"

我："听您这么说，说不上话（沟通无效）是不是跟您刚刚提到的'糟糕'是同时出现的啊？"

陈伯："嗯，大家都不懂我，这个状态很糟糕。"

我："那曾经有没有一些情景，让您可以远离'糟糕'这个问题？"

陈伯："以前老伴还在的时候，我们一家子过除夕看春晚，跟孩子们讲起他们小时候的故事，那时候虽然日子苦，但是很开心。哎，不提了。"

我轻轻拍了一下他的肩："陈伯，您为家里的付出，真的不容易。一家人风风雨雨走过来，今天不用过苦日子，该享福过好日子了。您是我的长辈，我也是前年才当上宝宝的妈妈，我们既为人子女，也为人父母。'糟糕'这个问题给您带来了无法承受的伤害，所以您想通过极端的方式和这个问题作了断。"

陈伯："姑娘你说得对的，我事后真的很后悔。你说，我这样子还有救么？"

我："我们都想跟您一起从'糟糕'中走出来，您要对自己有信心，我们愿意跟您一起努力把'糟糕'这个问题解决掉！"

……

经过这次深入谈话，陈伯对治疗的态度发生了质的转变，他不再抗拒，而是积极主动的配合各项治疗。病室里，我时常看到陈伯与病友愉快的谈天，说到动情之处，他还会不由自主地笑出声来；原来我几乎在病区文娱活动中找不陈伯的身影，现在他俨然变成了一名积极分子，经常在活动中与病友分享自己的读书心得。我欣喜地看到，陈伯正在逐步摆脱"糟糕"这个问题对自己的困扰。而通过与陈伯的这次交谈，我发现，单纯机械地完成医疗护理项目其实是不够的，必须要留意患者的情绪及所思所想，站在患者的角度思考问题，解决问题，这样才能让他们安心地配合治疗，从而康复出院，重归家庭和社会。

# 第一节　共　情

## 一、共情的概念

共情（empathy）是指一个人有能力准确地体会到他人特有的感受，并且理解这些感受的含义（Kalisch，1973）。医护人员的共情，是指医护人员为了增进治疗关系，促进诊疗有效性而与患者之间建立的一种暂时性的认同或情感上的会意。临床上，共情能力主要是指医护人员有能力去理解患者内在体验和感受。我们在这里的共情强调的是一种认知能力，其作用在于护士可以理性地体察患者的需求、反思自己在护患交流中的情感反应和行为，以提供更有效的临床护理服务。共情是叙事能力必不可少的催化剂。

## 二、共情能力的三个纬度

护士的共情能力主要包括三个纬度：观点采择、共情性关注、站在患者的立场上（Fields，2004）。

### （一）观点采择

观点采择是指护士在日常护理工作当中能够尽力理解患者的情感、想法和意图。尤其是精神科护理人员需要具有敏锐的观察能力、周密的思考能力、冷静的分析能力以及准确的判断能力。在案例中"陈伯的儿子和女儿每次来探视时都会给他带很多报纸、书籍以及许多零食。但我却发现，每当子女探视时，陈伯的情绪就会变得激动，子女离开后，又会变得更加的消极低落。"陈伯在子女探视前后的情绪变化被具有敏锐观察能力的"我"发现了，于是以陈伯桌上放的美国作家加布瑞埃拉写的《岛上书店》为话题，"我"与他展开一次深入的交谈。投其所好的交谈方式体现出"我"的思考与分析能力，同时通过准确的判断，协助陈伯将自己与困扰自身的问题进行了区分，并将问题命名"糟糕"。

## （二）共情性关注

共情性关注是指觉察到他人的痛苦和困难时，产生亲近的、同情的或关心的情绪体验。护士能产生共情关注这种情绪体验的前提是将注意力投注在患者身上。由于精神患者多有意识、思维和行为的改变，在治疗和护理中，对患者异常行为的矫正与辅导非常重要。本案例中"我轻轻拍了一下他的肩：'陈伯，您为家里的付出，真的不容易。一家人风风雨雨走过来，今天不用过苦日子，该享福过好日子了。您是我的长辈，我也是前年才当上宝宝的妈妈，我们既为人子女，也为人父母。''糟糕'这个问题给您带来了无法承受的伤害，所以您想通过极端的方式和这个问题作了断。""我"通过对陈伯的共情关注，改变了他对生活的极端看法，唤起他对新生的渴望。

## （三）站在患者的立场上

站在患者的立场上是指护士能够从"假设自己是患者"的角度去思考患者的需求，在进行临床护理时能以患者的利益为首要衡量标准。站在患者的立场上考虑问题并不是件容易的事情，有的精神科护士会觉得精神患者都是"疯子"，他们已经没有正常的意识形态，我不可能从他们病态的角度来看待问题。但作为精神科护理人员需要具备强烈的社会责任感、极大的工作热情、丰富的情感反应去关心和护理精神患者。能站在患者的立场上既是一种能力，也是一种态度。作为能力，主要是与心理灵活性有关，即思考者能够在主体和客体之间灵活转换的能力，这是一项重要的心理技能，具备较高心理灵活性的护士通常能够迅速从患者的角度觉察问题，并且较快地与患者建立关注，如本案例中"我"在与陈伯深入交谈过程中，觉察到陈伯因担心儿女嫌弃自己生病，对生活失去了信心，于是从陈伯的角度出发来安慰他"其实作为子女，在心里都希望自己的父母身体健康，我想您的孩子也是一样的。"而作为态度，则是指护士是否具有维护患者利益的意识。如本案例中"我"对陈伯说"我们都想跟您一起从'糟糕'中走出来，您要对自己有信心，我们愿意跟您一起努力把'糟糕'这个问题解决掉！"从这个角度来说，护理人员对患者的共情不仅意味着简单的言语交流和情感联结，还体现了"以患者为中心"的治疗思想。

## 三、共情与叙事能力的关系

医学的诞生是人类痛苦的表达和减轻这份痛苦的探索过程。医学从其诞生之日起，就伴随着帮助、同情的人道主义关怀，正如特鲁多医生墓志铭所提到的一样，"有时去治愈，常常去帮助，总是去安慰"。在我国"医学人文"从知识内化为素质、再由素质外化为行动的"知 - 信 - 行"过程被认为是一个自动过程，但这个过程其实缺少一个催化工具，直到"叙事医学"出现。

我国学者韩启德将叙事医学定义为：叙事医学是由具有叙事素养的医护人员，遵循叙事规律践行的医学。叙事素养是指认识、吸收、解释疾病故事的能力，以及易受疾病故事感动的同理心。从这个定义上，我们可以看出共情和叙事医学之间有密不可分的关系。叙事医学国内倡导者郭莉萍教授在《叙事医学》一书中提到，共情与叙事能力互为因果，有共情意愿的医护人员会愿意倾听患者的故事，能够认识到这个故事对患者的意义，并因为这个故事而为患者采取合适的行动，这就是医护人员的叙事能力好；而叙事能力好的医护人员也更能够站在患者的视角上看待问题，从而更好地与患者共情。案例中患者正是因为感受到护士是真心实意地想帮助自己，所以愿意说出自己的故事。"我"在"陈伯"照顾家庭方面感叹一家人走过来真的不容易，与其产生共情，拉近彼此间心灵的距离。尽管"陈伯"从年龄来看是"我"的前辈，但"我"抓住双方都是为人父母、为人子女的切入点，分析自杀行为对家人可能带来无法弥补的伤害，继而引导"陈伯"配合治疗，最后康复出院。因此在实践叙事护理时，共情能力是医护人员一项必不可少的素质。

# 第二节　护患沟通

## 一、护患关系

"护患关系"（nurse – patient relationship）是指在医疗护理实践活动中运用专业知识和技能，有目的、有计划地与患者接触沟通所形成的一种治疗性关系。随着护理实践范围的扩大，护患关系中的活动主体包含了更丰富的内容。护理人员一方可以是护理员、护士、护士长或护理部主任，患者一方可以是患者或其家属、陪护人员、监护人、患者所在单位，甚至媒体舆论。因此，护患关系是一种工作关系，也是一种治疗关系。建立在护理工作的需要之上，要求护士对所有的护理对象应一视同仁，设身处地为患者着想、彼此依赖，并给予真诚的帮助与尊重，最终达到患者最佳的健康状态。

护患关系的提出是要将患者的利益放在首位，最佳效果应是让护患双方都感到满意，取得双赢。当患者健康护理需求被解决并得到护理人员有效关怀时，自然就会产生满足感。当护士的护理干预行为产生积极效果，业务表现称职时，自然也会产生成就感。

因此，护患关系也是一种相互学习的体验，护患关系中包含了对彼此的尊重、认可，存在互相依存和互助，不要认为患者在护患关系中始终扮演被动接受的角色，令人满意的护患关系，一定是对护患沟通有益的。

## 二、沟通原则

沟通（communication）是指人与人之间、人与群体之间思想与感情的传递和反馈的过程，是人类社会交往的基本形式。发送者凭借一定渠道，将信息传递给接收者，并寻求反馈以达到相互理解、思想一致和感情通畅的过程。

护患沟通（nurse – patient communication）是护理人员与患

者之间信息交流和相互作用的过程，贯穿了患者从入院到出院的全过程。双方交流的内容是与患者的护理及康复直接或间接相关的信息，同时包括双方的思想、感情、愿望和要求。

作为一名护士，会陪伴自己所护理的患者和家庭共同走过一段难忘的旅程。会和在压力之下的患者和家庭进行沟通，会和有各种愤怒、沮丧、焦虑、强迫、精神失常甚至消极绝望情绪的患者相处，并为他们提供健康教育，帮助他们改掉不良习惯。

护患沟通的作用包括：

1. 沟通是建立治疗关系的媒介。

2. 沟通是影响他人行为的方法，对护理干预的成功结果起着重要作用。

3. 沟通的本质是人际关系，没有沟通，就没有护患间的治疗关系。

萨兹－霍兰德（Seaz－Hollender）医（护）患关系模式诠释了三种临床上常见的沟通类型，分别为：主动－被动型、指导－合作型、共同参与型（表2－1）。

**表2－1 萨兹－霍兰德医（护）患关系模式**

| 医（护）患<br>关系类型 | 医（护）<br>地位 | 患者地位 | 适用范围 |
|---|---|---|---|
| 主动－被动型 | 主动地位 | 被动地位 | 重、急症等无意识状态 |
| 指导－合作型 | 指导地位 | 合作地位 | 急性病有意识患者 |
| 共同参与型 | 帮助患者 | 主动参与 | 慢性病和心理治疗 |

在精神科或心理科临床实践中，共同参与型的护患沟通模式应用尤为重要。具体而言，这是一种以平等关系为基础的护患沟通模式，护患双方都有共同的诊疗愿望，以平等关系为基础，双方积极配合，共同参与。护士和患者共同合作的优势超过任何孤立的一方，有助于护士和患者建立良好的合作关系，并在相互帮助中有效地进行沟通。这类沟通模式有以下原则。

1. 给予患者尊重与礼貌。护士在与患者交流时，给予对方充分的礼貌与尊重，可以使患者保持尊严，并更愿意与护士进一步的交流与沟通。

2. 护患之间是伙伴关系。共同为提高患者的健康状况而努力。

3. 共同目的明确并一致。患者和护士能够在健康问题上达成一致。

4. 积极关注。患者能从护士那里得到积极的关注和帮助。

5. 个性化的沟通。护患沟通是因人而异的，能充分满足每个特定患者的需要。

6. 治疗性的沟通。护士需要对患者怀有同理心，但在沟通过程中要保持充分的客观性，而不是过分介入患者的生活。

7. 具有保密性。沟通过程中，患者在充分表达后会表露许多生活细节及隐私，如不涉及法律或其他严重事件，患者的隐私应当被充分的尊重。

## 三、护患沟通技巧

在护患沟通过程中，护士既是发出者又是接收者，这可能需要终生学习及培养自己作为发出者所需要的清晰表达能力和作为接收者的理解思维能力。

在护患沟通中，自信是与患者或者家属成功建立人际关系的关键。一个自信的护士对自己的需要心中有数，言谈举止彬彬有礼，会让人感受舒适。在沟通中，护士要积极采取自信的、积极的行为，避免消极的、攻击的行为。

在沟通之前，先做好充分的准备，包括：准备沟通前先做个深呼吸；不要去想一些让你焦虑、烦心、一时无法解决的事情；告诉自己，我是为了让患者更好；想象一些美好的事情，并保持这种感觉；集中注意力，再次深呼吸。

另外，也可以在平时多做一些冥想、正念等练习，帮助自己在沟通过程中能够更好地集中注意力，也可以帮助自己在压力大的情况下保持精神、心理的正常功能。这种状态会让护士能够更有效地和患者进行沟通。

在表2－2中，总结了治疗性交流沟通技术运用技巧，在沟通过程中护士可以采用此种方式来完成护理工作。

表2-2 治疗性沟通技巧

| 技能 | 定义 | 治疗意义 |
|---|---|---|
| 共情 | 又称"同理心"，抑或"换位思考"、"将心比心" | 体验、感受和理解患者的情感与需求；患者感受到护士的理解，产生正向反馈；双方在行为上密切配合 |
| 观察 | 是沟通及判断护理风险的开始 | 通过观察，可以及时调整自己的心态，采取最合理有效而安全的护理沟通方式 |
| 倾听 | 是积极接受信息的过程 | 护士认真聆听患者讲话，意味着患者受到重视，这是建立彼此信任的最简单有效的方法 |
| 保持沉默 | 运用于参与者没有语言沟通的阶段 | 代表护士接纳患者的非言语沟通，也给与患者思考的时间 |
| 非言语沟通 | 包括表情、眼神、身体姿势、手势、身体的接触 | 眼神、表情、姿态等的，综合表现，体现出态度 |

## 四、护患沟通注意事项

有效的沟通能力不是天生的，而是后天培养的。在叙事护理中，我们需要学习沟通方式，不断增加沟通技巧，让患者能够吐露心声，表达痛苦和不适，让护士更好的理解患者，并可以为他们提供所需要的帮助。

在上文中，我们谈到了一些治疗性沟通技术，现在我们再谈一下在使用这些沟通技术时的注意事项。

1. 真诚 指我们在沟通过程中以"真正的我"出现，没有防御式伪装，不戴假面具，不是扮演角色或例行公事。这不仅在于你表达的内容、方式等语言方面，还在于你的面部表情、身体姿态等非语言方面。真诚是最佳交往基础，有研究证实：真诚具有积极的治疗效果。我们真诚的时候，不能一定保证患者能够接受或者与我们意见一致，但真诚可以为护士及患者提供一个安全、自由的氛围，能让他们知道可以袒露自己的软弱、失败、过错、隐私等而无须顾忌其他，使患者切实感到自己被接纳被爱护。但我们也要特别注意，当我们试图隐瞒自己的真实想法与感受时，这会让我们变得不真诚，即使我们能控制语言的表达，但在非语言上的表现也会出卖我们，比如不安的抖腿、频繁的移动绷紧腿或不断地变换姿势等。这都会导致我们不被信任，让沟通变得困难，最终难以保持有意义的对话。

2. 共情　共情不等于同情，同情心只是共情的一部分。在沟通中运用共情意味着护士要彻底地进入患者的感知世界，体验患者的情感，并产生共鸣。共情有助于提高他人的自尊感，帮助他们相信你是真的接受他们。患者出现了健康问题，无论是哪个方面，门诊或是住院，都会在生活方式、人际关系等各个方面给患者造成恐惧、焦虑或者依赖。护士的共情可以帮助患者协调感受、解决临床问题，增加患者参与到治疗的过程。举个例子，当你的进食障碍患者说她吃不下饭时，如果你回应："就这么一点食物你也吃不下吗？你看其他人都吃完了。"或者是："嗯，确实是很多，换做是我也吃不下的。"前一个回答可能否定了患者的恐惧，直接评判了患者的感受，后一个回答是你直接认同了患者的感受，没有帮助患者去克服恐惧，反而将她更加推向疾病的一边。但如果你这样回应她："我知道进食对你来说确实不容易，但这是治疗的一部分，也是我们此刻需要面对的，我知道你已经很努力了，我也已经看到你的进步了，我会在这陪着你，让我们再努力一下吧。"这种回答表明你理解患者对治疗的恐惧，并表示愿意提供帮助，陪伴她一起对抗疾病。

3. 倾听　属于有效沟通的必要部分，倾听不是简单地用耳朵来听。试着想想：当有人认真地听你说话，你感觉如何？当有人目光呆滞的向你笑笑，敷衍地跟你打招呼，你的感觉又是如何？所以当你认真倾听患者说话时，会产生明显的效果。倾听时，要体察对方的感觉，注意反馈。要注意我们的肢体语言，双臂不能交叉、目视对方；适时给出回应，表示你正在专心倾听；在对方说完前不要急于发表观点、不要打断对方；要集中注意力，对于没听懂的地方要及时提出并沟通。同时，我们不光要注意倾听患者的语言表达，更要注意倾听他们的非语言表达，比如当你和一位不愿配合治疗的患者谈话时，可能会问："难道你不想早点治好回家吗？"他说："对，我不想回家。"但他的眼神并未看着你，而是望向窗外，这时你会强烈感受到他语言背后很想回家的愿望。

4. 自我表露　就是告诉另外一个人有关自己的观点、态度、兴趣、爱好等信息，并真诚地与他人分享个人秘密、想法和感受的过程。护士可以根据不同的关系需求进行自我表露，自我表露是一个技巧，表明你对患者的理解程度，因为你们有相似的想法、感受或经历。当患者对你说："我现在很焦虑，我还有很多事情没有做，完全不能安心住院。"这时，我们可能会认同患者的感受，并跟他分享自己上次车祸住院的事，躺在床上，不能完成简单的日常工作，甚至连生活也不能自理，需要家人协助的那种无助感，相同的经历让他明白，我完全能理解他的痛苦，并逐步与患者建立起沟通关系。

5. 询问　从患者进入病房的那一刻起，你会询问他们的个人史、经历、既往史、他们担心的问题、就医的目的等等，可能护患关系就是由这一系列询问建立起来的。询问有两种，开放式和封闭式。善于询问、有效询问是护患沟通中重要的技巧之一。一般来说，封闭式的询问旨在引出患者具体、主要的答案，开放式的询问会让我们获得更多的信息，比如当你询问一位进食障碍的患者有无暴食时，封闭式的问题："你有暴食吗？"当得到肯定的答案后，再问："那能不能告诉我你具体每周暴食的频率以及具体的量呢？"从而让我们获得更多的信息。在开始询问之前，最好让你的患者了解询问的目的，如告诉一位新入院的进食障碍的患者，你需要了解近三天的饮食情况，以便对其营养情况做出评估。当你的患者理解了你的目的，就更容易说出一些有用的信息，而不是对你的意图感到不安而有所戒备。其次，询问时措辞清楚，有逻辑的提出问题，特别需要使用专业的态度对待一些需要讨论的隐私问题。再次，尽最大努力安排一个不被打扰的环境也会大大提高询问的有效性。

6. 表达看法 表达看法不是指告诉他人做什么,而是告诉他们你的观点所带来的好处。在心理治疗中,我们不能直接给出建议,最后的决定权是交给患者自己的,因此我们在表达看法时可以采用类似这样的表达:"之前,一位和你有类似情况的患者告诉我一个方法正好能应对你现在的情况,你想听听吗?""我之前碰到过和你相类似的情况,你愿意听吗?"等等,这种方式可以表达你的观点又不会强迫他人接受。

7. 幽默 曾经有位抑郁症患者说:"我很糟糕,我是一切的破坏者。"护士惊讶的回应:"难道圆明园也是你破坏的?"患者破涕而笑:"不是,我也没有那么糟糕,那个可不是我破坏的。"幽默是沟通中的润滑剂,即便在面对生病的痛苦和困境时,幽默也能使人放松,对困境一笑置之。当我们和患者沟通时,合理使用一些幽默的技巧,也会让我们在短期内缩短与患者的沟通距离,赢得他们的好感,消除他们的紧张和焦虑。但要注意,在我们有意图的运用幽默进行干预的时候,也要注意时间、接受度和内容。你不能在急诊或是抢救时应用幽默;当有人认为你的幽默表现为轻浮的时候,需要避免使用;同时避免一些可能产生歧视、挖苦的幽默。

# 第三章　叙事护理核心技术

## 第一节　外　化

导入案例

几个月前我因工作调动来到了现在的病区，当时护士长带着我逐一认识重点患者，并着重强调了其中一位年轻的男性患者，他也是我查看的第一份病历：

小旭（化名），男，24 岁，汉族，高中，无业。主因"感觉身体不适、反复就医、多疑 10 年"于 2019 年 12 月 12 日入院。入院情况：意识清晰，定向力完整，接触被动，饮食、睡眠欠佳，二便正常。存在内脏性幻觉，感到肚子里有寄生虫在爬，有时还咬肠壁；问话能答，言谈切题，可引出疑病妄想。注意力尚集中，记忆、智能粗测正常。无自知力，情绪尚稳定，情感反应平淡、欠协调；存在病理性意志增强，每日去医院检查、看病，除此以外日常生活懒散、交流少。护理记录里写着：整日担心大便问题，反复如厕，总担心排便未排干净，长时间蹲于厕所。进食差，体重下降明显，有时乱吃东西，抢老年病友的茶叶吃、抠墙皮、吃肥皂等，需护工一对一看护。

有段时间护士交班最多的就是他，今天大便解在裤子里了，明天又尿床了，今天蹲在厕所影响保洁员打扫了，明天吃饭时一粒粒吃米饭，有时还会咬护工……看他的护工天天盼着调岗，他也因此给我留下了"大麻烦"的深刻印象。

在一次与家属打电话时，因小旭占用了很长的时间，以至于其他排队的患者颇有微词，在多次提醒及劝说后他才极不情愿地挂断了电话。但在其他患者陆续打电话时，小旭又挡在我面前不停的重复一句话"求求你，再让我打一个吧。"这熟悉的场景在那一周每个打电话的时段几乎都要发生。于是，我尝试用叙事护理技术与小旭讨论这个问题。

我："小旭，你感觉自己现在的状态好吗？"

小旭："那还用说吗？当然不好了！"

我："我发现这种不好的状态苦恼你好长时间了。"

小旭："是的，我就是因为这个住到了你们这个'精神病院'。"

我："你说的'这个'，就是现在这种不好的状态对吗？"

小旭："嗯。"

我："你能给'这个'，就是这种不好的状态起个具体的名字吗？"

小旭："名字？什么名字？"

我："就是在你看来能代表你现在这种状态的形象点儿、具体点儿的名字？"

小旭："名字？叫'担心'行不行？"

我："可以啊，你能给我介绍一下'担心'吗？"

小旭："是这样的，10年前因为博取关注，我吃了一条活着的六角恐龙，没有嚼，直接咽了，从那时候开始，它身上的寄生虫就进我肚子里了，时不时的咬我的肠子，昨天大便我就拉了一点儿，今天我去了四次厕所，一次都没拉出来，我想着肯定是寄生虫把我的肠子咬断了，如果肠子断了，我会死的……"

我："我能理解这个'担心'了，是很着急、害怕、不知所措吧？"

小旭认真地点点头。

我："那这个'担心'苦恼你多长时间了，它都会什么时候出现，它影响到你的生活了吗？"

小旭："很长时间了，我都休学两年了，去了好几次肛肠医院，也没治好。我妈辞职在家陪着我，也不知道我来住院后她上没上班。"

我："现在呢，'担心'总出现吗？"

小旭："出现的次数特别多，睡不着觉、不敢吃饭、肠子都断了，你说我还敢吃饭吗？"

我："'担心'一出现，你是不是心情也不好了，我看你有几次和于大哥（护工）嚷嚷，也是这个'担心'闹得吧？"

小旭："是的，它一出现我就控制不住，以前还把我妈推倒过。"他表情充满了自责，"于大哥对我挺好的，昨天我拉不出来，护士不让我一直蹲在厕所，我就在房间站着用力，弄脏好几条裤子，他都给我换了，还用热水给我洗，把他累得都出汗了。"

我："也就是说，因为这个'担心'你休学了，妈妈辞职了，并且你还住进了'精神病院'。也是因为这个'担心'你睡不好觉、不敢吃饭、拉裤子、爱发脾气，甚至还动过手？"

小旭："嗯。"

我："那这些影响对你来说是好的还是不好的？"

小旭："当然是不好的了，不过也有一点点儿好处。"

我："可以细说说吗？"

小旭："好处就是不用上学，也不用每天交写作业了。我上学时成绩很好，虽然每天不写作业，可是考试总是会在年级前十名，因为我的学习方法和学习能力超强。"语气中充满了自豪。

停顿了一下后，小旭接着说："不好的就太多了，我妈辞职了，我家更穷了，还有住这个'精神病院'，王护士，我都成精神病人了，以后谁还敢跟我玩儿？"

我："你觉得住院这个事儿对你影响更大是吗？"

小旭："都很大，我对不起我妈妈，她身体本来就不好。"他哽咽着说，"不瞒您说，我现在几乎每天都拉裤子、尿裤子，同房间的病友都躲着我，我也知道这是个丢人的事儿。还有于大哥，人家虽然挣着钱呢，可是每天还得忍着我的脾气，也挺对不起他的……"

我："你是一个善良、正直而且孝顺的好孩子。上学的时候，你学习能力又很强，如果没有'担心'，你会在各方面做的都很好，对吧？"

小旭："是啊，我不喜欢现在这样，我想过正常人的生活，离开医院。"

我："你说的正常人的生活是什么样的？"

小旭："不拉裤子，不乱发脾气，有朋友，孝顺父母……"

我："我相信你能想到办法让'担心'对你的影响减少的，慢慢来，它会被强大的你给战胜的。"

小旭的眼睛一下子亮了，充满了希望。

……

本案例中，我主要运用叙事护理核心技术中的外化来与小旭进行交谈。

## 一、外化的概念

许多患者常会把生活中的问题归结于自己或者他人本身，又或者人际关系本身，这种想法决定了他们解决问题的方向，很可能会让问题更加严重。这种想法，只会让患者更深地陷入问题中，难以改变。外化是一种治疗，外化对话作为叙事护理核心技术强调：通过外化，将人和问题分开，人是人，而问题是问题。外化对话把问题本身当作客体，与文化实践把人当作客体形成鲜明对立。

本案例中的小旭在"问题"没有外化前"有段时间护士交班最多的就是他，今天大便在裤子里了，明天又尿床了，今天蹲在厕所影响保洁员打扫了，明天吃饭时一粒粒吃米饭，有时还会咬护工……看护他的护工天天盼着调岗，他也因此给我留下了'大麻烦'的深刻印象。"于是，我运用外化对话与小旭进行交谈，在小旭肯定了自己目前这个状态不好时，让他亲自来给这个问题命名，就是在小旭看来能代表他现在这种状态的形象点儿、具体点儿的名字。"名字？叫'担心'行不行？"进而将自己与问题区分开。

当问题成为一个与人区分开来的实体，当患者不再受限于他们自我认同的"事实"，或是生活中负面的"必然"时，采取行动面对困境的新选择就出现了。把人和问题区分开来并不是让人对问题不负责任，反之，它使人更能承担责任。如果一个人就是问题本身，他能做的就非常少，因为每一个行为都意味着自我否定。但是，如果一个人和问题的关系划分得很清楚，就像在外化对话中那样，改变这种关系的一系列可能就出现了。于是"小旭的眼睛一下子亮了，充满了希望"。

## 二、外化的步骤

在麦克·怀特的外化实践地图中，外化分为四个步骤：第一，商讨一个独特的、符合经验的问题定义；第二，描述问题的影响；第三，评价问题行为的效果；第四，论证评估。学者李春在《叙事护理》一书中将这四个步骤总结概括为：问题命名、询问影响、评估影响、论证评估（图 3-1）。

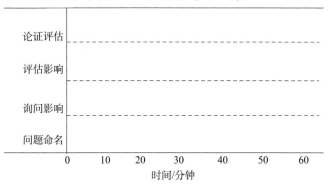

图 3-1 外化对话图式

外化问题的第一步是命名，这一步通常会用到的提问是：

"你是否能用一个名称或一个词来描述你目前面临的困境/挑战呢？"

"还有其他的名称或词语可以描述吗？"

"是否可以一直用这个名称或词语描述，还是随着情况的发展会有变化呢？"

无论患者用何种词语来命名，我们都要把这个词作为接下来谈话的出发点，而不需要用专业术语来替代，例如本案例中的小旭把困扰自己的问题命名为"担心"，而作为专业的精神科护士，我们内心中会将小旭的"担心"评估为一种精神疾病的临床表现，但我们并不需要说出来，而是让患者详细地描述他的疾病或心理困扰的状态，从中了解疾病及其在患者生活中发生、发展的过程，进而拉进与患者之间的距离，引导他们自己与疾病"划清界限"。

外化交谈的第二步是询问影响，接下来我们要去询问那个疾病、困扰或问题对于患者有哪些方面的影响，有什么样的影响以及对他们影响大小的具体内容。如果这些疾病、问题或困扰是一个人，他能有自己的想法，他是要把患者的生活引导到一个什么样的地方。他是气势汹汹的呢？还是慢慢悠悠的呢？或者说在患者生活中哪些人、事、物对疾病是有利的，哪些因素会增强疾病或困扰的程度，哪些因素又会削弱这种疾病或困扰的程度。在本案例中'担心'带给小旭的影响以不利为主，如睡不着觉、不敢吃饭、控制不住脾气、总弄脏裤子。

外化交谈第三步是评估影响。当我们了解疾病或困扰对于患者生活的影响后，可以邀请患者做一个判断：那些影响或改变到底是不是你想要的？那些影响是好的？还是坏的？还是不好不坏的？通过这个阶段评估，我们可以帮助患者做出选择。通常在外化之前，患者认为自己没有选择，他只能被疾病或问题所困。案例中的小旭这样评估"担心"带给自己的影响"好处就是不用上学每天交写作业了。我上学时成绩很好，虽然每天不写作业，可是考试永远在年级前十名，因为我的学习方法和学习能力超强。"停顿了一下，他接着说："不好的就太多了，我妈辞职了，我家更穷了，还有住这个'精神病院'，王护士，我都成精神病人了，以后谁还敢跟我玩儿？"

外化的第四步是论证评估。实际上论证评估也是我们通常会问"为什么这么说呢？"通常在这个时候患者会将生活中重要的价值引入到谈话中，如本案例中小旭哽咽着告诉我："我对不起我妈妈，她身体本来就不好。"而我随后对小旭说道："你是一个善良、正直而且孝顺的好孩子。上学的时候，你学习能力又很强，如果没有'担心'，你会在各方面做的都很好，对吧？"试图通过外化问题将小旭带到一个安全地带，这个安全地带就是长久以来在他的生活中占据核心地位的价值观，让他意识到自己所拥有的能力和价值。

本案例的外化对话图式（图3-2）。

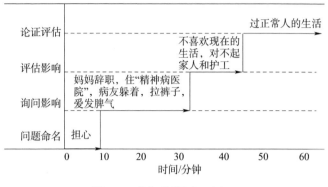

图3-2 外化对话图式（小旭）

## 三、外化的意义

### （一）对患者的作用

对患者来说，外化主要有以下几方面作用：第一，可以让问题具象化；第二，可以让患者聚焦在他的问题或者聚焦在他的疾病上；第三，可以让患者明确状态；第四，能增加患者对疾病的掌控感。我们通常意义上所说的患者，是把疾病和人混为一谈的人，人与病是没有边界，是模糊的、混沌的。当我们把疾病跟个人分开以后，人和疾病就产生了距离。这个距离会让患者有机会能够远程地去观察自身疾病，这样疾病就变得更加具体了，可以让患者的目光和精力聚焦在这个问题之上，他就能够通过对疾病的审视来明确疾病的状态。最重要的是，只要命名之后，就可以增加患者对这个疾病的掌控感。如同本案例中的小旭，他给自己当前不好的状态命名为"担心"，随后，他开始思考"担心"给自己带来的影响。

### （二）对护士的作用

对护士而言，外化能够让临床护理工作由关注病转而关注人。案例中的我，从最初"小旭给我的印象就是一个'大麻烦'"，到后来把小旭和"担心"这个失常的状态分开之后，得出"小旭是一个善良、正直而且孝顺、学习能力很强的孩子。"之前我看到的是病，之后我看到的是人。当我们将患者的疾病和这个人区分开后，我们具备了探索人的疾病故事的动力，关注点也就从疾病特质转变到这个人的生命本身。

## （三）外化能够引发关系的变化

1. 外化引发患者与疾病关系的变化。传统意义上的患者，人和病是混为一谈的，病也是人，人也是病。在这种状态下，实际上人是没有行动力的，你对抗疾病就是对抗自己的一部分，你去消除疾病就是消除自己的一部分，你想抛弃疾病也是抛弃自己的一部分。通过外化，一旦把病和人分开，人就能够远距离的去观察审视病的状态，那么人就有更多的主动权，就有了更多行动的能力。可以通过对疾病的观察和审视找到应对疾病的方案，找到资源、能力和社会支持，共同面对疾病的状态。

2. 外化引发护士与患者关系的变化。传统意义上护士与患者之间，不仅是面对面的关系，也是对立的关系。护士总是以一种专业化的姿态出现在患者面前。在患者住院后，护士会因为自己是专业人士，而要事事指导患者的情况。而一旦我们运用外化技术，将人与疾病分别对待，那么就会形成护士—疾病—患者"三足鼎立"的状态。此时，护士与患者不再是对立的关系，而是与患者一起同疾病对抗。此刻，护士所面对的是一个"有故事"的人，这个人正处于被疾病困扰的状态。

在叙事护理中，护士运用外化技术，通过良好的沟通，将护患之间原本的对立关系过渡到护患同盟关系，在整个治疗过程中，坚定地与患者一起共同面对疾病所带给他们的困扰。

## 四、外化的注意事项

1. 命名是外化的一种途径，不可拘泥于形式。在临床上，我们让患者去命名，确实存在一定的困难，甚至在某些时候患者会感觉到很奇怪，有些患者还会直接说：不知道。但如果我们从患者对自身疾病的真实体验感入手，那么患者会提供给我们很多信息，这些信息在没有学习叙事护理，没有掌握外化技术前，或许只是我们用于完成日常护理量表的打分依据，而今却是需要我们与患者一起深入探讨的问题，即使患者说不知道也没有关系，"不知道"也是一种命名，我们依旧可以陪伴患者一起探索"不知道"所带来的影响。

2. 患者给出的命名多种多样，五花八门。如头疼、担心、不开心、害怕等等。我们鼓励患者使用名词命名。如果他给出的是个名词的时候，那我们与患者对话的过程中，要注意使用指代词"那个"。比如，本案例中的小旭将问题命名为'担心'？那个"担心"的影响是什么样子的？对小旭和妈妈之间的关系产生了什么样的影响？在外化过程中，我们一定要说"那个"，而不要说"你的"。如果说你的头疼、你的担心、你的恐惧、你的不开心，那么我们又把人和不开心、恐惧、担心等连在了一起。如果我们使用那个担心、那个恐惧、那个害怕，实际上就是把人和疾病、问题、状态进行了持续的分离和外化。因此，在外化过程中，要保持使用指代词"那个"。

3. 患者往往会采用比喻的方式，说我那个状态像个什么样的东西。那我们就可以邀请患者详细描述那个内容，比如有人说"哎呀，我那个东西像个大石头压在胸口"。那我们就可以说"那个大石头压在胸口上的感觉是什么样？那个大石头的大小、颜色、重量，它什么时候会变轻？什么时候会变重？"等等。这样我们就可以和患者一起去探索他所描述的那个像什么样的东西的状态，并发掘出患者所描述的这种状态对他的诸多影响，从而重新审视自身的疾病问题。

4. 外化是一个逐渐变化的过程，命名也并非一成不变。比如一个老年患者因为睡眠障碍住院，他来到了一个陌生的新环境，带着一堆导联线监测睡眠，开始逐步调整自己服用的药物剂量。最初他担心自己不会使用病房的卫生间，他想的是"我怎么能快点学会，别出糗"。过了几天，他对环境熟悉了，需求就变成了"我如果像别人那样吃了药就能睡着该多好"。等药物剂量调好，他能睡着了，内心便产生更深的愿望"我怎么能不吃药就睡个好觉？"对患者的治疗是持续性的，因此外化的问题也要随着患者在治疗过程中的不同阶段的疗效而变化，从而增强他与疾病对抗的信念。

5. 外化问题只是第一步，接着要继续讨论丰富其内容。有时候我们可能会觉得只要我们把影响患者的问题外化出来，那么患者身上"本性的"或者"天性的"好东西就可以闪光了。这个观点所依据的传统人本主义和叙事治疗所依据的传统后结构主义差别很大。麦克·怀特等人曾经反复申明，他们不同意人本主义者关于"人性善"的基本假设，即不好的问题被外化后好的东西自然就会呈现，随后人就可以非常奇妙地从问题中解放出来，这种信念可能是个陷阱。因此，在外化的过程中，一定不要混淆人本主义的性善论和叙事护理的思路。

## 五、外化的思维导图

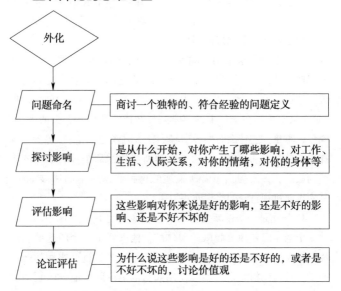

| | |
|---|---|
| 外化 | |
| 问题命名 | 商讨一个独特的、符合经验的问题定义 |
| 探讨影响 | 是从什么开始，对你产生了哪些影响：对工作、生活、人际关系，对你的情绪，对你的身体等 |
| 评估影响 | 这些影响对你来说是好的影响，还是不好的影响、还是不好不坏的 |
| 论证评估 | 为什么说这些影响是好的还是不好的，或者是不好不坏的，讨论价值观 |

# 第二节　解　构

**导入案例**

"护士姐姐，我活不下去了，我想自杀！"

在病区里有时会遇到因厌世想轻生的孩子，本该充满朝气的他们，如今却是满脸的阴霾。每一个孩子的背后都是沉甸甸的故事，承载着与他们年纪不相符的厚重。在他们当中，有这样一个男孩，给我留下了深刻的记忆。他叫小梓，是一名上初二的学生，因"间断情绪高涨与情绪低落1年，情绪低落5个月"于2020年7月12日入院。在病历里是这样记录他的入院情况的：意识清晰，定向力完整，接触被动，食欲、睡眠欠佳，大小便正常。存在幻觉妄想，总能在晚上看到有一个巨大的黑影，感觉这个黑影让他去死；问话少答，言谈切题，注意力集中，记忆、智能正常。自知力完整，情感反应正常。

住院期间，小梓总是一个人待在病房里，默默地坐在床边，手捧一本史书。在情绪平稳的时候，他的话很少，只愿意这样专注的看书，仿佛病房里的一切都与他无关。而当情绪出现波动时，他最多的主诉就是担心、害怕，并且还会做噩梦。一旦被噩梦惊醒，小梓就会变得烦躁，蜷缩着身子发抖。因害怕睡着后又会做噩梦，小梓在夜里都不睡觉。偶尔还会有自杀自伤的行为，用毛巾勒脖子，头撞墙……连续多日交接班都会交班小梓的病情，包括他的情绪、睡眠和幻觉。于是，我决定运用叙事护理中的解构技术来尝试帮助小梓。

我："小梓，昨天晚上睡的怎么样？"

小梓："还是那样。"低头盯着《史记》……

我："还是天亮以后睡的吗？"

小梓："嗯，不敢睡。"（抬头）。

我："还是能看到黑影吗？"

小梓："它一直在看着我，我躺下的时候它就在我脸前，好可怕。"

我："它就是那个黑影吗?"

小梓："嗯。"

我："那么怕它的原因是什么呢?"

小梓："它让我死,让我赶紧去自杀。我就不敢睡觉了,睡着了它就会来梦里找我,折磨我,我真的活不下去了!"

我："那你准备怎么做呢?"

小梓："我已经用毛巾勒过脖子了,也喝过一些东西,也服过药,还用尖锐的东西划伤过自己,我在想怎样能够成功的死去。"

我："它要伤害你的原因是什么呢?"

小梓："它就是想让我死,它说我没用,活着也是浪费粮食……"

我："你能听到那个黑影和你说话吗?"

小梓："听不到,可是我知道他就是让我死。"

我："如果黑影能说话,你觉得它会说什么?"

小梓："它会说我没用,活着不如死了!"

我："它说你没用的原因是什么呢,每个人都是独一无二的。"

小梓："我什么也做不好,所有的事情都要父母提醒,爸爸不喜欢我,妈妈也不喜欢我!"

我："你觉得你哪些方面做不好呢?"

小梓低着头说:"我做什么父母都会说我。我刷牙的时候牙膏挤多少会说;吃饭的时候会说我筷子拿不好;穿衣服会说我衣服搭配的不好。总之,没有一件事情我能让父母满意!妈妈总说妹妹就很省心,不用她操心,我还是死了算了。"

我："我记得是你爸爸妈妈陪你来的医院,从他们的神情中,看得出他们很着急、很担心,他们是爱你的啊!"

小梓："爸爸妈妈只是怕我丢人,在他们眼中我从小就是怪孩子,让村里的人笑话。"

听到小梓这样评价自己在父母心中的样子,我为他感到难过,同时也想了解更多关于他的故事。于是我拿出了一张白纸,画了一条长线。

我手指着长线问道："如果中间这条线代表了你的生命长度，你希望自己能活到多少岁呢？"

小梓："那就今天吧！"

我故作镇定："嗯。那让我们来回顾一下，在过去的日子里有哪些让你印象深刻的事情，那时你多大，当时你的心情如何，在这条线的上方代表你当时的心情是愉悦的，越往上心情越好。相反，在下方则表明你当时的心情低落，越往下则越低落！来吧，我们一起把它画下来。"

小梓似乎很快就理解了，他很快写下了一些事件，并在我的协助下，完成了自己的生命线！看着他的生命线，我又开始好奇了，在他的生命线中，我看到他小学的时候学习非常好，记忆力很好，也喜欢看书、下棋……这让我感到很好奇，一个优等生怎么会一无是处，什么事情都做不好呢？于是，我决定进一步引导他说出自己的故事。

我："有些人会希望自己活到100岁或者更久，而你只希望活到今天，没有什么人或事值得你留恋的吗？"

小梓："我担心我的狗。我不高兴、不开心时，会把心事说给狗狗听，它总是对我笑，冲我摇尾巴，我死了，就没有人照顾它了。"

我："看来你很会照顾狗狗，而且和你的狗相处得很不错。那你能放得下你的爸爸、妈妈吗？"

小梓停顿了片刻说道："我什么也做不好，他们也不需要我。我死了，就再也不会被指责了，更何况他们还有我妹妹呢。我只担心我的狗，我死了就再也见不到它了。"

我："可以和我聊聊为什么父母不需要你吗？"

小梓："他们总是要求我，我没有一点自由，什么也做不了，什么都得听他们的。小时候，我记东西特别快，爱背古诗，背得又快又好，那个时候他们还是挺爱我的，总是表扬我。长大了，我喜欢看书，尤其是历史类、军事类的书籍，我也喜欢下棋，时常和村里的大爷们下棋。可是我爸妈不喜欢，他们不让我买书，并且觉得我不像别的小孩子那样爱玩、爱说、爱淘气，他们说我好像一个小老头似的，没有半点朝气。"

小梓的话匣子就这样打开了。

我："那你认为父母不让你买书的原因是什么呢？"

小梓："他们觉得我奇怪，去年我给老师写了一封信，我用史书中的方法建议老师应该如何给学生上课，我还会和他们讲看完书后我的一些想法，也许就是因为这些吧，让我的同学们都说我是个怪人。"

随着交流的深入，小梓的生命线变得越来越清晰。

我："你刚才讲到父母不喜欢你因为你不像别的小孩子那样爱玩、爱说、爱淘气，是吗？"

小梓："嗯。"

我："这是不爱你吗？"

小梓："也许是他们担心我不开心、不快乐吧，他们说孩子应该是调皮捣蛋，是天真、快乐的，所以，我爸妈总说我怎么就不像个小孩子呢！"

我："能感受到你爸妈其实对你充满了爱，他们也是担心你的成长会出问题。刚才，你还提到你父母总是说你，是吗？"

小梓："嗯，他们总是会说我，尤其是我看书的时候，我就是什么都做不好。"

我："为什么在你看书的时候说你呢？你还提到刷牙时，你爸妈也会说你，那个时候你也在看书吗？"

小梓愣了一下，说："嗯，我是拿着书的。"

我："那你吃饭时也在看书么？"

小梓："嗯，我好像经常会边看书边做别的事情。"

我："所以你爸妈才会说你的，对吗？"

小梓："我记得以前吃饭的时候，妈妈总是边给我夹菜边说'宝贝，吃完了再看书吧，饭凉了，对身体不好……'。"说着说着小梓哽咽了。

……

接下来的沟通很顺利，我那颗为小梓悬着的心，终于稍稍落了下来，接下来对他的护理思路也变得清晰明确了。

在本案例中，我主要运用叙事护理核心技术中的解构来与小梓进行交谈。

## 一、解构的概念

解构实际上就是探索问题背后的社会文化原因，探索问题的来龙去脉。在实际生活中，人们常常相信，他们的问题来源于自身。当问题出现后他们不会考量社会、文化、政治对问题所产生的影响。而解构就是通过提问的方式，让这些影响呈现出来，使问题更加透明化。事实上，人的问题——被内化了的问题，就是被视为人的一部分，如同胳膊、手臂。现在问题故事被外化出来，就好比把一个东西放到面前，我们可以来了解它的构造，它是如何形成的，等等。对于问题故事，那就是要去了解它的主题，它的人物情节，把这个故事还原到它原来发生的背景当中去看。因而，有的人还把解构解释为去倾听那些原来没有被说出的声音。

本案中的小梓，总认为有一个黑影让他去死，并绝望地对我说："它让我死，让我赶紧去自杀。我就不敢睡觉，睡着了它就会来梦里找我，折磨我，我真的活不下去了！"于是，我通过解构来帮助小梓，我问他："如果黑影能说话，你觉得它会说什么？"

小梓道："它会说我没用，活着不如死了！"于是，我进一步询问："它说你没用的原因是什么呢，每个人都是独一无二的。"小梓回答道："我什么也做不好，所有的事情都要父母提醒，爸爸不喜欢我，妈妈也不喜欢我！"从这个回复上，我们可以清晰地感受到解构的这个过程，已经触碰到小梓的自我认同，所谓的"黑影"实际上是他认为"爸爸不喜欢我，妈妈也不喜欢我！这样的生活太痛苦，我不如去死"。

叙事护理认为，任何一个问题或问题故事并不是由于患者本人的一些品质，或者是本人的内在缺陷决定的，而是具有社会文化的意义，也就是说问题是由社会生活造成的，问题是由他所处的环境造成的。如本案例中的小梓认为："我做什么父母都会说我。我刷牙的时候牙膏挤多少会说；吃饭的时候会说我筷子拿不好；穿衣服会说我衣服搭配的不好。总之，没有一件事情我能让父母满意！妈妈总说妹妹就很省心，不用她操心，我还是死了算了。"对于小梓而言，父母对他的极度不认可，就是那个折磨他的"黑影"。这个"黑影"已经内化到他的心里面，才会让他对生活失去信心。要解决小梓心中对"黑影"的担心与害怕，就一定要触碰到这个问题给他造成噩梦的根源，解决他的"我什么也做不好，他们也不需要我"的自我认同。

## 二、解构与外化的关系

解构与外化是一个过程的两个阶段。外化的目的是先让人能够和问题分开，也就是能够在问题之外来看问题。问题最终也是一个故事，一个被反复复制的故事，就像电脑的病毒，这个故事有一定的结构，而且这种结构被僵化了（也就是被反复复制，缺乏对个人原本的尊重）。现在问题外化了，就可以有心理空间来审视这个结构。审视的结果就是要让这个僵化的结构松动，可以容许新的认知加入。新的认知的可能性慢慢积累，僵化的结构就会被打破，这就是解构。

试想我们一个人生下来，就像一张白纸一样。随着我们的成长，家庭、学校、社会就会在我们这张白纸上写下很多规矩。如同本案例中的小梓，在家庭里，他的父母总是给他提要求，让他觉得"我没有一点自由，什么也做不了，什么都得听他们的"。在学校里，当小梓用史书中的方法给老师提如何给学生上课的建议时，同学们觉得他很奇怪，于是小梓认为"以至于我的同学们都说我是个怪人"。这些外在的环境因素导致小梓的自我认同出现了偏差。通过外化，我们可以将他与"黑影"问题分开，而对内化于他头脑中的自我概念，就需要通过解构的过程和他一起去探索这种自我认同与社会文化的关系，协助他打破这种僵化的结构，即去外化那些已经内化的概念。

## 三、解构的提问

在叙事护理过程中，我们运用解构技术令治疗过程变得顺畅清晰，患者的故事愈说愈多，这个时候就需要通过提问来澄清各个问题的背景、文化，使故事获得完整叙说，并借此觉察某些生活与思考模式是如何被塑造的，如何被选择的。

解构的这个过程，实际上是一个文化变革的过程。而提问是解构顺畅进行的主要形式，佩恩在《叙事疗法》一书中将提问分类以利于更好地催化解构的历程。

### （一）对于行动蓝图的提问

1. 你如何准备好采取这个行动？

2. 讲讲你目前的发展状况。其他人对此有所贡献吗？如果有的话，他们做了什么？

3. 到目前为止，你在生活中的什么能够暗示你这是大好机会？

### （二）对于意义蓝图提问

1. 这些发现意味着你对生活的渴望是什么？

2. 这样的发展意味着你是什么样的人？

3. 回顾这段奋斗史，你认为生命中重要的价值是什么？你坚持的是什么？

### （三）对于体会"经验"的提问

1. 如果我是你年轻时生命的观众，你认为我看到的哪些事情能让我了解你的成功之路？

2. 在你认识的人当中，对于你采取的这些行动、面对问题的和挑战，谁最不会感到惊讶？

3. 我想知道这些成就是怎么获得的。当然在你认识的人中，谁最能够为你说明你是如何获得成就的？

### （四）解构权力的对话

1. 一个好父亲必须对孩子严厉，这样的想法是怎么来的？

2. 当你忠于妻子和家人时，谁是你的榜样？

3. 你因为男友坚持己见而尊重他，但看来他的某些想法却造成了你的痛苦，这让同样身为男人的我开始思考，坚持己见和冥顽不灵有什么不同？

4. 如果你不再为家人采购、洗衣、清扫、准备餐点，并且坚持让他们必须分担家务，你认为他们会用什么理由和你争辩？他们的这些想法是怎么来的？

5. 你的朋友认为在丈夫过世两年后，你应该开始新的生活，他们这样的想法是怎么来的？

## （五）解构实践（知识）论述的提问

1. 我建议你思考报刊上的一种说法：曾有受虐经验的人总是会成为施虐者。作者是否提出了足够的事实佐证他的说法？你要不要看看一些持相反意见的研究结果，以及书上对于受虐者的访谈内容？

2. 医院的转介信上有许多你不了解的缩写和术语。我也不知道那是什么。信上是否透露了写信的人以及授权发这封信的人的态度？这样的写法，与你感到不受重视以及认为他们对治疗者怀有敌意的想法有关吗？

3. 你对这样的咨询过程感到满意吗？有没有讨论到你关心的问题？

4. 在前几次的咨询里，我建议你思考某些观念。我是不是太着急了？

5. 这会不会像是另一个要你按照他想法做事的人？

6. 我了解你说的吗？有时我也会弄错。

7. 我真的很感谢你告诉我，有时我们的结论是行不通的。我很需要这种诚实的反馈。

8. 作为一个男人，我永远无法了解女人的经验。但我很愿意试着了解你所告诉我的。我们如果继续这样的谈话，你能够接受吗？

9. 噢，不！我差点直接判断你这么做的原因，真的很抱歉，这是我的坏习惯！

## 四、解构的意义

在叙事护理过程中，我们可以陪着患者去探索他以往的生命事件，找到他的能力、资源、社会支持系统，帮助他度过当下生病的困境，重新找回对自我认同的一个过程。对患者而言，解构可以诱导患者回忆以往相似经历，回忆最终是如何克服的，找寻能够帮助解决问题的体验，从而改变思维方式，达到解决问题的目的；对护士而言，解构可以锻炼思维，将问题独立化，不对人做定义，看待问题的多个方面，以不同的方式思考，不拘泥于文化、经济，更好地生活。

## 五、解构中的注意事项

治疗性关系（therapeutic relationship）是一切护理活动的基础，是建立在信任基础上的一种合作性、帮助性的关系。护患之间的专业性关系有别于一般人际关系，在叙事护理过程中，解构有助于患者解决问题，其过程常被理解为倾听那些没有被说出的声音，贯穿于整个治疗性关系当中。如何做到有效的倾听，则需要护士在聆听时怀有一颗好奇的心，"在场"用心地听，并时刻保持着一定的时间和强度。

### （一）倾听

倾听，是心理治疗的最基本技术。尤其是在叙事护理中，听比说更为关键。那么，该如何听呢？我们可以简单地概括为：听言外之音，听无言之言。患者往往相信当前的某个具体问题就是他们生活的全部。他们诉说的任何事情都与这个问题有关。似乎生活中再没有任何空间可以容纳问题之外的东西。"倾听没有被说出的声音"是一个很高超的技术和要求，可以在外化的基础上进一步为当事人拓展叙事的空间，在这个空间中新的生活故事将会涌现出来。

庄子说："勿听之以耳，听之以心。"先看"听之以心"，通常我们听话不一定会用心，就是说心不在焉，不去注意说话者的具体内容。如果没有心的参与，耳朵听到的只是声音。声音本身是没有意义的。鸟儿的鸣叫的确非常动听，但是对于我们人除了觉得好听之外不会有什么意义。假设那是鸟语，那么即便它们在讲述一个非常凄惨的故事，我们人也不会为之感动。从这个意义上说，只有我们听了别人的话，心里有些触动，能够理解他们的话，那么我们就已经"听之以心"了。

## （二）在场

在叙事护理过程中，护士必须在场（being present）。在场当然要求人在场，更要求心在场。心不在焉，漠不关心，感情不投入，智慧不澄明，如何谈得上叙事护理？护士对于患者的生活世界必须有一种真正的关切，人到心到。传统护理过程中，所面对的通常是某个知识体系分类中的某一种"病"，而不是面前这个活生生的"人"。确切的说他们致力于帮助解决的问题也是"病"的问题，而不是"人"的问题。这种心态可以说是影响叙事护理的最大障碍，需要护士时刻保持警惕。

## （三）好奇心

"好奇心"是对于一个人精神世界的尊重，也是希望进一步了解这个人的渴望，同时也承认了自己对这个人的"无知"。好奇心能使护士通过这种真诚求知的态度更多地了解患者的生活，从而发现不曾被患者注意到的生活片断，以便和他们一起重新改写这个生活故事，让故事向着他们真切希望的方向发展——最终是为了更好地实现患者的生活价值。

## （四）真诚

沟通需要真诚，需要持续一定的强度和时间。对患者的好奇不能太淡漠，让别人感觉不到，这就失去了它的意义；同时不能一开始好奇，后来觉得累了就不好奇了，如此就不可能达到理想的效果。好奇心，可以通过对叙事护理核心技术的训练来培养。培养的过程就是改变自我认同的过程。护士在这个过程中，可能会很痛苦——就是学会承认自己不能做患者生活的"专家"，承认患者对自己生活的了解更多，承认患者和你在地位上是平等的，甚至比你的知识更加丰富。总之，在叙事护理过程中，是护患双方在一起进行一种新颖而奇妙的对话，在这个过程中"问题"自己可能会消失，生活的现实和个人的故事会出现流动和变形。如果这个生活的现实和个人的故事是患者所真心希求的，那么解构的过程就是很有成就的。

## 六、解构的思维导图

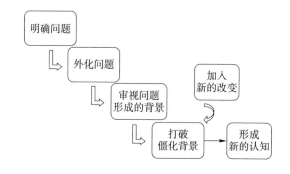

## 第三节　改　写

导入案例

小美，今年 21 岁，是一名在读研究生，主因"间断情绪低落，兴趣减退，睡眠差 1 年余，加重 1 个月并存在自杀行为"于 2020 年 12 月 12 日住院。入院情况：患者意识清晰，接触欠主动，定向力完整，睡眠、饮食差，二便正常。存在悲观、厌世观念，自述活得没意思，不想活，入院前有割腕自杀行为。问话能答，言谈切题，注意力尚集中，记忆、智能正常。自知力完整，情绪低落，情感反应平淡，协调，意志力减弱，交流少。她的护理记录上这样写着：患者情绪低落，易哭泣，不愿与人交流，早醒，进食差，体重下降明显，左前臂有一条长约 3cm 明显瘢痕。一级护理，重点观察，防自杀，监督服药。

小美的情况，让人感到惋惜。小美自身条件极好，皮肤白皙，相貌清秀，从小就属于那种典型的别人家的孩子，她以优异的成绩考入重点大学并被保送读研。小美自述在本科期间曾与宿舍同学发生过矛盾，尽管后来两人和好了，但从那以后，小美开始质疑自己的能力，加上研究生期间学习压力又大，她开始担心自己无法毕业，没有前途。半年前，母亲又被确诊了乳腺癌，随之小美的压力骤增。

小美还有一个哥哥和一个姐姐，都已经大学毕业结婚成家了。由此，小美总是在想如果没有她，父母可能就不用再这么辛苦的工作供她上学，她甚至固执地认为妈妈生病，也是为自己操劳过度而导致的，她是家里的拖累，因此非常自责，产生了想要结束自己生命的念头，于是就有了吞药和割腕的行为，但都被家人及时发现后送到医院急救。

本次住院，小美对待治疗的态度很消极，尽管姐姐一直陪护在她身边，她依然是病房里高风险的患者。作为她的责任护士，我决定运用叙事护理的核心技术来帮助小美，希望她自己能够变得有力量，从而发现生命以及生活的意义，看到自己的闪光点。这次谈话，我特意邀请了小美的姐姐参加。

我："小美，今天感觉如何呢？"

小美："感觉没什么变化，一事无成，大累赘……"小美叹了一口气，一脸的惆怅。

我："我看到你今天化妆了，很精致，人更漂亮了!"

小美："嗯，其实我一直都喜欢化妆的，只是有时候没心情，自然也就懒得化妆了。"

我："今天有心情了么？"

小美："有一点点吧，我想应该好好收拾一下自己了，让自己看起来精神一些，照镜子的时候会开心一点儿。另外，姐姐每天和我在一起，如果我总是那么邋遢，她心情也会不好的。"

我："这是一个很大的进步呢！你看小美，看来你已经了解到了行动的重要性了，看到镜子里美丽的自己，心情会很好。而姐姐每天看着精致的妹妹，心情也会很好。"

小美："我其实也没有想那么多，但有时候觉得对不起姐姐，她把自己的家扔一边，在医院这么陪着我。"

小美姐姐："你这不是生病了嘛，姐姐照顾你也是应该的呀，我生孩子坐月子的时候，你还一个人照顾我们母子俩呢。"

我："小美这么年轻，都能照顾姐姐坐月子了呀？"

小美姐姐："我生宝宝的时候正好赶上我们的妈妈扭伤腰，我老公工作又忙，当时小美照顾了我一个月，不仅照顾我，孩子的一切也都是她弄的。别看小美年轻，她可细心了，为了把我们照顾好，她特意买书看，给我做可口的饭，给宝宝做抚触等等，没有她不会的。小美还特别聪明，不仅学东西快，也善于教，我家宝宝学的儿歌和诗词都是小美教的，在家的时候天天追着小美玩儿。"

我："小美可真棒啊，原来只知道你是个学霸，没想到在生活上也这么厉害！"

小美姐姐："那可不，以前在家里，一说起我妹妹，大家都是一顿夸，有时候开玩笑都叫她'最闪耀的星星'。"

我："小美，姐姐说你是'最闪耀的星星'，你是怎么理解它的意义的？"

小美："大概是因为那时候我学习好的缘故吧，也比较懂事，哥哥姐姐上大学不在家，我经常帮爸妈做一些家务，邻居们就经常夸我，总说让孩子们向我学习。"

我："还有吗？"

小美想了想，接着说道："还有，就是积极上进吧，我们家里供三个孩子上大学，经济压力大，高中假期里我就开始打工挣钱了，到上大学的时候，生活费基本都是我自己挣下的，那时候可有积极性了。"

我认真地看着小美说："热爱生活，充满自信，小美，你觉得是这样吗？"

小美："嗯，我想应该是吧。"

我："小美，我们分析一下。你成绩好，说明你学习能力很强；上高中就开始打工挣钱，说明你既有能力，又积极上进；照顾姐姐坐月子，说明你动手能力强，爱家人；姐姐说孩子总爱追着你玩儿，说明孩子喜欢你，证明你有耐心和爱心；今天你为了让姐姐和自己心情好一些还化妆了，说明你是一个愿意改变现状、追求美好的人。你觉得是这样的吗？"

还没等小美回答，姐姐已经抑制不住自己的兴奋，插话道："护士，你分析得太对了，我妹妹就是这样的……"

小美："也没有那么好吧，每个特点倒是都有一些。"

小美有些不好意思地打断了姐姐，但从她带笑容的表情里，我看出来了，她是认可我的说法的。

我："你有打算之后要做些什么吗？"

小美："我要好好规划一下自己的生活，因为现在生病住院，所以说先和学校请一段时间的假，如果可以的话，准备一些资料，利用住院这段时间好好准备我毕业的答辩。如果实在是不能毕业，我就延迟一年，也给自己个放松的机会，出去旅旅游什么的，给自己补充能量。"她停顿了一下，继续说道，"有时候想想，最近几年的生活我都是被别人安排的，一直都是按着父母的要求去学习，包括到后来上大学选专业也是，似乎我前进的每一个目标，都是别人的目标，和我自己无关，现在读研究生，要完成课题，似乎一大部分也是因为导师，之后我要好好为自己而活，找回自我，找回我的价值，证明我是一个有价值的人。"

我："非常好，这是你要牢记的，你的自我和价值。"

小美："是的，就像从镜子里看到一个美美的自己，有时候想想自己似乎也没有那么糟糕，好歹我还是个研究生，就算毕不了业，至少我还是一名大学生呢！"

我："对啊，你远比自己想的更优秀，加油吧！"

小美："嗯嗯，我会尝试努力。"

看着小美脸上的笑容，我想，也许我们很多时候对自己没有一个客观的评价，是不是因为"不识庐山真面目，只缘身在此山中"呢？我们要让如小美一样的患者通过发现"例外"的点滴去发现、去探索内在的自己。

在叙事护理中，可以从多个角度扩展小美的生活故事。后来，我们一起回顾了住院这段时间她的行为与应对，她的希望和自我。改写需要关注患者生活中那些扣人心弦的结点，调动患者的好奇心，鼓励他们展开想象，改写自己的生活故事，让患者看到生命中更多美好的可能性。

## 一、改写的概念

在改写中，患者要重新构建自己的生命故事，就像开启了一段新的征程，离开他们熟悉的地方，迈向新的目标。随着重建工作的深入，患者可以清楚地看到自己开始根据过往的经验来绘制自己人生的旅程图；患者还将意识到，对于这种绘图，他们有着很多的知识经验，随着改写对话的进行，新的旅程图就会是一个独立的存在。应用叙事护理进行工作的过程中能为患者提供空间，促使人们从不同角度出发，对故事进行更容易理解的建构。此外，在此过程中要保障患者对自己生活的发言权，帮助患者更充分地参与自己生命故事的重建。

在说到改写的概念之前，我们需要解释两个概念：认同蓝图和行为蓝图。认同蓝图，实际上就是一种意向性的理解，是对这个对象的富有价值或意义的理解，或者叫内在性的理解，在成长中过得到的对自身的认知。行动蓝图，实际上就是事件、环境、结果、时间和情节。可以简单理解为行为蓝图就是一个人所做的事情，人行为层面的东西，是他的外在行为所构成的图景。认同蓝图就是对个体行为所产生的看法，以及怎么去评价这个行为。

本案例中的小美"因间断情绪低落，兴趣减退，睡眠差1年余，加重1月并存在自杀行为"，在姐姐的陪同下接受住院治疗。小美对治疗的态度很消极，不愿配合治疗。当细心的护士（我）发现了小美住院生活中的"例外事件"——化妆，由此展开了对小美认知与行动蓝图的改写"我看到你今天化妆了，很精致，人更漂亮了！""嗯，其实我一直都喜欢化妆的，只是有时候没心情，自然也就懒得化妆了。""今天有心情了么？""嗯，我想应该好好收拾一下自己了，至少让我看到一个精神的自己。"

在接下来的谈话中，"我"继续寻找小美的"例外事件"，进一步改写小美的认同蓝图，从姐姐那里，"我"找到了切入点，小美照顾姐姐坐月子，很能干，是大家口中的"最闪亮的星星"，以此鼓励小美找到新的自我认同：当"我"评价"你成绩好，说明你学习能力很强；上高中就开始打工挣钱，说明你既有能力、又积极上进；照顾姐姐做月子，说明你动手能力强，爱家人；姐姐说'孩子总爱追着你玩儿'，说明孩子喜欢你，这又证明你有耐心和爱心；今天你为了让姐姐和自己心情好一些而化妆了，说明你是一个愿意改变现状、追求美好的人"时，小美虽然谦虚的推辞了一下，但是在内心有了认同，新的自我认同——"我没有那么糟糕""我是一个有价值的人"。

有了新的自我认同，从而有了行动计划——"我要好好规划一下自己的生活，因为现在生病住院，所以说先和学校请一段时间的假，如果可以的话，准备一些资料，利用住院这段时间好好准备我毕业的答辩。如果实在是不能毕业，我就延迟一年，也给自己个放松的机会，出去旅旅游什么的，给自己补充能量。"在叙事护理过程中，运用改写帮助患者意识到自我是一个叙事过程，作用是把一个人曾经所是、想象所是的东西聚合在一起，并根据他的理想自我做出判断。叙事故事是对鲜活生活的重新描写，是把自我各个方面综合起来的一个手段。因为生活不是一个实质，它是由产生现状的各种行动构成，所以它是可以改变的。由此可知，改写就是通过解构患者的过去，把在过去例外事件中产生的那些新的自我认同感迁移到现在和未来，努力改变患者的意识形态。改写的过程，是一个长时间的过程，是一个曲折的过程。

## 二、改写的目的

在叙事护理过程中，改写的目的是帮助患者发展出一个全新的、积极的故事，即支线故事，替代原来的问题故事（又称主线故事），患者在新的支线故事中是主动的、富有力量的。而新的支线故事，是由原来的问题故事，即主线故事里偶尔出现的例外事件拓展得到的，在这个例外事件中，患者没有被问题控制或者说战胜了问题。如本案例中的小美，她的主线故事包括其本身的问题，实际就是刚刚入院时她生病的这个故事，那是一个负面的故事，是一个凄惨的、受罪的故事。而例外事件是与主线故事相关的其他事件，可以探索小美过去生活当中那些成功的、让她感觉到骄傲和自豪的事情，也是入院之后她行为上的改变。当把这些例外事件串联起来，就变得越来越强，越来越有力量，然后把它迁移到小美的现在和未来，就是把这个支线故事变成她的主线故事。

我们看到小美改写对话图中（图3-3），当下的小美是自责、自卑的，她对自身的评价就是活得没意思、无意义的人。在她既往的经历中她认为没有自我、生活没有意义、无价值感。于是，我们通过例外事件的探索，得出新的自我认同。带着新形成的自我认同回到当下，就会产生新的行动计划。

在叙事护理中，通过问题外化、解构等技术，让患者开始了解自己的问题故事，感受想法是如何被建构起来的，同时意识到这些内化的故事也并非必然，而是可以被重构的。重构故事则需要先寻找隐藏着未被发觉的例外事件，这些例外事件就是解决问题的资源之一，需要我们的护士打开心灵之眼，在日常护理工作中，多去觉察。

改写过程中需要护士关注患者应对和处理疾病的方式和态度，评估患者的价值观、世界观、人生观，探究患者对引起当下负性情绪的问题的内心思维模式，探寻社会、经济、文化、政治等因素对患者的问题的影响，探索问题故事和例外事件的来龙去脉，找出患者的自我认同及所处环境的文化认同，倾听那些原来没有说出的声音。在对患者行为蓝图和认同蓝图不断穿梭往来的探索中去发现例外事件并对其评价，唤醒并扩大患者内心深处积极向上的正能量，由此构成新的自我认同，然后把新的自我认同迁移到现在或者未来，改变之前错误的、消极的认同蓝图，从而使患者负性情绪达到预期的改善。

注意：不论是认同蓝图还是行为蓝图，都应是围绕患者本人的。

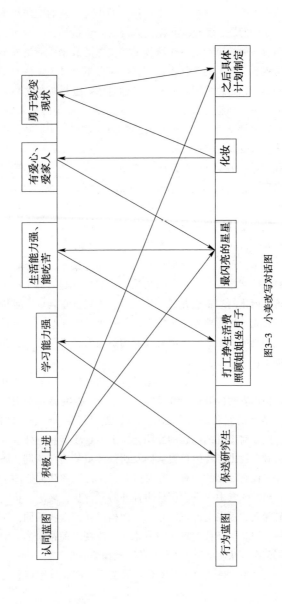

图3-3　小美改写对话图

## 三、重塑对话

改写当中我们还有重塑对话技术。重塑对话把人生视为一个由各种会员组成的协会，通过特定的方法让人认识到，自己对自己的看法是自己过去和现在经历过的人事物共同影响的结果，可以看到不同的可能性，可以在治疗过程中重构自我认同。重塑对话不是被动地回忆过去，而是有目的地重塑一个人与生活中的重要人物的关系的历史，重塑一个人对当前的生活和对未来生活的投射认识。在重塑对话中要成为重要角色不一定需要直接认识。这些重要角色也不一定是人，可以是一个人小时候玩过的公仔或最喜欢的宠物。

重塑对话技术就是重塑自我认同，包涵两个技术，第一个是贡献是双向的，第二个是"Say hello again"。

贡献是双向的指在案例中，小美通过自杀这种行为获得全家的关注，她本人似乎也从这个行为中体验到了自我存在感，那我们就看到这个疾病和症状是否也有自己的价值和意义，具备一定的正向作用和价值。

"Say hello again"是麦克·怀特在同名文章中所提到，他在其中归纳了几种对于整合丧失关系和缓解哀伤情绪的有效提问方法。

重塑对话步骤举例如下。

（1）要求患者重新描述生活中重要人物对自己生活的贡献。

（2）询问重要人物对患者所做出的贡献让患者对自我认同产生了什么样的影响。

（3）要求患者描述自己对生活中重要人物生活的贡献。

（4）询问患者对重要人物所做的贡献，对重要人物的自我认同产生了什么样的影响。

## 四、改写的意义

改写针对解构中提出问题的回答，护理人员挑选出有意义的部分，采用个体化的方案对其进行处理，利用积极的事件来掩藏消极的负面影响，挖掘患者潜在的能力，构建新的事件来替代患者的认知。对患者来说，改写帮助个体重新定义自己以及自身所处的困境，使患者能够获得对疾病意义的全新理解，树立战胜疾病的信心，重新燃起对生活的希望；对护理人员来说，改写可以锻炼护理人员的思维和表达能力，深入的理解患者感受，有利于提高护士的人文关怀能力，更好地达到与患者共情，获取患者的信任，给予关怀温暖的同时也推动护患和谐相处。

## 五、改写的注意事项

1. 积极寻找例外事件，要做到双重倾听。护士在做叙事护理的过程中，一边要倾听患者的疾病故事，另一边要听出与这个故事基调和旋律不一致的例外事件。患者的疾病故事可能是真实的、痛苦的、悲惨的，但这绝不是患者故事的全部，护士要做的就是帮助患者找到生命中的其他的支线故事，使他能够展开新的人生意义，带给他更多可能性。需要注意的是，例外事件不一定是那些惊天动地的生活大事。例外事件往往是患者在生活中很微小、很容易被周围人忽略的，但真实存在的事件，需要我们拥有一双敏锐捕捉的心。

2. 改写不等于按照固定模式改变患者，固定模式往往很难如愿。我们要在对例外事件形成的支线故事的讲述和丰描的过程中，让患者形成一个又一个积极的自我认同，从而形成新的面对疾病的行动计划。

3. 此外，改写并不一定是以外显的形式即刻展现出来的，很多时候它是慢慢地由内在的变化开始的。改写不仅仅是指行为的变化，思想、态度的变化也是改写。叙事护理的作用可能会延续到很久远的未来，所以不要着急非要看到当下的即时效果。

## 六、改写的思维导图

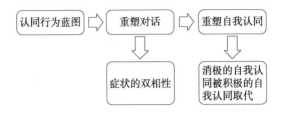

认同行为蓝图 ⇨ 重塑对话 ⇨ 重塑自我认同

症状的双相性

消极的自我认同被积极的自我认同取代

# 第四节　外部见证人与界定仪式

**导入案例**

　　小慧今年13岁，初次遇见她，是在精神科一病区。第一次接她入院时，她的情绪还算稳定，配合地换上了病号服。看着眼前这个略显青涩的小姑娘，心中充满怜惜。我温和地向她做着自我介绍："小慧好，我是你的责任护士，你平时就把我当成姐姐看待就好，有什么心里话都可以跟我说，有什么问题或不懂的也可以来找我。"她低着头，没有看我，只应了一声"嗯"。在简单的寒暄中，我完成对她的护理评估。

　　我心里对小慧充满了好奇。于是，我打开了她的病历记录，仔细地阅读起她的病史。在小慧的病史里赫然写道：小时候有过被人猥亵史，之后开始自卑，觉得身边的人议论她，害怕床，晚上躺在床上觉得与床发生了性关系，脑子里还出现幻听，是一个女人的声音，骂她是婊子，从那以后，幻听一直困扰着她。尽管经历了严重的生活事件，并且一直深受幻听的困扰，但仍然坚持努力学习。临床诊断：精神分裂症。

　　和小慧接触几次后彼此间不再那么陌生，为使她敞开心扉我决定尝试运用叙事护理的技术。

　　我："是因为什么原因来到这里住院呢?"

　　小慧："因为心情不好，总觉得身边的人议论我。"

我："是什么事情导致你心情不好，身边的人是怎么议论你的呢？我很好奇，也愿意倾听，还能够帮你保密，你可以信任我吗？"

基于前期我们之间已建立起的护患关系，在得到我可以保守秘密承诺后，小慧打开了话匣子，讲述了自己被猥亵的过程。尽管口罩掩面，但我还是能够感受到她的情绪有些激动，于是，我轻轻地拍了拍她的肩膀，表达着自己对她不幸遭遇的理解。

我："我很好奇，从去年开始你就觉得自己和床发生了性关系，而且还听到有人议论你，那时的你在心里肯定是很难受的。但听你爸爸妈妈说，那时的你还能坚持每天努力的学习，当时你是怎么度过这个困难的呢？"

小慧："是的，我坚持当天的功课做好复习，对第二天的课程进行预习，我想通过自己的努力学习，证明自己是个好学生，好学生是不会被别人看不起的。但是和床发生性关系的想法，我明知道这是不可能的事情，但就是控制不住自己，我也尝试过用各种办法放松自己，但效果不好。于是，我找了专业的心理医生求助，做过几次心理咨询后，我就觉得床是为我们人类所用的，是我们可以控制的物品，我不应该害怕床会伤害到我。"

我："你解决问题的方法很好！你能这样去想，我真为你感到高兴！那你愿意说一说，你现在还有什么担心的事情吗？"

小慧："我怕那个声音再来找我，我害怕耳朵里那个幻听。那是个陌生女人的声音，她骂我婊子、贱人……这个声音很烦，会让我晚上睡不着觉。"

我："那你给这个幻听取个名字吧。"

接着，我让小慧闭上双眼，做深呼吸，让自己重新回到那个令她感到害怕的场景，努力对那个幻听"Say hello again"。

我："你看到什么了吗？"

小慧："好像看到一个女人，背着我，正在说话，我能听到，她是在骂我贱。"

我："你可以想象自己走到她面前，尝试和她对话。别怕，我在旁边陪着你，我和你在一起。"

小慧缓了缓说："我准备好了！我不是婊子，我没有做错什么事情，我要成为我自己。"

小慧希望可以成为真正的自己。那一瞬间我觉得自己被这位小姑娘的勇气触动到，也从她身上获得一丝勇气。

我好奇地问道："成为真正的自己是指什么呢？"

小慧："现在的我，是在病房里得了精神分裂症的我，我觉得这才是真正的我。"

我："那你觉得在院外的那个不是真正的你吗？"

小慧："不管是在外面，还是在家里，爸爸妈妈会要求我不要跟别人说我有病，一直不肯让我去大医院治疗，他们可能不愿意被别人知道吧，所以我也一直不敢和别人说我有精神病这件事。"

我听到这句话莫名地觉得心在拉扯，为这个小姑娘感到心疼。

我："听你说完你的故事，我似乎想起了自己的童年，因为和同学打架，被老师告状，爸妈误解，然后我努力去解释事情的真相，打架只是正当防卫，最后终于得到老师和爸妈的理解。小慧，你承受了太多，压抑的太多了！现在的你，是精神分裂症患者，姐姐希望当你出院的那一天，在心里可以这样想，我曾经得过精神分裂症，通过积极的治疗，战胜了病魔，现在我已经蜕变成可以重新拥抱生活的小慧。"

我看到小慧的眼中闪耀着希望的光芒，她用力地点了点头。

2020 年 6 月，小慧病情好转可以出院了，我站在病房门前给她做健康宣教及出院指导，此时的她换上了一身粉色的长裙子，感觉像变了一个人，步伐轻盈的冲我跑来说："姐姐我可以抱你一下吗？"

我："当然可以呀，妹妹。"

于是，我们紧紧地拥抱在一起，小慧的拥抱是那么地有力，那么地温暖。

在小慧出院一个月后，我依照惯例对她进行了电话回访。

在电话里，她开心地告诉我说："姐姐，我现在已经恢复日常生活了，这几周都在参加毕业考试，谢谢姐姐对我那么好。现在即使我在一个人的时候，心里也是暖暖的。姐姐，你也要好好生活，好好工作，每天也要开心噢！谢谢你！让我学会接纳最真实的我自己。"

时至今日，我依然能够记起小慧微笑的弧度，与她拥抱时的温度，一切都是那么的恰到好处，那么的美好……

在这个案例中，我作为小慧的"姐姐"以外部见证人的身份，成为她疾病"故事"的聆听者与美好生活的见证人。同时，在她治愈出院前，用拥抱这种仪式感颇强的界定方式见证了她的重生，而小慧也在一个月后的随访电话中，也用界定仪式证明了自己新生活的开始。这个过程中见证与界定是双向的，微妙地发生在护士与患者之间。

## 一、外部见证人的概念

每一位患者的疾病故事中，有困苦也有希望，并且希望的萌芽总是存在的。但如果在患者的疾病故事中缺少了聆听者、欣赏者、知心者，那么很多美好的故事就没有机会得到讲述。在本案例中，当我和小慧接触几次后，彼此间不再那么陌生，我开始尝试着问小慧"为什么来到这里住院呢？""因为心情不好，总觉得身边的人议论我""是什么事情导致你心情不好，身边的人是怎么议论你的呢？我很好奇，也愿意倾听，还能够帮你保密，你可以信任我吗？"基于前期我们之间已建立起的护患关系，在得到我可以保守秘密承诺后，小慧打开了话匣子，讲述了自己被猥亵的过程。尽管口罩掩面，但我还是能够感受到她的情绪有些激动，于是，我轻轻地拍了拍她的肩膀，表达着自己对她不幸遭遇的理解。

在上述沟通的内容里，我们可以感受到，如果小慧没有遇到一位贴心的、承诺可以为她保守秘密的"姐姐"，那么她也就不会敞开心扉，透露自己的心声了。因此，我们说外部见证人，就是指在患者的疾病故事中所遇到的那位重要他人，并且是患者社会支持系统里非常重要的人，可以是患者的亲属、朋友或是治疗者，甚至还可以是患者的一个重要玩偶，或者是与他有类似病症的其他患者。

外部见证人的原则也很明确，就是外部见证人的到来，一定要对患者起到正面积极的作用。对于这个技术的运用，如同这个技术的概念一样，可以创造性地使用，但一定不要造成伤害，要遵从"Do No Harm"的原则。

## 二、界定仪式的起源

外部见证人是界定仪式的一部分，关于叙事护理中外部见证人技术，需要我们先了解界定仪式。我们一生中有很多的界定仪式，比如生活中的重大事件，都可以作为界定仪式来完成。毕业、结婚、孩子过百天、亲人过世等等，我们都需要请一些重要的人物来见证，并且会举行一定的仪式。这些仪式的作用之一就是把这种改变真实化。

界定仪式的概念，出自文化人类学家梅耶夫在美国洛杉矶凡尼斯一个犹太人社区里做的一个研究报告。在这个社区里居住着很多犹太老人，20世纪初他们都还是孩子，背井离乡从东欧村镇来到北美。退休后因为喜欢南加州的气候搬来此地。这些老人中，有很多人在战争中失去了亲人和孩子，他们孤苦伶仃地活着。其中很多人都因为孤独的生活，不知道自己是活着还是已经死了。这个社区，就像一个被世界遗忘的角落。他们感觉到没人认识他们、没人关心他们、没人在乎他们，这使他们感到非常不安。于是，社区里的组织干事莫里·罗森成立了一个社区论坛，请社区居民去讲述他们以往的生活经历，同时还让他们在舞台上表演，并且邀请外面的观众和听众来参与。这些老年人通过讲故事和表演他们的经历，慢慢找到了存在感，恢复了活力。

这种社区论坛就是一种界定仪式，莫里·罗森利用界定仪式，帮助这些老人重建了社区归属感。因此，界定仪式就是让外部见证人参加当事人的访谈，构建当事人与外部见证人的互动对话模式。界定仪式让当事人获得新的选择机会，在见证人面前，讲述自己的生活故事，外部见证人根据一定的方式，通过重复来对当事人的故事作出回应。如在本案例中，我作为小慧的外部见证人，让她给"幻听"取个名字，接着闭上双眼，做深呼吸，让她重新回到那个令她感到害怕的场景，努力对那个"幻听"Say hello again，并告诉她"你可以想象自己走到她面前，尝试和她对话。别怕，我在旁边陪着你，我和你在一起"。这种界定仪式，会给患者带来存在感，给予他们直面问题的勇气与决心。

## 三、界定仪式的作用

梅耶夫在强调界定仪式作用时主张：界定仪式是处理虚无感和边缘化问题的方式，它让人们看到自己的内心世界，让人们以自己的方式见证自己的价值、生命力和存在。

## 四、外部见证人的复述

复述，就是应邀参加界定仪式的外部见证人等时机成熟进行复述，此时外部见证人和当事人交换角色。当事人做外部见证人的听众，外部见证人做重述。重述并非对整个故事的内容进行复述，也不是让外部见证人做总结。重述的是当事人故事中吸引外部见证人的部分。这种重述对当事人的故事重新包装和点缀，大大超越了原始故事，可以帮助当事人更丰富地描述对自己人际关系以及自我身份的认同。还有助于把当事人围绕共同主题的故事连串起来，它们生动地反映了人们如何以高度接纳的方式赋予生活事件价值，形成强有力的共鸣。

在复述时，要注意要把焦点放在细节上，说出最吸引人的内容；把焦点放在意向上，描述在倾听的时候，脑海浮现出什么画面；或把焦点放在个人的共鸣上，关注触动了自己过去的什么？产生了什么兴趣；把焦点放在感动上，说明哪些细节，是如何让自己被感动的。即外部见证人在复述中，应做到以下几点：

（1）扮演一个承认传统的角色，这种承认传统有利于丰富故事的发展。

（2）复述的内容应当是仔细倾听的结果，是他们所听到的特别吸引他们的部分。

（3）表达这种复述的时候不能用加强的语气。

（4）在说到为什么会对他们所感兴趣的东西产生兴趣，说到这些东西对自己有什么影响的时候要以一种个人的语气。

（5）不要以大多数人习惯化的方式对当事人的故事作反应，包括表达观点、提建议、做评判等。

外部见证人的复述是外部见证人技术中非常重要的步骤，下图是本案例中小慧的外部见证人复述图（图 3 - 4，图 3 - 5）。

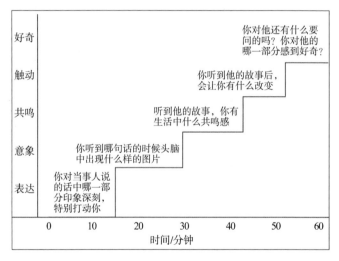

图 3 - 4 外部见证人复述图

图的竖轴上分成五个部分，分别是表达、意象、共鸣、触动和好奇，横轴上是时间的进展，下面分别解释一下这五个部分内容。

（1）表达 外部见证人对刚才这位患者所说过的内容中印象最深刻、特别打动他的部分进行表述。本案例小慧小时候被猥亵，她小小年纪经历严重生活事件，而且出现了幻听，还能坚持努力学习，成为一名好学生，这一点对"我"来说印象特别深刻。特别需要强调的是"表达"，不是指表达内容中所有打动见证人的东西，而是那些让你感到很奇怪的力量，让你感到有些触动的力量，没有被问题影响的地方。

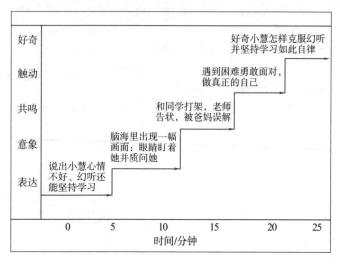

图 3-5  小慧的外部见证人复述图

（2）意象  就是当外部见证人听到那句话的时候，他头脑中出现了什么样的图片，出现了什么样的图像，可以是具体的景象，也可以是抽象的景象。但要求一定是图像、景象。本案例中"我"让小慧闭上眼睛，深呼吸，重新回到害怕的场景，对那个幻听"say hello again"。小慧好像看到一个女人，背对着她，但是在说话，她能听到，是在骂她贱。"我"的脑海里出现了这样一幅画面：看到小慧和那个女人面对面站着，小慧的眼睛盯着那个女人，质问她为什么说她贱，自己又没做什么见不得人的事情，那个女人竟然说不出话来，不知道怎么回答小慧，很不好意思，过了两分钟转身走了。

（3）共鸣  外部见证人听到患者故事的时候，自己生活中产生了哪些共鸣感（此时要讲自己的故事，而不是去评论患者故事）。作为外部见证人，要听积极的例外事件，而且要讲自己的例外事件，在回应的时候其实是讲自己的力量来源。本案例中"我"听到后莫名地觉得心在拉扯，为这个小姑娘感到心疼，并对小慧说听完她的故事，"我"似乎想起了自己的童年，因和同学打架老师告状被爸妈误解，然后努力搞清事情真相，打架只是正当防卫，最后得到老师、爸妈理解的事情。这件事情在当时对"我"来说也是非常困难的事情。

（4）触动　外部见证人听到患者的故事后，会让自己有什么样的触动和转变。本案例中，那一瞬间"我"觉得自己被这位小姑娘的勇气触动到，也从她身上感染到一丝勇气。不管遇到多大的事情，只要心中有勇气勇敢面对，都能找到真实的自己、做真正的自己。

（5）好奇　外部见证人对患者还有什么要问的吗？你对他的哪一部分感到好奇呢？本案例中"我"对小慧觉得自己和床发生性关系很好奇，她小小年纪经历被猥亵这种严重生活事件，而且出现了幻听，还能坚持努力学习，成为一名好学生。我觉得她当时心理肯定很是难受，便问她是怎么度过困难的。小慧说："她坚持复习和预习功课，使自己成为一名好学生。"这让"我"很好奇，她小小年纪，要克服头脑中离奇想法，还能坚持学习，如此自律，她是怎么做到的呢？

精神患者住院有别于其他患者，许多时候并没有亲属陪同在身边，因此，作为护士一人分身成外部见证人和治疗者的情况是很常见的，如本小节案例中的"我"即是小慧的主管护士，又是她的姐姐。这一特殊性正是在精神科临床护理工作中，运用叙事护理技术对患者进行疗愈的优势所在。

## 五、外部见证人的注意事项

外部见证人可以在场或者不在场。在场就是请到病房里来；不在场方式有很多，可以用打电话、电子邮件、朋友圈、微信群、视频等其他媒介。

外部见证人不是常见的正向反馈（肯定、指出正面的内容、祝贺等方式），也不是根据专业的评估标准进行评估。外部见证人的任务不是提出建议、做结论、下判断或者讲道德故事。他们的任务是讲述当事人的故事哪些对自己有吸引力，那些故事让自己联想到什么，和这些故事相关的个人经验是什么，以及听了这些故事之后自己的生活会有什么变化。我们在使用外部见证人技术的时候就必须要明确，需要事先跟见证人说明：当你听他的表达的时候，你要重点去听那些他没有被问题控制的生活事件。比如他觉得很痛苦，你要去听他没有痛苦的例外事件，就是闪光点。

我们可以创造性的使用外部见证人技术，可以在界定问题、取得阶段性进步、治疗结束的时候使用。但要记住"不伤害原则"，一定不要对患者造成伤害。要预先跟外部见证人进行沟通，不做负面评价，只做正面反馈。

外部见证人选择的时机，是要在患者有了很重要的改变时，邀请外部见证人见证改变，外部见证人除了请其他人之外，我们还可以请患者自己来做外部见证人，可以邀请过去的自己和未来的自己。我们可以在房间里摆一把椅子，在椅子上放一束鲜花，一个是过去的自己，一个是未来的自己。让他们之间进行对话，然后请他们做见证，这种对话、这种见证是非常有意义的。另外，外部见证人的见证是有程序和要求的，而且邀请外部见证人，一定要先征得患者的同意才能邀请。如果邀请家人作为外部见证人，我们要特别谨慎，事先一定要征得患者的同意。如果患者不同意我们的邀请行为，那这个技术的运用就很有可能起不到正向的作用，甚至可能会起到负向作用。

## 六、外部见证人的思维导图

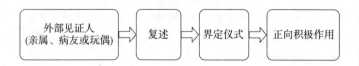

# 第五节　治疗文件

## 导入案例

小佳是一名初中学生，四个月前无明显原因出现闷闷不乐、不讲话、喜欢独处，总觉得自己没有动力，有心慌的感觉，能凭空听闻有人揉塑料袋、高跟鞋走路声或呼吸的声音，时常担心自己的安全，这些声音夜间入睡前出现较频繁，自觉记忆力变差，为此感到苦恼。在母亲陪同下曾到心理门诊就诊，无明显效果，并出现自残及服药自杀的行为，随后开始进行住院治疗。

小佳从入院开始，就是让我一直特别关注的患者。在住院治疗期间，她一直都有强烈地自杀及自残想法，于是医生决定对她进行电休克治疗。小佳起初是同意的，但也不知道是因为什么，这天她的情绪突然变得很激动。

周末上班，我带着满满的能量和热情去找小佳聊天，跑到她床边发现她没在，询问了她同病室的病友后，得知她去了07床，于是，我转身去07床那边找她，发现她呆呆地站在窗前，眼睛盯着外面，我喊了她一声，她没有回应我，走过去之后，轻轻地拍了拍她的肩膀，问她在看什么？问她今天感觉怎么样？她略带悲凉地低下了头，没有回答我的问题，我觉得那一刻她应该是想独自一个人待会儿吧。

于是，我对她说："小佳，如果你有什么问题或者有什么话想对我说随时可以来找我，我今天一直都在这里。"

出去之后，我找到小佳妈妈询问小佳的情况，她把我拉到一边悄悄地说："杨护士，她现在情绪非常低落，非常抗拒做电休克治疗，昨天做完之后，就一直在念叨这件事情，说不想再做了，还说如果再让她做的话，她就会采取措施。"

说着说着，小佳妈妈哭了起来，此时我只有静静地陪着她，任由她宣泄自己情绪。等她平静后，我告诉小佳妈妈，在住院期间我们会照顾好小佳的。

中午查房时，我发现小佳没睡，安静地躺在床上，便上前询问她怎么没有睡觉，她说睡不着，看到她愿意回答我的问话，我便顺势问她是否愿意与我聊聊？她点点头。查完房后，我请她到会客室，起初，我们都没有说话，沉默片刻后，小佳低下了头。

我："怎么了？"

小佳："害怕。"

停顿了几秒之后，我问道："害怕什么呢？"

小佳："害怕忘记，害怕忘记朋友，忘记以前发生的一些重要的事情。"

我："那些事情对你很重要吗？你愿意举个例子吗？"

小佳："下个月就要进行会考了，会考这两个科目主要是靠记忆，但我现在根本记不住，感觉很吃力，如果会考过不了，就没有办法上高中，也就没有办法考取我梦想中的大学。"

我："考大学对你来说很重要？"

小佳："是的，考上大学就能开启我全新的人生了！而做电休克治疗，让我记不住任何事情，甚至连我是什么时候入院的，我都不知道了，而我才做了两次就这样，要是坚持把六次都做完，那我肯定什么都不记得了，我才不要做电休克，你们要是让我再做电休克的话，我就死在这里。"

看着她坚定的眼神，我立马提高警惕："那你准备采取什么措施呢？"

小佳："反正我会趁你们不注意的时候，毫不犹豫的进行的。"

我："难道你不怕吗？"

小佳："不怕，考不上理想的大学，那我活着还有什么意义呀。"

我："你先不要着急，我们一起来想想办法，这个事情总能解决的，千万不要做傻事，我们都会很担心你的。"

送小佳返回病房后，我立马向值班医生、管床医生以及每班当班护士说了这个情况。在请示上级领导后，同意暂时不给她做电休克治疗，建立规律服药，并让各班护士及医生加强巡视。

当我告诉小佳，她不用再做电休克治疗时，她开心的拍起手来，拉着我的手说，谢谢姐姐。同时我也要她答应我，不管出现任何情况都不能伤害自己，因为任何问题总有解决的办法，于是，我们一起拉钩，一起盖章。在出院的前一天晚上，小佳主动来到护士站找我，说想做一些手工当纪念品，于是在忙完工作以后，我带着她来到心理咨询室开始手工制作。

我："你想做些什么东西呢？这里可以做手链、发夹，还可以做贴画、头饰等等好多东西哟。"

小佳："我想做发夹，想给我最好的闺蜜亲手做一个，要做成和我的一模一样的。"

我："可以啊，你看你想要什么材料，这里有的你都可以做。"

小佳："那我就选白色的珍珠和粉色的小花吧！"

我和小佳一起尝试着搭配了一下，确实很好看，接着我又问她："为什么是做发夹，为什么你要选择白色的珍珠和粉色的花呢？"

小佳："因为白色珍珠代表纯洁和永恒，我希望我们的友谊能够天长地久。粉色花是因为我们都是女孩子啊，都喜欢粉色。"

我："在住院期间，你都能想到给你好闺蜜做手工，看来你们关系真的很好，你对她很用心呀。"

小佳脸上流露出美好的笑容，说道："那当然啊，我有什么事情都会跟她讲的，她也是这样对我的，我们俩之间是无话不谈的好闺蜜。"

我："真希望你们都能考上自己理想的大学，去做自己想做的事情，去追寻属于自己的那一道光。"

小佳："谢谢姐姐，我们会努力的，真的很感谢你对我的照顾，我会想你的。"

我："不用客气，时间不早了，赶紧回房间休息吧！"拿着小佳做的两个发夹，我们拍照留念。我对她说："明天就要出院了，希望你以后都能开心心的，不要再做任何伤害自己的事情。"小佳欣然同意，带着自己做好的发夹回房间休息了。

一个月后，我对小佳进行了电话随访。在电话里，我能够感受到她出院后的状态非常好，她告诉我说，自己现在在门诊进行电休克治疗，做完后可以直接回家。现在在家里上网课，请老师辅导学习，准备冲刺会考，她对自己很有信心。我鼓励她继续坚持学习，并叮嘱她治疗的重要性，互道珍重后，我们结束了这通电话。

叙事护理让我看到了患者情绪和行为背后的故事，让我看到患者抗拒的背后是因为害怕忘记，害怕忘记那些对自己重要的事，重要的朋友，让我知道自己工作的方向就是带着真实不虚的自己跟她们在一起。

在上述案例中，使用到了叙事护理的核心技术治疗文件。

自心理治疗诞生以来，文件就被广泛应用于这一领域，通过书面语言记录个案，文件能够使治疗访谈摆脱口头语言的时限性局限。然而随着后现代哲学的兴起，在后现代的视角下，传统心理治疗文件的局限日益突出，以叙事护理为代表的后现代心理治疗流派发展出了心理治疗文件的新模式。叙事护理通过治疗文件记录患者偏好的人生故事，传播他们应对特定问题的人生知识和生存技能，围绕着类似的价值观促进人与人、社区与社区之间的联结。

治疗文件作为叙事护理五大技术之一，与以往我们所说的医疗文件和护理文件不同。我们可以在叙事护理中使用证书、奖状、信件、影音资料和各种各样的创意作品，我们可以充分发挥自己想象力，可以百花齐放、百家争鸣、创造性地使用治疗文件。

## 一、治疗文件的目的

叙事治疗文件是使用患者的语言，记录患者的生活境遇或内在知识。叙事治疗师使用叙事治疗文件的目的是重述和丰厚患者偏好的人生故事，叙事治疗文件可以促使患者采取行动成为更偏好的自己，并追寻偏好的人生方向，通过叙事治疗文件的书面认可和支持，患者可以按照自己偏好的价值观、人生目标，更积极主动的塑造偏好的人生和身份认同。

## 二、治疗文件的类型

叙事治疗文件的类型包括治疗信件、声明、电子邮件、创意书写、绘画、照片、宣告书、清单、手册、证书、录音或录像等。治疗文件是叙事治疗的核心理念，并且持续受到重视。本案例中的治疗文件是小佳用白色的珍珠和粉色的花做的发夹，这两种装饰品蕴含着她对出院后新生活的憧憬。下面介绍几种常见的叙事治疗文件。

### （一）叙事治疗信件

叙事治疗信件是使用最频繁、最广泛的叙事治疗文件类型。叙事治疗信件记录患者在单次或多次访谈中所讲述的经历以及发展出的知识、技能，并通过治疗提问引导患者在现实生活中进一步的转变。

护士在治疗笔记中忠实记录患者讲述特定问题或观点的特定词汇或语句，这些词汇或语句就是叙事治疗信件的写作素材。治疗信件中，护士通常会使用患者的原话，编辑和总结治疗访谈的内容，随后使用治疗提问来发挥影响力，促使患者对特定的内容进行反思和转变，发展出多元人生故事。

在临床治疗实践中，治疗信件的类型还可以分为总结信、邀请信、解职信、推荐信、预测信、自传信、未来信等。

提出叙事治疗理论和模式的澳大利亚学者麦克·怀特，一次在生活中突然想到以前的患者，就写了封邮件问候。

亲爱的福瑞德：

收到这封信是不是很惊讶？我自己也很惊讶会写这封信给你。这完全是因为昨天我在公园里为了看一个人做俯卧撑，不小心在水沟边扭伤了脚趾。但是这跟你有什么关系？我还记得我们初次见面的时候，你的脚也扭了。现在我自己扭了脚，这让我想起你的脚，想到你，不知道你近况如何。就是这样。下次见。

麦克·怀特

在叙事治疗中，治疗师并不回避个人化的信件往来，这也是叙事治疗很重要的一部分。信件是治疗师、患者及其家人平等交流、沟通的一个重要平台。麦克·怀特说："对于那些努力要使自己逃离生活现实的人，即便只是一封简短的信，都可能价值非凡。"

有人甚至将通过电子邮件（或短信）进行的叙事心理治疗发展成一种新的心理治疗模式，称之为"e疗（therap‐e‐mail）"。"e疗"的过程就是治疗师和当事人之间频繁进行邮件交流的过程，在这个过程中治疗师和当事人共同创作的治疗记录被全文保存。面对面咨询和电邮心理咨询的区别（表3‐1）。

**表3‐1　面对面咨询和电邮心理咨询区别**

| 面对面咨询 | 电邮心理咨询 |
| --- | --- |
| 您需要预约，在接受心理咨询服务前必须耐心等待 | 是通过电邮交流，你随时都可以做咨询，无论白天还是晚上 |
| 您得亲自到咨询的地方去，可能要花费一定的交通费或停车费 | 不需要出行。如果您的身体不便出行或不愿意出行，这一点就显得尤为重要 |
| 您得在来回咨询的路上和在咨询的过程中花费大量的时间 | 您随时都可以抽出几分钟时间给咨询师写信（或发短信） |
| 有时候在面询过程中人的感触会深到超出想象的程度，或者情感会难以自控。咨询师会当场帮您处理 | 在写作或阅读电邮（或短信）时，您可能有强烈或不曾预期的情绪反应，您的咨询师不在场，对这种情况您要有心理准备 |
| 在面询中，您不可能记住咨询师所说的每句话。通常我们只能注意听或者记住那些当时我们觉得重要的内容 | 保存咨询师所说的每句话。如果在将来遇到类似问题，可以提醒自己咨询师当时怎么说的，第一次问题是怎么处理的 |

## （二）宣告书

宣告书是患者针对问题或偏好故事所做出的"宣言"，可以是面对问题想要改变的决心和应对问题的方法、策略，也可以是对人生、家庭、人际关系的偏好目标、价值观或互动方式等。宣告书是患者对人生做出的承诺，代表着患者更偏好的人生方向。

## （三）手册

叙事治疗视角下的手册不等同于指南或大纲。手册记录人们应对特定问题的知识和技能，但这些知识和技能并不是应对问题的"正确"方法或唯一途径。手册可以围绕同一个问题，收集多个患者的知识和技能，通过使用手册在不同人群中分享，可以促进其他人群发展自己应对问题的知识和技能。

手册可以有以下几个方面的作用：①通过邀请患者为其他人提供应对经验，使其感到认可和尊重；②认可他们的抗争和成功；③以有趣的方式来展现成功经验并传播给他人；④让患者在面临问题反复时获得激励和参考。

## （四）清单

相对于手册，清单是更简化的治疗文件。制作清单的时机常常是患者在应对问题出现时重要的转折点。在总结清单中的知识和技能是叙事治疗师常常引导患者作为应对问题的专家，总结经验帮助面对类似问题的其他人。

李春《叙事护理》一书中丁丁的故事中那张记录单就是治疗文件之一，通过书写了那张访谈的记录单之后，丁丁的行动发生了变化，把一辈子治不好的病，转化成丁丁可以通过自己的行为控制的问题，进而通过自己的行为控制血糖。因此，有时治疗文件具有非同寻常和意想不到的效果。

## （五）录音或录像

录音或录像可以记录一段意义丰富的治疗对话，也可以记录患者应对问题的宣言或清单。叙事护理治疗文件的运用，对于病房的慢性病住院患者，由于住院时间比较长，有的患者会在病房过生日，我们如果有时间陪伴患者过生日，并送上生日祝福及医护人员亲手签名的贺卡，甚至花心思为患者举办一个特别的生日聚会，让其他患者及工作人员一起见证，患者会觉得很温暖，治疗依从性及住院满意度将会得到提高。

## （六）证书

使用证书的常见人群是儿童青少年。证书中通常会记录患者的重要转变、应对问题的知识和技能。相比于其他文件形式，证书更加正式，对患者可以起到书面认可的作用。

叙事护理中，在儿童青少年的病房，当他们通过与医生的配合，或顽强与疾病抗争取得一定治疗效果的时候，我们可以颁发证书或奖状给予肯定和鼓励。他们会觉得：自己的生命被看见，自己的故事被珍惜！将会产生一种强大的力量与疾病战斗。

## 三、治疗文件的形式

### （一）关于重新叙说的治疗文件

治疗文件出现的时机很重要，文件传达出终结、确定的意义，这有可能会封闭进一步探索和思考问题的可能。因此，通常会在治疗对话有助于患者察觉并以更丰富、有益的方式描述生命经验时引进治疗文件。在此阶段，具体的文书而非口语的形式能为接下来解构主流故事的对话预热，无需过早使用治疗文件作为"正向肯定"的诱惑，太快、太决然的探索速度和标记进展、成就，会让患者觉得不切实际。

### （二）解构权力关系的治疗文件

治疗文件包含政治意图。挑战了来自于他人、家庭、同事、专业人士、文化、社会等未经察觉便强加于个人的假设和观念。具有权利地位的治疗师所撰写的治疗文件可以具体记录人们的想法、信念、感受，平衡并抵制主流价值对于个人的削弱和物化。怀特和艾普斯顿也区别了保密性正式文件和公开、祝贺性质的文件，如证书、奖状等肯定成就的形式，叙事治疗应灵活运用治疗文件，在家庭成员、同事、群体的见证下，达到庆贺、肯定成就的目的。

### （三）儿童的治疗文件

儿童对于文件特别重视，与成人共同创作或由成人颁发的文件，将为他们带来力量。在《驯服恐惧与怪兽：贴近小孩的恐惧》一文中，怀特描述了他如何鼓励父母亲举行仪式以协助孩子克服对于夜晚的恐惧，最后颁发的奖状也是一个纪念。

### （四）成人的治疗文件

治疗文件背后有其重要的目标，而且治疗文件在语调形式上会根据背景不同而有所变化，可以根据患者的年龄，在轻松到庄重之间变化。

### （五）由患者撰写的治疗文件

在叙事治疗过程中患者愿意记录自己被治疗的整个过程，并对治疗文件有很好的想法，此时我们应遵循患者的意愿。

### （六）由他人撰写的治疗文件

由治疗师和患者以外的第三人撰写的治疗文件也是相当有帮助的，这能使治疗效果延伸到咨询室以外的真实生活，使治疗师不再处于核心的位置。

### （七）偶发性治疗文件

在一段咨询关系中，治疗师为患者与他人进行书信或邮件往来，为患者提供一些除治疗之外的帮助。

## 四、治疗文件的指导原则

在书写治疗文件时，拼写、语法、标点并不重要。人们常以不同的形式、篇幅和目标呈现他们的文件，有时与治疗过程中讨论的结果并不相同，但只要他们愿意尝试即可。有时人们会质疑写作是否能够带来帮助，在某些情况下回答是肯定的，特别是对于那些没有注意到的细节，或虽想要说出细节但却羞于启齿的人们更是如此。当人们想要书写的内容是治疗师尝试想要告诉他们的，治疗师一般会与他们进行一段对话，探讨这段文字对他所代表的意义，邀请他解释、扩充、重述部分内容。

治疗文件由医护人员、治疗师、患者或其他重要他人撰写，记录患者的进展、发现新的观点，可用于庆祝以及确认改变和成果，也能协助人们摆脱他人强行灌输的专家知识。文件可以根据人们的年龄和性别情况选择信件、宣言、证书或非文字形式呈现。对话的错综复杂很容易被忘记，而治疗文件则可以反复参考，每次阅读都有如重说一遍替代故事，而这又促成了新的可能。

## 五、治疗文件的思维导图

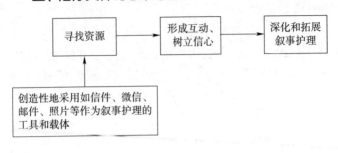

# 第四章　实践叙事护理

## 第一节　叙事护理实践阶段

📚 导入案例

　　巧巧的主管医生王大夫找到我问："护士长，巧巧肯和你们说话吗？从她昨天住院到现在，我们一、二、三级查房，她都不肯多说话，只是简单地回应'嗯嗯'，然后就背朝我们躺着，问她吃饭、睡觉这些事情，她还可以回应，但一说起病情，她就什么都不回应，我们几个轮流着来，连哄带劝，动之以情，晓之以理，但她就是不吱声，问烦了就撵我们走，还用方言说'恁都走吧，俺啥事儿都没有'……"王大夫的语气里充满了沮丧和无奈。

　　王大夫所说的巧巧，是一位中年妇女，来自河北某村镇。来医院前曾在当地精神科医院治疗过多次，这回是因为在家担心儿子不安全，多次要撞墙自杀，丈夫和娘家大哥一同将她送来住院的。护士们在对她的交班记录里是这样写的：患者入院时不合作，拒绝进入病房，愤怒，在病区里横冲直闯，反复撞门，推搡护士，行医学保护性约束于床后患者对问话常不回答，多独处，有时低声啜泣，看到有护士进房间便将头偏向另一侧，缺乏眼神交流，对护士的关心不耐烦，约束期间为其活动肢体时，只要松解保护带患者便要挣脱往外闯，故无法解除保护，而将约束带调至最大限度并保持其舒适。

　　当我听完王大夫所说的情况，去找巧巧时，她正被约束在床上，为防止她用头撞床栏，床栏都用棉被包裹着，约束带长度足够她翻身，她看到我进房间便将头转向另一侧，微闭着眼，对我视若不见。

我："巧巧，恁家里人昨天留下来那两根香蕉都快烂了，你是吃还是扔喽？"

巧巧："啥香蕉？"大概是因为听到熟悉的方言，她将头转过来看着我。

我："你昨天来的时候家里人给你留的，护士说是一个个头儿不高的男同志，也不知道是你哥还是你丈夫。"

巧巧："那是俺哥。"

然后，她又不说话了。

我："我把香蕉给你拿过来，你现在吃了吧，要是留到明天准得烂了，现在过年香蕉可贵了！"

巧巧点了一下头儿，示意我"行"，于是我取来了香蕉。

我："你看看这个香蕉都有点儿黑皮了，真是放不住了，前段时间河北疫情严重，好多水果都进不了北京，香蕉都涨到七八块了。"

我轻松地和她聊着天儿，她时不时的看我一眼，像是在给我回应。

我："我是把手给你解开，你自己吃，还是我拿着喂你？"

巧巧："都中。"

大概是感受到了我的善意，巧巧的语气缓和了许多，没有我刚进入房间时的敌意了。

我："那我给你解开吧，自己拿着吃才有滋味哩。"

巧巧："中！"

巧巧坐起来挪了挪屁股，把约束的右手轻轻向我这边抬了一下，明显是为我提供方便，便于我弯腰就能够到。

巧巧："你吃一根吧？"她拿着我递过去的香蕉，善意地问。

我："我刚吃了一大盒饭，可不能再吃你这根香蕉了，再这么吃，我得更胖了。"我半开玩笑的和她说。

我怕巧巧尴尬，没有一直盯着她吃，边闲聊边帮她整理了一下生活用品和稍显凌乱的床铺。

我："你刚才说送香蕉那个是你哥，那另一位是你丈夫吧，他对你挺好的吧？听护士说他昨天跑前跑后给你办手续、买东西。"

巧巧满脸的愤怒和委屈："哼，那都是装出来的!"

我："怎么了，你俩感情不好? 你在家里想要自杀是因为他吗?"

巧巧："都有吧，一句两句说不清楚，我觉得我活着或是死了没啥区别。"

我："你是因为觉得活着没意思了，还是遇到啥过不去的难关了?"

巧巧："我跟这个世界没啥关系了!"

我："你有父母、有丈夫，也有孩子，怎么就没关系了呢? 你孩子多大了?"

巧巧："12 岁了。"

我："这么小呢，你这个当妈的说不管就不管了?"

巧巧声音有些哽咽："没有我，可能他过得更好。"

我："你能舍得吗? 没妈的孩子多可怜啊!"

巧巧哭了，我心里也觉得不是滋味。当妈妈之后，孩子便是我的软肋，说到这里时，仿佛巧巧的孩子真的成了孤儿，我眼前这个无助的妈妈让我情不自禁心疼起来……

我："有啥难关过不去了呢，就是因为跟你丈夫感情不好吗? 感情不好的两口子多着呢，干吗非得自杀呢?"

巧巧："不死不行，我不死，俺儿就别想好。"

就这样，巧巧开始和我讲起她的"遭遇"，她说自己有十多年的精神问题了，一直在当地一家医院看病，拿药吃。几年前还在当地的精神病医院里住过两个多月，当时是因为什么她也不记得了，出院后还在养鸡场上班，也一直吃药，吃的是利培酮，药都是她丈夫定期到医院去开的。半年前她吃药时觉得那个药不对劲了，味道变涩了，她丈夫对她的态度也变得奇怪，吃饭时总盯着她夹哪个菜，她因为这些事儿问过她丈夫，但是她丈夫不承认，还带她一块儿去医院拿药。可是她觉得给她开药的那位医生明显有问题，看病那天，眼睛总看电脑不敢看她，开出来那个药，吃起来更涩了，她坚信药的配方被她丈夫想办法换掉了，所以一直没敢吃药。最近这两个月丈夫更奇怪了，天天劝她和儿子不要出门，理由是因为疫情，但是她不那么认为，她怀疑是丈夫外面有人了，怕他们出门撞着他和"小三"约会。

我："你丈夫不让你和儿子出门，那他自己出门了吗？"

巧巧："他也不常出去。"

我："那他怎么和那个'小三'约会呢？"

巧巧："估计是用手机吧！我也闹不清楚，我也不管他，管多了更得记恨我了。"

我："是啊，不管他不就得了，那你怎么还自杀呢？"

巧巧："我得了这个病，他一直也不给我个正经药吃，你说他想干啥呢？"

我："他这是想干啥呢，我不明白。"

巧巧："电视上有好多报道，说精神病厉害时当妈的人都能把自己孩子杀了，他是等着我犯病把俺儿杀了呢，杀了俺儿我坐牢，人家跟'小三'过得就好了呀！"

巧巧的陈述听起来实在是荒谬，我急于想说服她。

我："你想的有点儿多了吧，正规医院里开出来的药还能有问题？"

巧巧："看看，你也不相信，俺哥俺嫂也这么说。"她显得有些失落，是那种不被相信的失落。

我马上意识到自己的错误，对于一个妄想根深蒂固的患者来说，理解、支持比什么都重要，此刻不是改变巧巧认知的时机。

我："对不起，我的意思是奇怪你丈夫是怎么把药换了的，他自己一个人能做到这些？"

巧巧："那我就不知道了，他肯定有办法呗。"

我："我觉得你还是挺聪明的，遇事儿了，知道找娘家哥他们帮你。"

巧巧："帮不了太多。他们对我好不假，但我跟他们说的好多事儿，他们不相信我。"

我："你一五一十地和他们说，慢慢他们就信了。别着急啊，你这一着急不就中了坏人的圈套吗？"

巧巧："是，等我见了他们还得好好说，我哥嫂他俩这么多年了，对我一直特别好。"说起亲人时，她的目光柔和了许多。

我："您是因为害怕自己把儿子杀了，所以想先自杀，是这个意思吗？"

巧巧："对，撞墙，要不就撞死，撞不死也能把头撞伤，瘫痪也行。"

我："除了撞死撞伤，还有什么好办法吗？你不死，也不让儿子死的好办法。"

巧巧："那就得把我绑着，像在医院里这样。"她思考了一会儿，慢慢说道。

我："这也是一个办法啊，比撞死撞伤强，那还有没有更好的办法呀？"

看她沉默半天没有说话，我继续说："你刚才说上次出院以后自己一直吃的利培酮，那会儿吃的利培酮对你的病管用吗？"

巧巧："管用啊！我那时好很多，好几年都没事儿的，带孩子、上班都不耽误。"

我："你那会儿担心自己犯病杀人不？"

巧巧："不担心呀，那会儿那个药管事儿。"

我："对啊，说明只要吃对了药，你就不用担心犯病了，是吧，这不就是个好办法吗？"

巧巧："是，这当然是个好办法了，就是咋能吃对药不容易做到。"

我："不容易做到而已，又不是做不到，咱儿得往这上面努力呀。"

巧巧："那倒是！咱全国好医院这么多，治病的药上百种，应该能找到治我这个病的药。"

我："是啊，你有很好的条件，一是有你哥他们帮你，二是有这么多好医院、好医生呢！"

巧巧："你说的这个倒是有点儿道理。"

我："有道理咱就得朝这个方向去努力，下次医生找你，你可得好好跟人家说说。"

巧巧："好，我听你的。"

安顿好巧巧睡午觉后，我返回办公室，将与她谈话获得的信息——与王大夫进行了交流，协商适合她的最佳治疗、护理方法。

王大夫："护士长，您可厉害啊，几句方言就能聊出这么多呢！"

我："那可不，我就说让你们学方言吧，咱们精神科全靠'话聊'，你听不懂她说，她听不懂你说，还怎么聊。不过我这次是凑巧了，巧巧是个特朴实的人，我就从扔不扔香蕉开始问她，这一来二去自然能聊到一块儿了。"

王大夫："她要当时不理您或是让您直接把香蕉扔了，您怎么办？"

我："那我就把香蕉收起来，明天再问呗。"

虽然我跟王大夫是这样说的，但是我心里确实没有想到弥补的方案，这说明自己做的准备还是不够充分。经过自我反思，我还觉得在我们单独相处时，为取得巧巧的信任，在见面不到几分钟的情况下，就帮她把约束带解开，一旦她有冲动行为，突然用头撞墙，瘦小的我是否能够控制住局面，还是一个未知数？这是我在今后工作中需要思考如何应对的地方。

**后续**

在以后的日子里，我每天都会刻意去巧巧的房间里停留，有时几分钟，有时十几分钟，我们的话题非常广泛从"吃什么药""口干便秘了怎么办""与丈夫打电话说了什么"到"出院以后注意什么""得精神病被别人歧视怎么办"等等诸多方面我们全聊到了。巧巧变得越来越有希望，常常畅想出院后相夫教子的生活，点点滴滴都考虑了进去，大到为儿子上学换学区房，小到怎么把丈夫爱吃的辣酱做得更好。她常和我说"谢谢"，其实我也应该谢谢她，她的笑容越来越多，而我内心中那颗叙事的种子也从发芽到开花，并且将要结出果实了。

我们知道"人文关怀"的终级目标是对人的精神关照。在护理领域中，人文关怀体现为人文护理，是护理的核心概念和中心任务。人文护理的核心是"以人为本"，是实践人性化、人道化护理服务的行为和规范。精神科护士面对的是缺乏疾病自知能力和自我控制能力，思维、情感、行为异常的患者，在日常医疗护理中，要充分融入人文关怀的人性化护理。作为一个新护理形态，叙事护理能够开辟一条通过临床叙事抵达人文护理与改变患者认知的新路径。

我国学者姜安丽及于海容等人在参考"叙事医学"相关理论的基础上，结合护理专业实践特点，提出了叙事护理实践4阶段：关注、理解、反思、回应，覆盖护士从发现患者疾病叙事需求到满足患者需求的整个叙事护理实践过程。其中包含的两条操作性主线（图4-1），分别是：①没有明确时间先后顺序的完成关注、理解、行动中的反思、即时回应4个环节；②需按先后顺序完成"关注—理解—对行动的反思—延时回应"4个阶段。

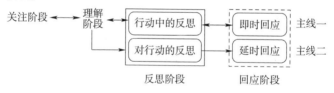

图4-1 叙事护理实践过程

## 一、关注阶段

在叙事护理实践起始阶段，护士应首先通过日常工作中的留心观察及资料收集，选择需要并适合开展叙事护理实践的患者，也就是观察发现有倾诉需求的患者，或是虽无倾诉需求，但表现出痛苦和无助的患者。资料来源可以是患者的病历，也可以是患者或家属提供的信息。在确定适合参与叙事护理实践的患者后，护士应在对方身体状况允许的情况下，以一种自然的状态在日常护理照护中融入叙事护理实践。护士应了解患者希望的倾诉时间和环境，选择恰当时机与患者进行叙事交流，地点以患者能够放松、获得安适感为准。在叙事开始时，护士应表现出积极开放的态度，良好的感受性、接受度以及人际亲和力，让患者意识到护士是值得信任、可以倾诉的对象。为保证患者在关注阶段的持续投入与参与，获得理想的实践效果，护士应注意以下要点。

1. 树立敬畏患者生命的态度，做到不带预先假设地接纳患者的疾病遭遇。

2. 保持职业敏感性，了解患者社会文化背景，准确捕捉其情绪、神态等非语言行为。

3. 通过提问等方法引导患者讲述自己的疾痛体验与疾苦困境。

4. 在患者讲述其疾病经历的过程中，做到积极有效地关注性倾听。

在本案例中，我通过医生的"抱怨"、护士的交班，关注到患者巧巧：不合作，院外有自杀行为，哭泣，对医护人员不信任，来自农村，说方言等等。捕捉到这些信息后，我试着去找突破点：来自农村的患者会朴实、不浪费，说方言会拉近与她的距离，与她聊香蕉价格的话题帮她消除陌生感，不断征求她的意见并听从、耐心的倾听，呈现出足够的尊重，让患者体会到我与她是平等的关系。

## 二、理解阶段

理解阶段一般发生在关注阶段之后，但在理解患者疾病叙事时，护士仍需不断落实上述关注阶段的注意要点来获得对患者疾病体验的准确理解。在理解阶段，护士首先要将自己置于与患者平等的位置，放弃居高临下的医者姿态。其次要形成推己及人和换位思考的态度，做好充分的情感准备去走进患者的疾痛体验和疾苦困境。这一阶段护士可以运用的具体实践技术包括：

1. 解构患者所述疾病故事中的叙事要素。

2. 留心患者所述疾病故事背景中的社会文化因素。

3. 深度挖掘并有想象力地解读患者疾病叙事中的促进或阻碍因素。

4. 识别患者疾病叙事中所包含的隐喻，理解其蕴含的意义。

5. 同理患者所讲述的疾痛体验与疾苦困境。

本案例中，我与患者巧巧聊起她的孩子时，能做到换位思考、推己及人，深刻体会到她作为妈妈为了孩子自杀、而后又因为扔下孩子倍感自责的复杂情感，"巧巧哭了，我心里也觉得不是滋味。当妈妈之后，孩子便是我的软肋，说到这里时，仿佛巧巧的孩子真的成了孤儿，我眼前这个无助的妈妈让我情不自禁心疼起来……"有了对患者痛苦体验的共情，信任关系自然会很容易的建立起来。在随后的交谈中，去理解患者行为背后的原因：她为什么会"自杀、不合作、哭泣、对医护人员不信任"。然后引导患者思考积极的办法，寻求阻碍"自杀"的有利因素：有帮她的哥嫂，有好的医疗条件，有年幼需要她照顾的儿子等等。理解阶段与关注阶段没有明显界限，在理解阶段也会出现新的关注要点，需要护士去再关注、再理解，以便获得对患者疾病体验的准确解读。

## 三、反思阶段

叙事护理实践中的反思是指护士针对自身认知、理解以及处理患者疾病叙事所采用的方式进行反思，对存在的问题进行总结，具体包括以下三个方面。

1. 思考自身已形成的稳定兴趣、偏见、情感倾向、价值及信仰，以及这些因素在关注、理解患者疾病叙事过程中产生的影响。

2. 检视自己对患者所述疾病故事及患者表现事先做出的假设、评判、解释模式是否存在偏差。

3. 修正影响自己在叙事护理实践中做出正确思考和护理对策的不当情绪和习惯。

反思阶段包含"行动中的反思"与"对行动的反思"两种反思模式。行动中的反思是指护士在与患者首次面对面交流其疾病遭遇的过程中进行的即刻思考，与关注及理解阶段同时进行。要求护士迅速辨别并接纳患者叙事与自身认知之间可能存在的差异，及时主动地思考并寻找恰当的回应方法；对行动的反思一般发生在护士与患者的首次交流互动之后，是对已完成的关注和理解阶段的反思。护士通过批判性地回顾分析前述过程，对自己在患者叙事前先入为主的印象和想法偏差进行矫正，深度总结从患者叙事中学到的内容，同时剖析自身在关注理解患者疾病叙事过程中的表现。

本案例中，当我说出对患者的质疑时，巧巧的失落让我做出反思"我马上意识到了自己的错误，对于一个妄想根深蒂固的患者来说，理解、支持比什么都重要，此刻不是改变她认知的时机"，这就是所谓"行动中的反思"。于是，我迅速地辨别出患者与我认知之间存在的差异，及时主动地调整并寻找到合适的回应方法，做出"即时回应"，"对不起，我的意思是奇怪你丈夫是怎么把药换了的，他自己一个人能做到这些?"始终保持好奇的态度以及对患者叙事的留心。在与巧巧和王大夫谈话后我有了"对行动的反思"——"虽然我跟王大夫是这样说的，但是我心里确实没有想到弥补的方案，这说明自己做的准备还是不够充分。经过自我反思，我还觉得在我们单独相处时，为取得巧巧的信任，在见面不到几分钟的情况下，就帮她把约束带解开，一旦她有冲动行为，突然用头撞墙，瘦小的我是否能够控制住局面，还是一个未知数? 这是我在今后工作中需要思考如何应对的地方"。通过批判性地回顾，剖析自身在叙事护理过程中的表现。

## 四、回应阶段

叙事护理实践中的回应包括两层含义。

1. 即时回应，即护士在关注、理解、行动中反思的同时当场对患者的疾病叙事做出反馈。护士应始终保持对患者叙事的留心，以饱满的情感跟随患者的叙事线索，从患者立场出发捕捉其疾病叙事中反映的问题，并在患者表现出情绪反应、需要情感支持时做出针对性的反馈。护士可以运用提问、启发等方法鼓励患者进行更为完整的叙事，邀请患者为问题命名，最终帮助患者将问题外化，也就是将患者自身面临的问题当作一种对其产生影响的外界存在，而不是患者个人的性格或特质。衡量护士及时回应效果的标准是患者的疾痛体验得以缓解或释放，患者情绪趋于稳定，患者能够感受到护士的关心与支持。本案例中当患者巧巧不知所措选择沉默时，我及时给予引导，帮助她找到更好的办法——"看她沉默半天没有说话，我继续说：你刚才说上次出院以后自己一直吃的利培酮，那会儿吃的利培酮对你的病管用吗？"同时也让患者感受到我始终在跟随着她的叙事线索，在意着她的问题。

2. 护士在完成对行动的反思后，对患者进行延时回应，也就是护士基于对患者叙事的深度分析与把握，通过全面细致的反思设计具体回应方法，并做出回应的过程。在这一阶段，护士可以通过对患者疾病叙事的重述帮助患者获得对疾病和生命新意义的理解。这一过程可以通过开展床旁创造性写作项目，邀请患者根据自己的需要进行创作来实现。护士应学会使用支持性的语言与行为鼓励患者参与疾病叙事的重述，还可以通过充分的情感投入与患者建立深入的情感联结，分享彼此的情感体验。例如鼓励患者放下负担，支持其正性与负性情感的表达，营造适合情感表达的安全环境，以理解和接受的态度沟通等。延时回应效果的衡量标准应该是患者能够主动接受自身的健康或疾病状态，通过对全新生命意义的理解获得个人的满足感与成长感。本案例中，在我第一次倾听到患者巧巧的故事后并没有让护患关系戛然而止，而是"在之后的日子里，我每天都会刻意去巧巧房间里停留"，一次次"停留"是为了给患者回应，也就是延时回应，与患者共同解决上次话题中的问题，让患者慢慢接受自身的疾病状态，重获希望。

叙事护理不是一蹴而就的，叙事护理实践贯穿于对患者的整个护理过程中，本案例中我通过充分的情感投入与患者建立深入的情感联结，分享彼此的情感体验，最后收获双赢。

## 第二节　叙事护理实践流程

　　叙事护理实践包括四个阶段，分别是关注阶段、理解阶段、反思阶段和回应阶段（图4-2）。关注阶段需要注意4个要点；理解阶段与关注阶段没有明显的界限，在理解阶段也会出现新的关注要点，需要护士去再关注、再理解，以便获得对患者疾病体验的准确理解，所以理解阶段和关注阶段的部分内容是双相的；反思阶段包含"行动中的反思"与"对行动的反思"两种反思模式；回应阶段包含"即时回应"与"延时回应"两种回应模式。护士通过"行动中的反思"给与患者"即时回应"，通过"对行动的反思"给与患者"延时回应"。

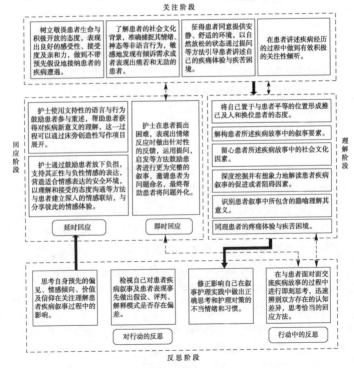

图4-2　叙事护理实践流程

# 第三节　叙事护理临床应用

## 一、叙事护理临床应用的意义

### （一）对患者的意义

**1. 叙事护理有利于患者不良情绪的疏泄**

叙事护理所倡导的尊重、谦卑、好奇的态度，为患者创造了一个安全、温暖的氛围，使其可以最大程度地倾诉，讲述所经历过的事件、疾病、创伤与困扰，表达自己的焦虑、恐惧、愤怒、悲伤等，使其所承受的一切有了一个被看见的过程，不良情绪由此得到释放和宣泄。临床工作中，常听到患者这样说："我从来没有把这些事情告诉过别人，今天讲出来，感觉好多了。"因为当你的故事被另外一个人所知道后，其中的苦痛便不是一个人在承受。同时，当情绪转化为言语时，不良情绪所积蓄的负能量也将会得到消减。

**2. 叙事护理启发患者发现自身潜在的力量**

人不等于疾病，疾病才是疾病；每个人都是自己疾病的专家；每个人都有资源和能力；每个人都是自己生命的作者；疾病不会百分百操纵人。叙事护理的核心理念，带着对患者的那份深深相信，给与患者无穷的力量。因为这份相信，能够启发患者对自身故事的多角度思考，引导患者更多地看到源自于本身的力量、应对疾病的方法，以积极的思维模式，树立坚定对抗疾病的决心和信念，主动配合治疗及保持健康的生活方式，从而有利于预防并发症的发生、促进疾病的康复，提高患者的生活质量。

**3. 叙事护理有利于患者聚焦疾病问题的解决**

护士运用叙事护理技术，如提问技巧、启发等方法，帮助患者将困扰的问题外化，也就是将患者自身面临的问题当作一种对其产生影响的外在事物，而不是个人的性格或特质。这样，患者便将自己与问题分开，便会觉得问题既然可以来也同样可以走，从而获得解决问题的信心和力量，聚焦于寻找解决问题的方法，从而提升应对问题的能力。

### 4. 叙事护理帮助患者看到生命故事的多面性

李春老师说，每个人的一生由许多事件构成，如同一叠摞在一起的彩纸；如果按照叠摞在一起的彩纸的顺序去讲述，故事有一种讲法，但当我们翻动其中的任何一张彩纸，顺序稍有变动，故事的讲法就会发生改变。所以只要讲法不同，每个人的人生故事便会有所不同。当我们以叙事的方法引导患者讲述自己生命故事的过程中，便会帮他发现，其实每个人的故事是可以有多种讲法的，不同的讲法亦会带来不同的内心体验与情感反应，于是心中的执念得以触动，现状的改变便成为可能。

### 5. 叙事护理增强患者的个人控制感

我们无法掌控四季更迭，无法阻止生命不断丧失的过程，如靓丽容颜的褪去、肌肉力量的丧失、行走能力的丧失，以及视觉、嗅觉与听力的下降等等，甚至生命不可阻止的逝去，这些时常会带给我们深深的无力感。但叙事护理总是引导患者看到那些可以掌控的部分，可以滋养自己部分，哪怕是到了生命的最后历程，我们依然可以保全面对疾病、丧失和死亡时的态度。所以叙事护理在安宁疗护中产生了很大的力量，能够帮助患者平静接纳、面对死亡。让我们看到微弱生命之火也可以温暖的方式谢幕，甚至可以重新燃起散发自身的光和热。

### 6. 叙事护理助力患者蜕变成长

当患者以叙事的方法讲述自己的故事时，其实也是在重新体验和梳理自己生命的历程，个人的情感、目标、需要、价值都会得到体现，个人的生活与行动也会重新被赋予意义。这是一个"反思"的过程。苏格拉底曾说："没有经过反省的人生，是不值得活的人生。"很多时候，在还没有给出语言之前，我们永远都不知道自己是谁。语言给出了一种看见、一种明白，帮助我们看清自己情绪或行为背后的驱动力。很多人反映在讲述自己故事的过程中，常会有新的感受、新的想法和意念，于是便有了新的行动。所以，叙事可以帮助患者在自己的故事里不断地发现自己、改变自己、创造自己。这个"自己"便在叙事中不断地蜕变成长。

## (二) 对护士的意义

### 1. 叙事护理有助于提高护士的人文关怀品质

医院在推行叙事护理时，所开展的系列叙事护理相关培训为增强护士的人文关怀能力打下了坚实的理论与技能基础。同时，护士作为叙事护理的实施者，首先需要引导患者说出自己的故事，以深入了解患者的情绪、情感、体验及感受，然后运用叙事护理五大核心技术，通过正性反馈实施人文关怀行动，在这一实践过程中，便不断提升了人文关怀的能力。另外，叙事案例分享汇报和叙事护理查房，让护士亲身体验和感受人文关怀实践，增加人文关怀感知；叙事护理平行病历的书写，亦让护士有更深的反思，这些举措都会提高护士们的人文关怀能力。同时，叙事护理的本质也是人文关怀，并将护理人文关怀具体化、可操作化，有利于护理人文关怀的切实展开。

### 2. 叙事护理有助于建立护士的评判性思维

护士对于患者的认知和评判容易受自己有限的个人经历和认知的影响，常会导致对患者及护患关系存在认知偏差，在对待患者方面易出现不尊重、不重视，或带有个人色彩的偏见，影响护患沟通。叙事护理运用多角度的思维，让护士对患者有更多的认识，提升了认知层次，减少了个人主观偏见，能从多重角度判断护患关系中的行为和心理，帮助护士培养并形成独立、规避偏见和以自我为中心的视角，能够有觉知的感受自身对待不同患者的认知、态度，评判自身处理方式。出现不足时能够做到及时沟通、讨论和发散思考。

### 3. 叙事护理有助于改善护士的职业倦怠

叙事强调个人经历和感受的表达，不仅对叙述者有重要意义，同时也对倾听者有影响，她让倾听者看到了一个在身体病痛以外的更加丰满的人，让护士充分体会到患者的痛苦，并在帮助患者的过程中获得成就感，从而丰富了护理工作的内涵，提升了职业价值感。同时，叙事护理使护士站在患者的立场上考虑他们的处境，理解他们的病痛，从而成为一名有温度的护士，可以更好地开展护理工作，更容易得到患者与家属的肯定与好评。叙事护理改善了护患沟通，增强了患者对护士的信任感、依赖感，提高了护士的职业认同感，增强了护士的职业成就感，因而降低了护士在日常护理工作中的职业倦怠水平。

4. 叙事护理有助于护士开展整体护理

整体护理关注患者"身体－心理－社会－精神"的全面需求，实施前提是要充分认识了解患者的经历与体验。只有真正深入的了解患者的整个生活状态，才能真正有的放矢地满足患者各方面的需求。倾听患者叙事是叙事护理的必经之径，她带领护士更全面地看到属于患者个体的身心痛苦，以及在这背后的社会文化脉络，为整体护理的实施奠定了基础。护士通过访谈方式听取患者讲述疾病的故事，对故事进行反思总结，帮助患者重新构建生活或疾病故事意义的过程，易于发现属于患者的护理要点，继而为患者提供更加具有个体化、科学有效性的护理措施。

5. 叙事护理有助于遇见更好的自己

叙事护理尊重、谦卑、好奇的态度，以及"五不一无知"的原则，让我们对所遇到的人和事更多的接纳，减少了评判，因而能更多地觉察、反思，更容易倾听到每个人心灵深处的声音，看到各种言语、行为、情绪、疾病背后的需求，及时有效调整自己的应对策略，从而带来各种关系的改善。这个过程中也必将引发对自己价值和意义的更多发现与欣赏，并促使自己迸发出对职业与生活的热爱。

## （三）健康教育新方法

在护理健康教育领域，叙事是一种新兴的、具有说服力的方式，常用的方法是，运用他人的故事或特定行为人群来激励目标人群的行为或思想发生改变。Houston 等学者，通过 4 步应用叙事方法对吸烟者的戒烟意愿进行干预：①叙事素材收集，通过访谈收集吸烟者的故事（包括开始吸烟的时间、原因、对吸烟的担心、对戒烟的看法及经历等）；②叙事内容评价，由专家根据干预目标对收集的叙事素材内容进行评价和选择；③叙事编辑，将选择的叙事素材加工形成纪录片；④预实验，选择样本，将制作成型的纪录片进行放映，设计问卷进行叙事干预戒烟效果的调查。结果显示，有 49% 的人完整观看了纪录片，其戒烟意愿得分高于其他人。虽该实验只停留在试点评价研究阶段，但其将叙事方法用于健康教育的思路清晰可操作，具有一定的可借鉴性。与 Houston 等选择开发叙事素材作为健康教育内容不同，我国学者王秋花等则利用现有的叙事文本展开健康教育，她指出，进行死亡教育时，护士在耐心倾听临终患者叙述的基础上，运用《死亡如此多情》中一些有启发性的文章为教材，供患者和家属进行阅读感悟，给他们提供更多关于死亡的智慧和想象，最终能使他们平静地对待死亡，杜绝患者临终前后医疗纠纷的发生率。在开发健康教育叙事素材或利用现有叙事文本两种方法时，应运用护理专业思维对素材、文本进行评价和选择，以保证其较好地服务于健康教育干预目标。叙事护理能成为行之有效的健康教育方法，在于叙事本身的特性，即沟通性、同质性、行为导向性和现实性。故事是叙事干预方法的实践载体，而故事往往具有直面人心的力量，能将健康教育目标与理念深深传达。

## 二、叙事护理临床应用的影响因素

### （一）护士因素

#### 1. 临床护士的学历

学历层次较高的护士学习路径更广，对新知识的接受能力更强，在护理实践中会产生更多为改善治疗结局的自主学习行为；学历层次较高的群体接受过更多相关的专业教育，对护理职业内涵和自身的角色职责认识更深，因而对叙事护理知识的吸收与学习效果会更好。临床护理管理者应建立合理的人才分配和培养体系，针对护士不同的教育层次开展个性化培训，充分发挥本科及以上学历护士的职业素养优势、重视低学历临床护士的学习职业生涯规划，以提升临床护士整体对叙事护理的认知度与执行力。

2. 临床护士的护龄

工龄短的护士临床工作相对不够熟练，精力往往集中于常规的治疗与护理，对叙事护理等人文关怀实践的意义和效果关注度不够；而护龄长的护士临床经历、生活阅历等更加丰富，在临床工作中会更有意识地去关注患者身体疾病治疗之外的需求，如精神、情感以及心灵等方面的需求，更加重视护理人文。临床护理管理者，一方面需持续注重对新入职护士临床相关专业技能的培训，提高其护理执业水平及对复杂病情的处理能力；另一方面需不断强化新入职护士的整体护理观和人文关怀理念，以提高其对叙事护理认知和接收度，从而将叙事护理内化为一种自发的护理实践行为，真正改善患者就医体验和远期临床结局。

3. 临床护士的职称

有关研究结果显示，临床护士职称越高，对叙事护理的行为得分越高。其原因可能是职称越高的护士，其技术水平、工作能力及学术造诣等往往更高，同时其在护理岗位上也承担着相应的培训、教学、管理及科研等工作任务，能更深刻认识到优质护理对患者的重要性，更愿意去实践叙事护理。因此，护理管理者应根据临床护士的具体情况实施分层教育，一方面加强对较高职称临床护士的合理使用，另一方面为低职称临床护士提供更多进修、培训和学习的机会，拓展临床护士的视野，提升其内涵和素质，使叙事护理在临床中的价值得以体现。

4. 临床护士叙事护理的认知水平

我国关于叙事护理的研究尚处于起步阶段，相关理论体系不完善，培训及教育模式缺乏，各医学院校目前也尚未开设叙事护理的相关课程，使叙事护理的概念在临床实践中尚未得到普及。目前临床工作中，多数护士认为患者有倾诉自己内心感受的需要，也经常听到患者的倾诉，但由于缺乏沟通理念、知识和叙事护理技术，常表现为说教式语言、以自我为中心、表达过于简单生硬、随意改变话题等，不利于护患之间的沟通交流，影响叙事护理的开展与人文关怀的效果。

### 5. 临床护士叙事护理的实践技巧

叙事护理作为人文护理和心理护理的新途径，既是理论又是方法，一方面它强调护理的关怀特性，另一方面也启发患者对自身故事的多角度思考。在临床诊疗过程中，护士接触、陪护患者的机会相比医生更多，他们更易发现患者心理及精神需求。他们也是叙事护理的直接实践者，其叙事护理的能力将直接决定临床护理人文关怀的效果。然而，国内目前尚缺乏具体可操作的叙事能力培养体系和方案，使临床护士缺乏相应的叙事理论支撑、叙事护理技巧，对患者的行为表现不知如何去关注、理解、反思和回应；在开展叙事护理时感到紧张、焦虑，担心给患者带来伤害，或有畏难情绪，在一定程度上限制了临床叙事护理实践的开展。所以，我们应加快构建临床护士叙事能力的培养模式及管理制度，以促进叙事护理在临床有效开展，并确保叙事护理实践有章可循、有据可依，使其更好地融入护理人文关怀体系中，以彰显人文护理的内涵和温度。同时，医院可搭建叙事案例实践的督导平台，鼓励大家在实践中学习，在实践中领悟，在平台中可共同分享叙事护理实践的亮点，针对叙事护理实践中的难点，交流互动，探讨解决，以帮助临床护士在叙事护理的过程中增强心理力量、减少畏难情绪，提升实践技巧。

## （二）患者因素

我们知道，不同的国家、不同的地区间，因地理环境因素、经济状况、风俗习惯、宗教信仰等不同，具有语言、文化等的差异。有关研究表明，处于不同地域的人，由于其所处的社会、家庭的发展脉络和文化的不同，生命观、健康观和疾病观，以及应对疾病的策略也都将有所不同；不同职业、不同教育水平的患者其个人性格、情绪、认知方面也存在显著性差异。那么叙事护理的展开，也将会在不同程度上受到上述不同社会、文化环境因素的影响，所以在叙事护理实践中，我们应更多地了解社会、文化脉络在这个人身上所起的作用，透过这些文化发掘出对于这个人更多、更个体的理解，以更好地去抚慰这个人因疾病而产生的心灵之痛。

### (三) 环境因素

#### 1. 场所的限制

有关研究显示，我国医院几乎没有设立专门的倾诉室，也没有安排专门的护士作为倾听者。患者倾诉地点多为环境嘈杂的病房，故患者和家属无法尽情倾吐而不用顾忌其他患者在场造成隐私泄露，以及因环境事件导致倾诉的中断，这在一定程度上影响了叙事护理的展开。

#### 2. 护理人力资源匮乏

当前，很多医院依然存在护士总量不足，临床护理人员缺少编制，床护比偏低现象明显，导致临床护理人员长时间高强度的护理工作。有研究显示，75%的护士认为护患沟通时间偏少，阻碍护患关系的发展。有调查研究指出直接和间接护理时间分别占总护理时间的43.18%～51.87%和48.13%～56.82%，而且巡视患者、与患者和家属沟通也需要占用护士的工作时间。这些均影响护士与患者的交谈、对患者叙事的倾听；同时，护理人力资源匮乏也影响了叙事护理的有效开展。

## 三、叙事护理临床应用的策略

### (一) 叙事护理常用问话技术

#### 1. 中立性的提问

当我们用中立的方式提问时，容易引导患者去探寻事件的原因，或者某些情绪与行为的驱动力。如，是什么原因导致在这个事情上你和他的看法不同？我很好奇你当时为什么会有这样的感受？我很好奇你这个想法是怎么来的？它是怎么影响到你的？在什么情况下，它最容易影响到你的生活？

#### 2. 外化式的提问

如果让你描述下你现在的状态，你会怎么说？这个状态是怎么来到你的生活的？这个状态对你和家人有什么影响？这个状态会以什么样的方式，带着你去什么地方？这种状态，会带来哪些正向的影响和哪些负向的影响？为什么这些是正向的影响，那些是负向的影响？正向的影响好在哪儿，负向的影响坏在哪儿？

### 3. 假设性提问

假设事情如此……你会怎样？假如你理想的世界到来了，你想一想，会跟今天的世界有哪些不一样？假如你的病好了，你会做哪些跟今天不一样的事情？假如家里有一只小精灵，他能理解你的心事，你觉得他会对你说什么？假如你的母亲在场，你觉得她会怎么看？假如你是妈妈，对于这件事情，你会怎么看？假如这个伤口会说话，它会对你说什么？它如果会说话，它会希望你怎么对待自己？它来到你的生活中，它的心意是什么？你想对它说什么？有没有要感谢它的地方？

### 4. 循环提问

如果我去问某人，你觉得她对这件事会怎么想？如果你这样做，你猜某人会有什么反应？问张三觉得李四对王五做那件事情的看法是什么？你觉得丈夫对于儿子不去上学的原因会有哪些猜测？你猜，关于你疾病的预后问题，你丈夫觉得女儿的想法是什么？

### 5. 资源取向的提问

你喜欢什么？你有哪些特长和爱好？在这方面你成功的经验是什么？其他人欣赏你的是什么？在疾病过程中，哪些人最在乎你？哪些人能提供怎样的帮助？你有过类似经验会如何帮到今天的自己？做什么事情你会感到轻松和开心？你以前有没有出现过类似"糟心"的状态？你是怎么扛过去的？你是怎么熬过来的？你是怎么做到的？

### 6. 问题导向的提问

请告诉我你对问题的观察。谁做什么事情的时候，会让问题变得轻松一点？谁做什么事情的时候，会让问题变得严重一些？一天24小时（一周、一个月）中，什么时候轻？什么时候重？如果没有谁在，问题会变得不一样吗？如果谁加入进来，问题会变得不一样吗？引入什么资源和支持，会让问题变得轻一些？

### 7. 悖论性提问

你如何做，可以把事情做得更糟？我真的没有办法治好你，但是我们可以想一想，每个人如何做，可以把事情做到最坏！请你保持现在的状态持续不变（如抑郁、焦虑、疑病等），每天晚上专门用一个小时的时间专心做这件事。你想把问题扩大化，如何能做到？

### 8. 解决取向提问

要解决当前的问题，除了以前使用过的方案，还有什么可以选择的方案？还有什么可以改变的地方？你以前曾经尝试过哪些策略和办法？你还可以采取哪些跟以前不一样的行动？借助于第三者视角。你最好的朋友、你最尊敬的师长或最爱你的人，如果他们在现场，他们会有怎样的建议和意见？

### 9. 未来取向提问

设想两年以后你是如何把这个问题解决掉的？五年后的自己对今天的自己最大的感谢是什么？10年后你对这件事的看法会是怎样的？问题解决后的自己是什么样子，你的行为、认知、情绪、感知觉会是怎样？

### 10. 量尺性提问

如果这个问题的严重性是0~10分，10分是最大严重程度，你认为现在的状态是几分？刚开始时候几分？分值的变化如何？如果婚姻满意度为0~10分，10分是最高分，现在是多少分？第一胎宝宝出生时是多少分？以前如何？从分值变化的节点继续去探寻发生了什么，使分值发生了变化。

### 11. 自我教练七问

这是一个连续的完整的提问流程：你现在面临的一个具体的问题和挑战是什么？解决这个问题和挑战的价值是什么？为解决这个问题和挑战，你现在拥有的所有资源是什么？如果现场有一个关于你问题的专家，他给你1~2个建议会是什么？解决这个问题和挑战，你内心需要跨越的是什么？现在你能够迈出的一小步是什么？还有什么？

### 12. 如何对患者故事进行正向回馈的提问

叙事护理关注的是患者故事背后的正向功能，强调护士引导患者树立正确积极的疾病观、生活观。针对护士如何对患者故事进行正向回馈，Aloi 指出，可以通过提问的方式进行，如：你觉得什么人给了你支持和帮助？你发现了自己什么能力或特点是之前没发现的？今天的交流你有什么不同的体验？你对这件事有什么新的看法呢？等等。

13. 如何以叙事发展观点的时间轴进行提问

这种提问有助于理解患者故事的背景与文化脉络，帮助我们看到重要的节点，以及重要的事件对患者的意义，或帮助患者取得获得感并看到未来。

（1）比如一个人有焦虑不适，可以这样问：这个是一般的情境会出现的，还是在特定的时间或特定的情境才出现的？你什么时候开始有这个情况的？这个情况困扰你多久了？过去有什么方法对你是有用的？或发生了什么事情让你现在没办法处理这个焦虑的状态？

（2）面对产后抑郁的妈妈，可以这样问：这是你的第一胎吗？你之前生第一胎时候有类似的情况吗？严重程度如何？当时困扰你多久？什么时候开始好转？你第一胎的时候这种情况发生在前 2 个月，和现在时间差不多，那你现在的状态有比上个月好吗？

（3）针对焦虑的妈妈来咨询好动的宝宝可以这样问：他现在几年级了？六年级啊，和自己相比，他六年级与五年级的时候有没有进步？喔，进步很多啊，每一年都有进步吗？

## （二）常见问题及应对

### 1. 开启叙事对话困难

当开展叙事护理时，很多护士常有一个困惑，不知道从何开始说起，不知道和患者聊什么，用什么样的话语才能开启叙事。李春老师说要回到患者的日常生活中去，回到咱们护理学的看家本领里去，就是关注最基本的生命体征，除了体温、脉搏、呼吸、血压这些需要测量的指标外，我们还需要询问"饮食、睡眠和二便"情况，也可以说叙事护理从"拉家常"开始。开展叙事护理谈话时，可以用类似"拉家常"的方式，从询问患者的"吃、喝、拉、撒、睡、梦"开始。并将这部分的问话融入在为患者实施护理的过程中。饮食是最容易被聊起的话题，如今天上晚上吃了什么？吃得怎样？具体量多少？跟平时的进食量有什么不同等等。我们时常可以通过患者的食欲了解患者的身体状态，甚至心情。在询问睡眠时，我们可以这样问，如昨晚几点钟入睡？几点钟醒来？睡眠质量如何，睡眠过程中是否做梦了？今天起来感觉精神面貌如何？从中我们便可以感受到患者对于当前睡眠状态的总体态度。叙事护理从与患者聊"吃、喝、拉、撒、睡、梦"的六个方面开始切入，寻找患者的问题点、需求点，便能自然而然地去展开叙事对话。

### 2. 感到没时间开展叙事

当前由于时间的限制与高强度的护理工作，导致很多护理人员认为难以推行叙事护理。虽然叙事护理有 5 大核心技术，但叙事护理强调的不是技术而是态度。叙事护理是后现代心理学中叙事治疗的理念与临床护理相结合，所产生的一种新的心理护理模式与方法，也是一种爱，是护士愿意看见患者的一种态度，所以当护理人员带着叙事护理的核心与理念照护患者，让患者感受到那份接纳、尊重与相信时，有时技术还未施展，改变便已开始。意之所至，能量随来，护士心理的意念到了，外在的行为就会不一样，带给患者的帮助也是不一样的。所以，当你勇敢地去实践叙事护理时，你会发现，有时点点滴滴均会促进我们在叙事护理的道路上收获成长、进步。所谓看见是改变的开始，行动是改变的抵达，做就对了。

### 3. 在开展叙事护理的过程中感到挫败

在临床的叙事护理实践中，很多护士学习了叙事护理的理论与技术后，在开展过程中常因未熟练应用叙事护理的技巧，而感到挫败与茫然。此时当我们搭建案例汇报分享平台、微信交流平台，相互督导交流观点、共享亮点与不足时，便有利于我们看到自己的亮点以及前进的方向。

一般叙事护理大概要经历五个层次：不想听、不想说；想听、不敢说；听内容、说故事；听需求、作回应；听例外、去好奇。由于每个患者故事的独特性，所以在践行叙事护理的过程中，应坚守叙事护理的精神与理念，保持"五不一无知"原则去陪伴、去探索，不要太关注技术，不要太着急、太在意当下的效果，可及时写感悟、体验与总结，积极地把叙事护理融入到工作的方方面面与生活的点点滴滴中，便能促进叙事护理实践能力的成长与成效的提升。

## 四、患者隐私和伦理问题

医患关系既不同于单纯的契约关系，也不同于单纯的信托关系，而是以诚信为基础的具有契约性质的信托关系。叙事护理的实践者，一定要明晰与患者之间的关系界定，并在此基础上，运用叙事护理的方式，疗愈患者由病引发的心灵之痛，这是一种在主动询问基础上的共同参与模式。叙事护理的实践一定要在医学伦理体系之内进行。我国医学伦理有四大原则，第一是尊重（自主）原则，第二是不伤害原则，第三是有利原则，第四是公正原则。

1. 尊重（自主）原则

要求医务人员尊重患者及其家属，包含尊重患者的生命，尊重其人格尊严及自主性，尊重患者的知情同意、知情自主选择的权利，保守患者的秘密和隐私。在尊重患者的隐私中，主要包括两个方面的内容，第一是个人私密性的信息不被泄露，第二是身体不被随意观察。护士在实施叙事护理的过程中，有义务为患者保守秘密，以免因泄露信息给患者带来伤害。特别是在叙事护理平行病历的书写过程中，如果要投稿或者做讨论，一定要经过患者的书面同意。在叙事护理实践中，因社会文化脉络的重要性，尤其强调要尊重患者的宗教信仰和文化、生活习俗等。开展叙事护理访谈时，应尽可能为患者提供一个独立的安全空间，避免他人随意看见、听见，因为叙事的过程，一定会有患者的生命故事呈现出来，也会有情绪的暴露。医务人员不可将患者的故事作为休闲的谈资随意谈论。但当医务人员发现患者有伤害自身或他人的严重危险，或不具备完全民事行为能力的未成年人等受到性侵犯或虐待，以及法律规定需要披露的其他情况时，有责任向患者说明工作的保密原则及其应用的限度、保密例外情况并签署知情同意书。

2. 不伤害原则

这是指医务人员在诊治、护理过程中，应尽量避免使患者生理上和心理上受到伤害，更不能人为有意地制造伤害，这是医务工作者应遵循的基本原则。不伤害原则要求医务人员以患者为中心，坚决杜绝有意的伤害；防范无意但可知的伤害，把可控伤害降到最低程度。

3. 有利原则

这是指医务人员把有利于患者健康放在第一位并切实为患者谋利益的伦理原则。有利原则要求医务人员的诊疗行为应该保护患者的利益，促进患者健康，促进其幸福，使患者在专业服务中获益。有利原则也称为善行原则，要求医务人员首先考虑患者的利益；准确诊治、有效治疗，努力提高医疗业务水平，为患者提供最为准确的诊断和最有效的治疗，通过高超的医疗技术提高患者的生命质量，满足患者的健康需求；提供最优化服务，对利害得失全面权衡，选择受益最大、伤害最小的医学决策。基于有利的原则，当在医疗、护理服务的过程中发现自己有不胜任的现象时，应积极将患者推荐给合适的专业人员，如发现患者的心理问题深重而持久，在患者需要的前提下，可以为患者推荐合适的心理咨询或者心理治疗的资源，一定要明确的是：专业的事儿要交给专业的人去处理。

4. 公正原则

公正原则是指在医学服务中公平、正直地对待每一位患者的原则。要求医务人员公正地分配医疗卫生资源；并在医疗服务态度上、人文关怀方面平等对待一切患者，特别是对老年患者、年幼患者、残疾患者、精神患者等要给予足够的耐心和尊重；公正的面对医疗纠纷、医疗差错事故，坚持实事求是，站在公正的立场。

## 五、如何书写叙事护理平行病历

平行病历是叙事医学的一种形式，是叙事护理践行过程的一个环节，不同于标准医院病历，从非技术层面、以一般性语言书写的人文记录，既记录疾病带给患者的主观感受，也描摹诊治过程中医患双方的所思所悟，目的是使医者理解患者的经历和感受，达到与患者共情，并反思自己的临床实践。所以说，平行病历的写作是医务人员对关爱之情的自然表达，是关于医患情感互动的"临床札记"，无须固定格式的严格规定，只要写出人文、写出关爱、写出共情、写出反思，就是一份好的人文病历。开始写平行病历的时候，建议从简单写起，有基本的叙事结构和基本的反思认识，就是一篇合格的平行病历，然后循序渐进，不断进步。

叙事医学强调关于平行病历的书写应谨记以下四要素：①平行病历是叙述患者疾苦感受和医者共情、反思活动的医学事作品。②平行病历可以围绕患者身心感受、医患心灵沟通、医者感悟等方面来书写。医学共情和医学反思的叙事是平行病历的核心内容。③平行病历的选材应适宜，标题醒目；时间、地点、人物简明扼要，情境用笔得当得力；冲突、转折重点叙述；突显温情、生动、感性、理性、共情和反思为一体。④平行病历的书写，应注意遵循隐私保护原则。

叙事护理强调叙说、倾听和讲述。李春老师对于叙事护理平行病历书写规范的指导，提出主要体现6个框架要素和2个提升要素。6个框架要素：案例简介、人物特点、存在问题、叙事经过、叙事结果、作者个人体验；2个提升要素：关系的改变、叙事技术分析。同时李春老师也指出，框架与要素只是一根拐杖，制造这根拐杖的目的是为了未来让大家丢弃它，而自由行走。建议叙事护理平行病历的书写不用太拘泥于框架与结构、拘泥于体裁与格式。指导在叙事护理平行病历的书写过程中，抱定叙事护理的理念、精神和技术，抱定触动你自己内心的故事和真情，以身之所至，心之相随，我用我手、写我心的姿态畅写叙事护理平行病历。所谓"内容为王"，在叙事护理平行病历中就是"故事和真情"，如何体现这份真情，并无定规，体裁格式亦均无限制，这样将避免叙事护理平行病历出现雷同、呆板，失去生命色彩的状况。

叙事护理平行病历的书写，应以不伤害、尊重、有利、公正四原则为指导，禁止使用带有歧视、侮辱、蔑视等可能对患者心理造成伤害的用语；应规范书写行为，在平行病历中出现的内容应尊重患者本人的意愿，注意保护患者隐私，并注重患者的知情权，应对患者的可识别信息进行屏蔽处理，如必须要显示患者的个人信息，需征得患者同意，以使平行病历更好地发挥作用。

# 第五章　叙事护理在精神科的应用

## 第一节　精神科护理理念及模式

　　精神科护理是一门研究人类行为理论的科学。其护理目的在于预防和治疗精神方面的障碍，唤起人们健康的心理状态，以期提升社会、社区及个人的精神状态至最佳。正式的精神科护理形成的相对比较晚，国外有关精神科护理的文字记载源于1814年希区（Hitch）在精神病疗养院使用受过专门训练的女护士进行专门的看护工作。继之，南丁格尔在《人口卫生与卫生管理原则》一书中强调注意患者的睡眠与对患者的态度，防止精神疾病患者的伤人、自伤。从此要求护理人员在临床医学各科工作中不能忽视对精神问题的关注。1873年理查兹提出了要以对内科疾病患者护理同等水平来护理精神障碍患者，重视患者躯体和精神方面的护理与生活环境的改善。由于她的贡献及影响，确定了精神科护理的基础模式，因此她被称为美国精神科护理的先驱。美国最早专门为培训精神科护理人员而开办的护理学校创设于1882年，在马萨诸塞州的马林医院，它包含两年的课程，但是课程中很少有精神科方面的内容。当时精神科护理人员的主要工作依然是照顾躯体各项功能，如给药、个人卫生等。心理护理在当时的课程内容中只是提到要有耐心及亲切地照顾精神上有障碍的患者。1954年前苏联出版的《精神病护理》详细阐述了精神障碍患者的症状护理与基础护理，强调对患者应保持亲切、体贴、爱护、尊重的态度，并强调解除约束，组织患者工娱治疗。

　　国内外对于精神科的护理内容没有太大的区别，不同在于服务患者的理念和服务形式，随着1977年恩格尔提出的生物心理社会医疗模式，现代精神科护理学也逐渐从责任制护理模式发展到兼顾生物、心理、社会三方面的整体护理模式，罗伊、奥瑞姆是这一护理模式的代表人物。

我国一直有"三分治疗，七分护理"的说法，建国后精神科护理学事业逐渐受到重视。1958年我国各主要精神病院陆续实行了开放式和半开放式的管理制度；1990年成立了中华护理学会精神科护理专业委员会，定期举行全国性的精神护理工作的学术交流；随着改革开放的发展，我国精神科护理界与国际间的交流日益增多，精神科护理理念、临床实践及基础研究逐渐与国际接轨，精神科护理模式随时代在变迁，经历了功能制护理，责任制护理和以患者为中心的整体护理三个阶段。近年来随着医学模式的转变，精神科护理模式逐渐向生物—心理—社会医学模式发展。将整体护理融入精神科护理中，开展以患者为中心，全面了解患者的思维、情感和行为，正确地分析患者在正常和异常情况下对客观事物的反应，重视患者的心理和社会因素，从而找出正确的护理问题，制定相应的护理措施，引导患者正确对待疾病，学习适应社会，帮助患者恢复社会功能，顺利回归家庭、回归社会。

精神科的护理人员也在不断探究各种新的护理理念及模式，以适应临床护理的不断发展。像个案管理护理模式、社区护理模式等也都在精神科临床护理中取得较满意的效果。

为了满足患者需要的高效优质护理服务，迎合医疗保险的要求，临床路径模式也逐渐被应用于精神障碍护理，这种模式要求在非精神科也要重视精神方面的护理，以及在精神科要注重躯体方面的护理，同时要更关注患者的社会功能的康复。

目前循证思想作为一个新的科学概念，也逐步渗透到包括医疗在内的各个学科，并被广泛关注、研究和应用。鉴于精神科护理的特殊性，运用循证思想推进精神科护理模式的发展，旨在倡导运用批判性思维，对现存护理模式提出质疑，并寻找证据去论证其缺乏科学性或需要完善之处，通过改变传统的经验式和直觉式的护理行为，从而真正创造以人为本的循证护理思想，为患有精神疾病的人群提供更为科学和有效的护理服务，为护理人员寻求最佳的服务行为。

现代医学需要人文回归，对于这一点，无论是一线的医护人员还是医疗机构的管理者均已达成共识。2008 年 5 月 12 日，《护士条例》正式实施，从法律层面对护理人员尊重、关心、爱护患者的职责做出了明确规定。2010 年 1 月，卫生部（今国家卫生健康委员会）在全国卫生系统开展"优质护理服务示范工程"活动，随后印发《中国护理事业发展规划纲要（2011—2015 年)》，其中强调了对患者的人文关怀。2015 年 3 月，国家卫生和计划生育委员会（国家卫生健康委员会）与国家中医药管理局联合印发了《关于进一步深化优质护理、改善护理服务的通知》，指出护士要增强主动服务和人文关怀意识，给予患者悉心照护、关爱、心理支持和人文关怀。在一系列政策的督促下，各级医院纷纷强调以人文关怀为核心的护理服务，倡导通过个体化的护理模式让患者在生理、心理上均达到愉悦状态。人文关怀是重视"以人为本"的先进观念的现代化护理模式，把这样的护理模式运用在精神科平时的护理工作当中，能够缓解病患和医护人员之间的亲疏关系，有助于使病患保持最好状态并积极配合护士的工作。人文关怀护理模式可以推动精神科病患治疗程度，使患者对护理满意的程度快速增加，对病患的康复起到积极的作用。中国叙事护理的开拓者、河北中石油中心医院院长助理李春，自 2014 年起就组建了该院的护理心理委员会。自此，叙事护理在国内开始落地生根。作为人文回归医学的一面旗帜，叙事护理作为一种人文属性的护理方式出现，是对人性化护理服务内涵的补充，叙事护理也将是精神科护理领域新的方向。

## 第二节　精神科应用叙事护理的意义

### 一、重要性

叙事护理是护理学科借鉴医学发展之路从哲学指导思想到

具体研究方法地不断吸收和融合，既丰富了护理学知识体系，又丰富了临床人文护理方法，最后形成护理学独特的研究模式和路径。叙事护理作为一个新兴的交叉学科，它的出现在国内仍属于新兴事物。精神障碍患者是一类特殊患者，大部分存在不同程度的认知、思维、情感及行为障碍，例如精神分裂症患者与幻听的斗争经历，面对幻听所产生的愤怒情感和暴力行为，患者在院期间的对亲情的渴求和思家之情等等，更需要医护人员的关爱与呵护。现阶段我国精神科床护比失衡、医患纠纷严重、患者满意度不高，人文护理略显不足。叙事护理作为一种人文属性的护理方式，是对人性化护理服务内涵的补充，彰显着人文关怀，没有同情心和同理心的人是做不好的。护理人员可以通过对患者的生命故事倾听、吸收，帮助患者实现生活、疾病故事意义重构，并发现护理要点，继而对患者实施护理干预的护理实践，见证、理解、体验和回应患者的疾苦境遇。

1. 叙事护理有利于发展精神专科护理知识体系

护理知识的载体是护理情景，而叙事研究是收集护理情景中各种故事并重现与创造护理情景的方法，通过叙事护理能发展植根于护理情景的护理知识，情景性的护理知识又为发展具有本土文化特色的护理理论奠定了基础。在精神科开展护理叙事研究，护理资料的提供者可以包括精神疾病的患者及其家属、护理照护者；护理资料可从叙事内容、结构、风格等多个角度进行收集，以帮助叙事的研究者全方位、多角度地审视精神疾患的护理现象、发展精神科护理理论。另外叙事研究不仅能揭示精神疾患护理现象的显性意义，也能深入到相关事件与行为背后挖掘其潜藏的深意，它能提供一种认识护理现象的深刻洞察力。

2. 叙事护理可以促进精神专科护理实践

精神科护理实践的环境具有很强的情景性，护理服务对象具有巨大的个体差异性，传统研究的统而化之的实践模式不能完全适应护理实践的发展要求。护理实践质量的提高需要能将理论与实践有机结合的研究方法。叙事研究关注护理情景，其研究结论通过"自下而上"的归纳法产生，能将实践与理论结合，使研究结果具有很强的实践指导性。另外，叙事研究的过程是护理人际关系互动意义的体现，叙事研究自身也是一种关系性的研究方法，能强调护理实践的心理层面，叙事研究利于促进整体护理实践发展。

3. 叙事护理对精神科护理服务对象具有特殊的治疗价值

叙事心理学家认为，叙事者将过去片段、零散的经验连接和组织成完整故事的过程是一个为生活中的变动主动赋予意义、为失序带来秩序的过程，对叙事者具有治疗价值。个人叙事在告诉他人自己生活的同时也确认自己，叙事是个人精神世界建构的工具。因此，叙事研究让患者叙说自己的疾病与痛苦经历也就具有了帮助患者重新认识疾病中的自己、促进患者康复的价值。

在叙事护理实践方面，国外在遗传疾病的儿童和成年人、危及生命的疾病的携带者、老年患者、精神疾病患者、痴呆患者、肿瘤患者、孕产妇以及受创的护理人员等群体中均有相应的叙事医学和叙事护理在开展。我国临床叙事护理尚处于初步探索阶段，在临终患者、前置胎盘孕妇、癌症患者、糖尿病患者等群体中已有尝试性应用。周洁等研究显示叙事护理能够提高患者疼痛缓解率；朱小玲等研究显示叙事医学教育模式能够提高糖尿、高危足患者自我护理的依从性；崔文伟等探究了叙事医学护理模式对上消化道恶性肿瘤合并出血患者健康教育有较好的效果；王秋花和荆丽琴在 14 例临终患者中进行了叙事医学模式管理，发现叙事医学能够丰富护士对生死、痛苦的理解和认知，进而帮助临终患者完善生命最后的阶段。此外，精神科的护理研究者也针对双相情感障碍抑郁发作、躯体化障碍、创伤后应激障碍等精神疾病患者进行了叙事护理干预研究或叙事个案护理，部分护理工作者还将叙事护理应用于护患沟通，作为心理护理的补充；应用于健康教育旨在提高患者的依从性。

## 二、必要性

叙事的世界是一个极富人文关怀和情感魅力的领域。叙事护理可使我们将疾病分析从患者的躯体抵达患者的内心、情感、道德；有助于沟通护患各自的体验、拉近护患之间的情感距离，增加护患之间的信任，开展建构疾患新意义的护患合作；有助于护士通过患者个体性鲜明的疾病叙事，制定个性化的护理计划；帮助患者建构与疾苦境遇相匹配的角色意识。

精神疾病患者因其症状特异性、强制治疗及污名化等影响，患者及家属往往存在严重的心理负担，产生强烈的人文关怀需求。他们在愤怒的时候需要疏泄、恐惧的时候需要安抚、失望的时候需要鼓励、被迫治疗的时候需要理解、痛苦感伤的时候需要共情、孤独无措的时候需要相伴、慌乱的时候需要叮嘱、思家的时候需要慰藉、自卑的时候需要鼓舞、懊悔的时候需要劝慰、焦虑的时候需要倾听、迷茫的时候需要憧憬。而精神科护士因工作环境、受伤风险等因素导致工作满意度低，从而缺乏人文护理热情和主动性，且研究发现精神科护士可因为对患者存在歧视态度而忽视其情感需求。因此，现阶段我们急需寻找一种有效的精神科人文护理模式以满足患者的人文需求。

叙事是一种心理治疗方法，精神科的护士学习叙事护理是必要的，非专业的治疗只能停留在症状层面，若采用叙事护理，则可渐渐融入患者内心。躯体症状、患病行为，这些都是外在表象，内在本质必然是患者的心理障碍，需要我们深入挖掘社会文化、经济状况、宗教背景对患者的影响。通过改写使患者聚焦问题，摆正自己的位置，发掘自身动力去做出改变。

另外，精神科护理实践的环境具有很强的情景性，叙事护理关注护理情景，叙事技巧能够帮助精神科的护理者放弃冰冷客观的他者立场，搭建走进患者世界的桥梁，进入患者角色，对患者疾病遭遇形成更为深入的了解和体验，有效地将患者经历、情感、体验外化，有益于患者身心康复，促进护士与患者共情，弥补护理工作中人文关怀的不足。

叙事护理实践模式基于叙事护理的核心概念，对精神科护理而言，可以探索患者的疾病与生活经历，能透过他们的眼睛看待疾病、生死等现象，能从他们的疾病体验与生活经历中挖掘出对护理有意义的要素。叙事护理强调护士以倾听、回应的姿态进入到患者的故事中，了解患者的体验经历，一方面能引导患者疏泄情绪、感受关怀温暖，推动护患友好和谐地相处；另一方面，还能启发患者对自身故事从多角度思考，发现自身的潜在力量，从而利于疾病预后。然而，叙事护理并不只局限于指导患者利用自身故事产生积极意义，也能将他人的故事引入，供患者思考借鉴，从而更好地实现护理目标。

叙事护理重视叙事者的处境和地位，肯定个人生活经历或经验对叙事者个人理解和发展的影响，可以在精神科作为一种深入探索护理服务对象健康与疾病经验的研究方法；同时，叙事护理也可以增强护理叙事者在疾病和健康经验中的个人控制感，促进护理叙事者自我意识的建构，具有一定的治疗意义。目前国外叙事护理临床开展得比较完善，有专门的叙事护理人员和心理咨询室提供给需要叙事护理的患者，叙事教育和叙事研究也是硕果累累，对我国的叙事护理有很好的借鉴作用。虽然，我国当前精神科叙事护理临床应用尚未形成具体的、符合我国临床护理特点的叙事护理操作规程，但随着精神科护理人员对叙事护理的逐渐关注，护理研究者地不断深入，精神科叙事护理必将会有广阔的应用和发展前景。

通过实践叙事护理，也可以引导护士认识生命的价值，感悟生命的神圣和尊严，重视自己的精神世界，培养其职业认同感，提升职业精神，完善职业人格。叙事护理不仅能为患者服务，更能让护士融入生活。护士和患者是朝夕相处的，能彼此参与双方生命故事的编写，带给患者的是安心，带给护士的是成就感。因此实施叙事护理是患者和护士共同的需要。

## 第三节　精神科叙事护理的范畴

护理学作为一个知识群，它所研究的范畴涉及自然、社会、文化、教育和心理等因素对人体健康的影响，以及如何运用护理原理、护理技术和方法，帮助患者恢复健康，不断提高人们的健康水平。国外医学实践显示，在临床医患交流互动中，叙事无处不在，临床专家认为只有听得懂他人的疾苦故事，才会去思考怎样治愈他人的苦痛。而在临床诊疗过程中，护士接触、陪护患者的机会相比医生会更多，他们更易发现患者心理及精神需求，在此背景下叙事护理逐渐形成体系，且在护理的各个领域开展积极实践。

目前国外护理研究者已将叙事研究应用于探讨临床护理实践、护理人际关系、跨文化护理、护理理论构建以及护理教育发展等方面的问题。在国外对叙事护理研究迅速发展的背景下，我国护理学者也逐渐开始把叙事护理应用于临床工作中，叙事研究进一步丰富了精神科护理的范畴，是洞悉护理现象、构建和丰富护理专业知识总体、为护理实践提供理论与实证依据的行之有效的研究方法。叙事护理实践给予患者更加全面的照护，既包括生理方面，又包括心理情感方面。在进行叙事过程中，建立了的良好护患关系，使患者得到倾诉的机会，焦虑得到释放，情绪得到疏泄并感受到人文关怀。

精神科叙事护理的范畴，大体包括临床护理、护理教育、护理科研三个方面。

1. 精神科临床护理

服务对象是精神患者。借助叙事护理的干预，提高护理工作的效率、增进护患间的和谐、改善患者的情感体验，利用患者叙事的宣泄作用，减轻患者痛苦，利于疾病预后。

（1）治疗性护患关系　治疗性护患关系是一种以护士和患者及家属人际关系建立的过程为基础，以提高患者最佳利益和结果为目的关系。有效的护理有赖于护士对患者的了解，是所有护理实践的中心。叙事护理要求护士积极倾听、适当回应患者的故事，当患者感觉被理解，便会产生深切的满足感，从而促进护患情感同盟的建立。在系统、持续地贯彻以患者为中心的护理活动中，倾听患者叙事是唯一有效且十分便捷的途径，它在构建和维持护患关系及分享护理决策中，发挥着不可替代的作用。叙事是护患联系的纽带。无论是叙事的共情作用还是揭示作用，其内涵大致是相同的，即强调护患共同参与、尊重患者人格、体会患者心境，建立在情感认同与治疗合作上的护患同盟是护患之间最稳固可靠的关系。

（2）护患沟通　良好的护患沟通可以提高精神科患者的护理依从性，增强患者的康复信心，减少和避免护患纠纷。对于走进患者的心灵世界，护士是有优势的，因为她们大部分时间都在跟患者打交道。在进行叙事护理的过程中，患者得到倾诉的机会，护士引导患者宣泄自身情感，通过叙事护理患者容易透露出担忧的问题，利于护士了解患者的心理动态，也利于患者通过发泄而减轻痛苦，最终利于疾病预后。

（3）健康教育　在护理健康教育领域，叙事是一种新兴的、具有说服力的方式，其常用的方法是，运用他人的故事或特定行为人群来激励目标人群的行为或思想发生改变。叙事护理之所以能成为行之有效的健康教育方法，是因为叙事本身的特性，即沟通性、同质性、行为导向性和现实性。故事是叙事干预方法的实践载体，而故事往往具有直面人心的力量，能将健康教育目标与理念深深传达。在开发叙事素材或选择叙事文本时，应运用护理专业思维对素材、文本进行评价和选择，以保证其较好地服务于健康教育目标。叙事护理在健康教育中应用的方式、方法应该多样化，可以是故事的书写与叙述、看图对话，也可以是音乐、电影、照片等形式。

（4）康复训练　叙事护理应用于精神卫生护理领域，更侧重叙事的揭示作用，以此建立护患治疗同盟，促进治疗与干预的展开。在精神障碍患者的康复治疗中，护士要求患者用相机拍摄生活中的一些场景或事物（如扫把），然后帮助患者对照片赋予简单的故事内容和意义（如我今天地扫得很干净，我很高兴），之后将照片在"恢复照片长廊"中进行展示。这种护患合作的方式不仅有助于促进患者对自我行为认知与记忆，而且照片内容和意义还能对其他患者产生相应的行为指导效果。

2. 精神科护理教育

早在20世纪90年代，作为教学方法的"讲故事""叙事"

等概念就已用于护理教育领域。学者麦克·阿利斯特认为叙事能够帮助释放情感，促进理解，有助于讲述者和倾听者形成团结的关系。开设叙事护理课程是为了培养护理学生的叙事能力，完善护理学科人文知识体系，为培养护理学生人文关怀能力提供有效途径。在叙事教学中，通过本人、学生、临床护士、患者或借助各种信息媒介（如影视、文学、艺术作品等）讲述故事，在对话、讨论中解释、分析、重构故事背后的深层意义，以此来实现教育目的。通过倾诉者和倾听者的互动，创造更多的可能性和故事线，形成多样的教学形式。目前，国内有护理人员借鉴叙事医学相关理论及应用基础，把叙事医学与护理特点有机结合，对培养护士的叙事能力，护患间进行有效地深入沟通等方面作了深入探讨。积极开展叙事护理课程，对不同层次护理人员进行针对性培训，通过叙事护理教育使护理人员体会到人文关怀的魅力，自主建立起人文关怀意识，对不断提升护理工作质量，培养护理人员的人文关怀品质，促进优质护理服务向纵深发展具有重要意义。

3. 精神科护理科研

精神科叙事护理的发展需要护理科研的支持和推动。叙事研究是教育学领域常用的研究方法，又称故事研究，属于质性研究的一种，是指运用或分析叙事资料的研究，叙事资料可以是访谈或生活故事等形式，也可以是田野笔记或信件等其他形式。精神科叙事护理学理论的构建，护理理论与护理实践的结合成果，叙事护理技术、方法的改进，护理管理模式的建立等，都有赖于护理科学研究去探索规律、总结经验，推进护理学的不断发展。精神科叙事护理的研究与应用具有十分广阔的发展前景，作为一个精神科护理工作者，我们任重而道远，应该充分发挥自己的聪明才智，创建具有中国特色的精神科叙事护理做出贡献。

## 第四节　精神科如何推行叙事护理

叙事护理是一种简单、有效、可依循的心理护理方法和人文关怀实践，能够提高患者的压力应对能力并增强幸福感。当今社会，患者已不再是疾病的符号，而是全面、立体、完整的个体，亦是有故事、有期待的人，作为人文护理的新途径，叙事护理能够激发护理人员与患者共情，引导患者及其家属疏泄情绪、构建正视疾病的认知并产生创伤后成长，对各种疾病康复大有裨益。

很多临床护士会觉得叙事很难，其实不然。实践叙事护理最重要的一点就是要勇于开始，不去尝试永远都不知道自己能做多好，这可以被称之为"叙事的精神"。那么，精神科又应该如何推行叙事护理呢？

1. **构建精神科叙事护理理论体系**

无论哪一项临床实践活动的开展都需要扎实的理论基础为支撑。精神科叙事护理的理论研究应该从以下4个方面入手：界定精神科叙事护理的相关概念；从叙事护理具体的行为、特征、指标出发对其在精神科的临床应用进行描述，形成精神科叙事护理操作性的定义；将精神科叙事护理相关概念、操作性定义的关系联结，构成完整清晰且具有指导意义的精神科叙事护理概念；对精神科临床上的叙事现象记录归纳或进行实验观察、定性研究，总结精神科叙事护理相关实践理论。只有完善了精神科叙事护理的理论体系，并构建叙事护理学理论框架与具体内容，广大精神科护理工作者才能够以此为依据、指导方向，进一步推广开展叙事护理工作。

2. **开发精神科叙事需求的评估、效果评价工具**

国外已经在叙事护理临床运用步骤方面展开诸多研究，但对于叙事护理效果特有评价工具方面却鲜见研究报道，国内现阶段也没有类似的研究。此外，国内外更是未见精神科患者叙事需求的评估及效果评价的工具，这正提示着护理研究者可以进行相应的评估、评价工具的开发研制，并建立相应常模，为国内外的叙事护理研究提供可靠的依据。

3. **开发精神科叙事护理课程**

在叙事护理教育方面，美国、加拿大、欧洲、澳大利亚等国家和地区的高等医学院校已经设有专门的叙事教育课程，我国目前也有相应的叙事医学教育在部分本科和研究生教育中开展，如护士人文修养课程、护理人际沟通等，但还没有设置单独的叙事教育科目和课程。国内很多护理学者也都在积极地探讨叙事护理教育模式，以泰勒目标模式为指导，构建了包含绪论、关注、隐喻、同理、反思、回应、情绪管理共7大模块，22项教学内容的叙事护理学课程知识体系，以期实现护理学生在叙事认知、情感、技能上的提升，为我国护理专业人文培养开辟新途径。海军军医大学的郭瑜洁以人文关怀教育为目的，开发了叙事护理教学系统，是目前相对系统和完善的叙事护理课程研究。精神科护理教育中更需要提升护理学生的人文关怀实践能力，因此在完善精神科叙事护理的理论体系的基础上，还应积极开发培养护士叙事护理能力的叙事护理学课程，并通过教育实验探究该课程的可行性及教学效果，完善护理学科人文知识体系，为培养精神科护士人文精神，发展人文关怀能力的护理教育培养目标提供有效途径。

### 4. 重视精神科叙事护理培训

医院护理管理应高度重视叙事护理相关内容的推广与学习，在医院继续教育中涵盖叙事护理相关知识，普及叙事护理教育。如河北中石油中心医院的李春老师运用微信公众号，开展叙事护理百天公益课程，为护士提供问题外化、改写、解构、外部见证人、治疗文件等切实可行、容易掌握的叙事护理技巧，丰富了叙事护理的方法和内涵。另外，在培训形式和内容上，选取适合精神科的护患叙事、反思题材的电影、文学作品、照片等，以电影欣赏、阅读会、故事分享会、照片展览等形式，开展对护士倾听、阅读、提问、写作、反思技巧的培训，不仅能改变以往叙事培训方法的单一性和枯燥性，还有利于叙事观点和技巧深入人心。

### 5. 提高精神科护士叙事技巧

护士叙事技巧的缺乏是阻碍叙事护理临床发展的主观因素之一。可以采用多样化的叙事形式提高护士的叙事技巧。国外护理学者多以 murray 叙事框架法（murray's narrative framework）、传记叙事阐释方法（biographical narrative interpretive method）、艺术叙事方法（arts - based narrative methods）展开叙事护理。murray 叙事框架法是运用半结构式访谈和质性研究收集、分析患者的叙事资料；传记叙事阐释方法先以非结构式访谈开展单问题诱导叙事，然后以半结构式访谈跟进，对患者叙事进行深入诱导和阐释，如同文学中为传记作注解；艺术叙事法以现象学为基础，研究者将视觉艺术（摄影、录像、绘画）、表演艺术（戏剧、舞蹈、歌唱）、文学艺术（诗歌、小说）等应用到叙事护理中，激发患者的叙事欲望，收集患者叙事资料。我国护理学者提倡探索丰富多样的叙事沟通形式：如播放电教片、视频，发放知识宣传册、自测题等。还提出了追寻叙事模式（quest narrative mode），鼓励患者利用文学中虚构人物的经典旅程来讲述他们在病程中的体验，此模式下，患者可以"进入"所述角色的世界，沉浸于叙事内容，而不是专注于行为改变的嵌入式潜台词，医护人员可以借此把握追寻叙事的关联，找寻疾病和医疗事件移动轨迹中患者的重要转折点，分析患者的故事。在叙事资料的整理上，可以用文学化、叙事化的语言撰写平行病例，即与"标准病例"同步的人文病例，护理人员可以通过撰写叙事护理札记，将叙事资料整理总结，发现不足并改善。分析叙事资料时，可以以质性研究中三维度叙事研究法从时间、互动、情景三个维度对叙事护理资料进行分析，清晰反映出患者的叙事脉络并在此基础上构建意义。

国外学者巴克利提出叙事实践的框架，包含 4 个核心支柱：先决条件、关怀的环境、护理过程、护理的叙事部分；由此构成叙事实践的方法。先决条件是指护士应具备的素质，如专业知识、人际交往技能、清晰的个人价值观和自我认知等；关怀的环境包含决策分享、赋权、创新和风险控制潜力、良好的人际关系等组织文化氛围；护理过程包含共同决策，提供整体化护理，尊重患者价值观，契约精神；叙事护理的实践部分要处理患者情感部分，如孤独、失落、厌倦、期望、应对不能等问题。

## 6. 丰富叙事护理临床实践的形式

叙事护理在临床实践的可用形式较多。从医护人员角度主导实践的形式，如在临床上通过平行病例、精细阅读、反思性写作来训练医务人员的叙事能力。平行病例要求用自己的语言来记录下患者或他人的疾苦和体验，继而通过小组讨论来交换对患者故事的理解和自我诊疗行为的反思，强调"以患者为中心""医者慈悲为怀""治疗与照护并重"的职业精神。精细阅读指通过对不同内容和体裁文学作品的阅读，以培养学生倾听和理解能力。此外，叙事医疗工作坊也是一种活动形式。从患者角度参与的"患者叙事"同样形式多样。推荐的内容及形式包括：日本的"斗病记"主要通过患者、家属或护理人员的角度以文字的形式叙述与疾病抗争的有关经历，以起到鼓励患者和启发家属的目的；英国的"患者之声"在尊重个人隐私的前提下设置录像，录下由6~8例患者组成的小组交谈情况。交流内容丰富，涉及患病的感受、精神上备受折磨的患者其眼中的世界、移植患者对供体的表白等；国内也有建立舒缓爱心家园（包括患者和家属），布置温馨环境，根据患者需求制定个性化护理照护计划，面对面沟通聊天、聆听患者故事、护士日志和交班时运用小组形式讨论护士心情故事。

## 7. 提供叙事时间场所保证

任何一项护理新技术开展的影响因素中，时间和场所限制是重要的客观因素。客观因素的改变需要管理者的支持和引导，医院护理管理层应高度重视叙事护理在临床的实践与应用，增加护理人员配备、均衡弹性排班、合理分配叙事护理工作任务，运用新护理技术提高工作效率、将工作站前移、以求为展开叙事护理提供一定的时间场所保证。可以将闲置房间或小教室改造为患者倾诉室等，放置叙事相关心灵疏导的文学书籍，播放背景音乐舒缓放松心情，在心灵驿站贴上人生感悟和爱心家园的照片，使整个病区充满人文关怀情怀和关爱氛围。

## 8. 延伸叙事护理干预角色

国内外学者在探索叙事护理应用时，其服务对象多数为患者，然而，护士不应仅为叙事护理的实施者，由于精神科护士群体更是容易遭受情感压力的群体，故更应成为叙事护理的服务对象。有研究指出，护士情感得不到支持会加重职业挫败感而导致护理人员流失，可将叙事护理服务对象延伸至护士群体，利用叙事护理引导护士释放自身情感压力，利用叙事的情感干预功能，引导护士净化自身负能量。

# 第六章　精神科叙事护理临床案例

## 一、患者与家属篇：　心连心

### 妈妈，请给我一些自由

最近病区收治了一位小患者，小飞，他从 15 岁开始，无明显诱因，逐渐出现听课注意力不集中，不按时完成作业，与家人交流少，晚上睡不着觉。大概半年以后患者逐渐不愿意上学，经常烦躁，回忆以前自己不愉快的一些小事，对父母有很多抱怨，亲子关系紧张，尤其是和母亲，非常对立，甚至都不愿意见到她，反复说自己初中三年期间在母亲所教的班级里很受压抑。他住院已经有一周多了，我经常看到他一个人待着，闷闷不乐。为了让他打开心扉，我刻意找了机会与他做深入的交谈。

在简单的寒暄之后，我们开始了以下的对话。

护士："你入院前是怎样一个状态？如果让你给它命名的话，你会怎么命名？"

小飞："不开心、压力大。"回答的很直接，毫不犹豫。

护士："那这些给你带来什么影响呢？"

小飞："睡眠差，注意力不集中，学习能力下降。"

护士："那这些是你想要的么？"

小飞："当然不是我想要的。"

护士："既然你不喜欢这样的生活，你可以告诉我为什么吗？如果一直这样，你怎么看？"

小飞："我肯定不能一直这样，我肯定希望开心的生活，选择满意的专业。"

护士："你希望开心的生活，选择满意的专业，这都是很好的想法呀，你是遇到什么困难了吗？可以给我讲讲你的故事吗？"

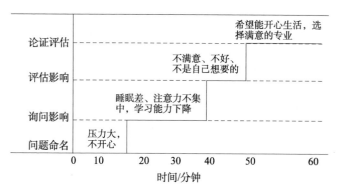

图 6-1　外化对话图式（小飞）

小飞："我初中的时候，妈妈就是我的班主任。她是一个很严厉、很强势的人，如果同学犯错误的话她就会当着全班同学的面前很严厉地批评他，我当时就感觉很害怕，担心同学会报复、排挤我。虽然同学并没有这么做，但我依然会有这种担心。我妈妈对我的学习要求也很严格，而且各种事情都要插手，比如我应该和什么样的同学交朋友她都要干涉。其他老师也就是我妈妈的同事也对我的成绩要求比较严格，而我自己也不希望妈妈失望，希望自己品学兼优，所以我压力很大。"

护士："那你的学习成绩是不是很好？"

小飞："是的，年级前几名。"

护士："那你开心吗？"

小飞："不开心。"

护士："那你试图和你妈妈交流过吗？"

小飞："我那时候还小，十几岁，还不知道什么是压力，也不知道如何去表达。只是妈妈是英语老师，回家之后总让我读英语。我有时候确实很想出去玩，于是不认真读，妈妈就会特别生气，摔东西，好的、不好的话都说，不允许我有不想学习的想法。我当时感到很害怕，所以更不敢表达自己了。直到高中之后，我长大了知道这是压力了，加上负面情绪的积累，慢慢地出现了注意力不集中、睡眠差。爸爸在同事的建议下把我送到了儿童病房，通过家庭治疗，妈妈意识到自己这样的教育方式不对，但是妈妈强势的性格是改变不了的，虽有所让步，但还是对我有诸多干涉。这次入院是因为我想换个专业，我不喜欢现在的专业，这个专业是他们替我选择的，但是我的想法遭到父母的反对。"

护士："他们是如何反对的?"

小飞："妈妈虽然没有直接说不，但是会让爸爸来劝我，爸爸说，你现在生病了，还要服药，肯定会影响学习，考的说不定还不如现在。"

护士："那你是怎么想的?"

小飞："其实我觉得他说的也有一定道理。我确实担心生病之后因为服药会影响学习，而且我现在遇到不会的题也很焦虑。但我还是想试一试，所以住了进来。"

护士："如果你的爸爸妈妈这样说，小飞，不用担心，你尽管往前冲吧，爸爸妈妈和你一起努力，遇到不会的问题不用焦虑，爸爸妈妈就是老师，如果我们不会，会帮你请教同事，实在不行还可以请家教，只要是你的选择我们都会支持。如果他们这么说你会感觉好些么?"

小飞："我爸爸这么说过。"

护士很惊讶地看着他。

小飞："但我妈妈没有这么说过，妈妈依然想让我继续学习这个专业，也不帮我买复习教材。"

护士："你妈妈为什么这么做你知道吗?"

小飞："我知道她是为我好，但是她从来没有给我解释过我为什么要学习，学习的目的是什么。我甚至连高考是什么都不知道。她对我好我知道，但是她的方式、方法是我无法接受的。"

护士："你的妈妈除了给你带来不开心和压力之外，没有给你带来好的方面吗?"

小飞思考了很久，没有说话。

护士："你想想你当时学习成绩那么好，是怎样的感受，你感谢你的妈妈吗?"

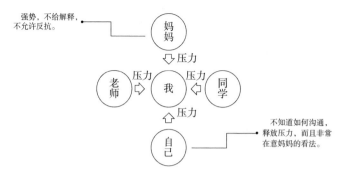

图 6-2　思维导图（小飞）

小飞思考了一会："与其说感谢她，不如说感谢我自己。其实我学习能力很强，我爸爸就是化学老师，但我从来没有请教过他任何问题，我初中时候已经把高中化学全学会了。我高中时候化学几乎都拿满分。"

护士："那你学习能力真的很强。"

小飞害羞地笑了，点了点头。

护士："你这么在意你的妈妈，过去的事情也已经发生了，你打算以后怎么生活下去呢？"

小飞："我现在才知道我之所以有压力不敢表达，委屈地活着，都是因为我太在意我的妈妈了，而忽略了自己的感受。我想以后我会多沟通，多表达自己，多在意自己的感受。我还是应该坚持选择自己喜欢的专业，相信自己的能力。"

护士："如果你这次不成功，你会怎么办？"

小飞："如果这次不成功，我也问心无愧了，最起码我努力了，没有遗憾，而且我最差也能上个不好的二本。"

护士："你看你还这么小，两次入院都是因为遇到一些问题，你以后长大还会遇到很多的困难，当压力再来敲门时，你该如何应对？"

小飞："其实通过住院治疗并好好服药，我意识到了服药的重要性，再加上护士每天给我做健康宣教，我知道当压力来临时应学会释放压力，及时疏导，让自己充实起来，慢慢地与它作斗争。"

**专家点评**

本案例使用了叙事护理中的多个技术，护士通过外化、解构逐渐引导患者将疾病对自己的影响、对自己未来的期待予以澄清，通过改写，陪伴患者在例外事件的探索过程中，形成新的积极的自我认同，并把形成的新的自我认同迁移到当下患病的状态，产生出新的行动计划（多沟通，多表达自己的感受，选择自己喜欢的专业，并为之努力）。并在之后，护患共同对新的行动计划结果的多种可能性加以分析，让患者得以成长，懂得如何与疾病相处。在我们临床治疗当中，实际上有很多疾病不能马上治愈，也有疾病是不能根除的。我们要抱着一种叙事精神，或者一颗叙事的心，去跟患者和家属探讨，用什么样的方式，才能跟这个疾病搞好关系。这个问题，实际上就是怎么样让人和疾病保持在合适的距离，用什么样的方式让人和疾病搞好关系。

李芳　北京回龙观医院

## 战战兢兢的小 H

叙事，就是引导患者寻找到资源，看到生命故事中的星光。资源无处不在，甚至我们最担心的风险，比如"我不想活了"也可以成为力量。

我遇到的这位主人公，是一名偏执型精神分裂症的患者，我们暂且称她为 H，主要症状是"疑心被害"，认为医生、护士都会害她，部分病友也对她不怀好意，为此整日焦虑，满面愁云。除用抗精神病药物治疗外，还合并使用无抽搐电休克治疗，每周 1 次，被害妄想加重影响其日常生活时，甚至每周做 2～3 次无抽搐电休克治疗以达到缓解精神症状。

一天中午，一名护士正在为其他患者做物理治疗，小 H 反复追问这名护士为什么要害她，护士耐心认真地解释也无济于事，小 H 甚至紧贴着这名护士，亦步亦趋，带着哭腔说："你为什么要这样对我？"使得这名护士根本无法工作，严重扰乱医疗秩序。按照相关制度，患者已经达到医学保护性约束的指征，但护士评估小 H 只是严重的焦虑恐惧，并没有攻击风险，也不忍心约束她，于是找到我求助。

我问小 H："你看上去有点不对劲啊，发生什么了？"

小 H 生气地答道："发生什么了你能不知道吗，你们心里最清楚！"

她话音颤抖，且一副手足无措的样子。

任何人都可以判断，这肯定不是事实。学习了叙事后，我知道，叙事的理念是从不和个案的症状对抗，不去评判关系的好坏，或者攻击个案的逻辑。

"我能感觉到你遇到什么事情了，但是还是请你说说怎么回事？"我开始询问。

"你们都要害我，我不知道该怎么办？"（主线故事）患者声音低而缓慢，脸上写的是无助和委屈。

"哦？这样啊，那，你可以描述一下自己现在的感觉吗？或者说给你现在的状态起个名字，以便于我们容易沟通？"

"恐惧，现在的状态就是恐惧。"

"恐惧？恐惧我们，还是其他什么人？"

"你们，你们要害我，刚才护士说中午食堂吃孜然羊肉，'自燃、自燃'这就是暗示我呢，就是要害我。"

"那你肯定很害怕吧，那该怎么办呢？"

"我求你们别害我，我都快活不下去了。"

"你说你快活不下去了，那你想到过死吗？"

"想过，但是我不想死。"

"那这种恐惧给你带来什么影响？"

"特别害怕，然后我就看着你们，怕你们伤害我。"

"这种担心给你带来的影响是好还是不好呢？"

"不好啊，我总是要小心翼翼的。"

"为什么这个'小心翼翼的'不好呢？"

"我什么事都做不下去，想看书也静不下心来，脑子乱。"

"你这么恐惧，害怕，甚至都觉得活不下去了，那你这一天天是怎么过来的啊?"

(引出三个支线故事)

"我刚才问同屋的那两个病友,她们都说护士不会害我。"

"还有,我就看你们照顾别的病友的时候,面带笑容,那么耐心,那么和蔼,也不像是坏人啊。"小 H 边说边想,满脸的疑惑。

"那你可以再多问几个病友啊,你相信谁,就去问谁,看她们有没有发现医生、护士害你?还有,你再想想,你担心好几个月了,你现在受到伤害了吗?"

"我也觉得奇怪,好几个月了,我也没受到什么伤害。我不去问病友了,我不好意思问,之前问过,她们都说我乱想。"

"你都觉得快活不下去了,生命重要,还是不好意思重要啊?"

"这……行,那我问问。"

"好,那你如果需要帮助,随时来找我,但是不可以再影响护士工作了。"

"行。"小 H 缓缓离去。

一下午,她再没有来纠缠护士,焦虑也有好转。

第二天早查房,我一边检查患者腕带,一边关切地问小 H "你昨天没有再来找我啊,你的恐惧不在了是吗?"

"我问了好多人,都说是不可能的事,我还是担心,但是好多了。"小 H 忽然拉起了我的手:"护士长,我这真是病吗?看来'无抽'还是要做的吧?你人那么好,你可要帮着我,别伤害我哈。"她表情仍略带焦虑,但她的眼神里更多的是期待,是信任。

"好,我答应你,我保证不会伤害你。还有,医生治疗的目的就是减轻你这种恐惧,还是那句话,如果你需要我帮助,尽管来找我。你似乎还是有点担心的样子,现在能做些事情了吗?"

"我屋里那俩病友陪着我一起散步,说以后我再害怕就和她们一起锻炼,有时候也一起玩扑克牌,您让我参加活动,我就和行为区的老师一起折纸、唱歌，我也想参加家居自助小组，和她们一起整理病房，我和大家一起做事的时候害怕的感觉能好点儿。"

"可以呀，坚持下来，还可以选择一份你喜欢的小奖品。"我赶紧鼓励她。

从那以后，小 H 也参加了病房的康复活动小组，别人都是自己整理床单位，而她会邀请病友和她一起，因为不安全感仍未完全消失，剩下的就是遵医嘱继续治疗，只是她很少再来纠缠护士，即便来了，也是羞涩地笑笑，说："我脑子控制不住乱想，您别生气啊。"

**作者感悟**

叙事护理的本质是从"例外事件"找到患者的资源、力量、优势。这些例外事件，是客观发生的事件，也包括将要发生的事件，或者在想象中发生的事件；可以是现实中存在的行动，也可以是内心的计划、感受、渴望、想法、宣誓或约定；可以是很大的一件事，也可以是很小的一件事；可以来自过去，也可以来自现在和未来。

我们学习叙事，做叙事，就是要看到主流文化对我们的影响，听到"隐而未现"的故事，开启较期待的自我认同。在谈话过程中，切入点是尊重，好奇（你这么害怕每天是怎么过来的呀，这里就包含支撑患者的力量），是用试探性语言（这恐惧对你的影响是好的还是坏的呢？），是询问（你怎么办呢？），而非去解答。发现并支持患者的资源（我问了好多人），支持并维护那可能只有 1% 的自主决断能力（我这真是病吗？），使这个转机发挥作用。

张大伟　北京回龙观医院

## 有话好好说

"您好，我叫李东东，是您今天的责任护士，有什么事情需要帮助的您可以找我。"每天的早上，随着这一句的自我介绍，开启我一天的工作。走进7号病室，还没来得及说这一段话，就发现7号病房的小患者一动不动地躺在床上，气鼓鼓的样子，而她的妈妈坐在一旁垂泪。发现这个情况，我先让患者的妈妈到走廊里休息一会儿，转身来到患者的床旁。

我："杨杨，你愿意和我说说发生了什么吗？"

患者："刚才和妈妈吵架了，我现在很生气。"

我："因为什么事情吵架了？"

患者："因为我今天起床晚了，没有叠被子，然后妈妈让我吃早饭我不饿就没有吃，妈妈就说我不听她的话，说我太懒不是好孩子。"

我："你每天都能按时起床，自己的事情也能自己做，今天怎么起晚了呢？"

患者："昨天晚上睡觉有蚊子，咬了我好几个包，晚上没睡好，所以今天就没能按时起床。"

我："原来是这样，这个情况和妈妈说了吗？"

患者："我还没来得及说，妈妈就开始骂我，说我懒，不听话。"

我："妈妈说你这些话你是不是觉得很委屈？因为你不是故意晚起床的，是因为有其他的原因？"

患者："对，我觉得自己每天都特别积极地配合治疗，妈妈还说我懒，不听话，我心里特别难过。"

我："觉得妈妈不理解你，你已经很努力了，还是得不到妈妈的肯定和鼓励？"

患者："对。而且妈妈说什么我必须就要马上去做，只要我有不同的想法，她就会说我不听话。"

我："你是不是特别想得到妈妈的肯定和鼓励？而且还想让妈妈尊重你的想法，最起码让你把自己的想法说出来？"

患者："是的，我不希望妈妈在不知道原因的时候就指责我，这样我就会觉得自己不是好孩子。"

我："你和妈妈之间没有什么大的矛盾，只是在沟通上出现了问题。"

患者："那我们怎么才能解决这个问题？"

我："我们现在把妈妈请进来一起谈谈好吗？"

患者："好的。"

我："杨杨最近病情好转的很快，这和他自身的努力还有您的陪伴是分不开的。"

妈："这些我都知道，我只是觉得他有的时候不听我的话。"

我："我们不能用自己的想法去控制孩子，我想让你怎么样你就要怎么样，不能有自己的想法。孩子也是一个独立的个体，需要他去做什么事情的时候也是要和他商量的。也不能因为孩子的一个不好的行为就否定孩子，要把行为和孩子分开，告诉他，我不喜欢的是你的行为，而不是你本身。"

妈："您能教教我怎么和孩子交流吗？"

我："好呀，就拿今天起床晚了这件事来说吧，比如这样说，杨杨每天都能按时起床，说明她很自律，今天起晚了，这是一次不好的行为，您要把自律的杨杨和起晚了这一行为分开来看。您可以先对杨杨自律的一贯作风做出肯定，然后再提出自己的问题'你今天起晚了，这一行为，妈妈觉得不太好'，当您这样问孩子的时候，孩子就会告诉您今天起床晚了的原因，而不是一上来就指责，把不好的行为和自律的杨杨当作一个整体去批评。比如拿今天吃早饭的事情来说，如果孩子现在不吃早饭，您可以问她：'杨杨，一向很自律的你，能帮我问一下那个不吃早饭的她是怎么回事儿吗？'这样就把孩子与这一不好的行为分开来，使您和孩子是站在一起的，对立面是那些不好的行为，需要你俩结盟共同抵御。"

妈："李护士，经您这么一说，我豁然开朗了，想想也是，我不能因为孩子某一不好的行为，而把她整个人全部否定，这样我和她就会是对立面了，我应该和孩子站在一起，一起去对抗那些不好的行为。"

患者："以后我有什么事情也对妈妈说出原因，不对妈妈大喊大叫了。"

我："杨杨能够发现自己的问题真是太棒了。"

患者："其实妈妈对我挺好的，放下工作请假来医院陪护我、照顾我。"

妈："杨杨最近的变化也很大，比在家的时候好多了，情绪稳定了很多，不随便发脾气了，自己的事情也可以自己做了，这和他积极配合治疗有很大关系。"

我："我们每个人都需要得到肯定，尤其是得到自己亲人的肯定，以后有什么意见不统一的时候，大家把自己的想法都说出来，不能直接就发脾气，这样很多争吵就会避免了。"

患者："争吵也没有关系，如果以后妈妈再骂我，我就会告诉她，爱我的妈妈，您能帮我问问刚才对我发脾气的她怎么了吗？"

说到这里，我们三个都哈哈大笑了起来……

**作者感悟**

叙事护理，有时可以转化成护士手中的注射器、治疗车，患者发生病情波动时，护士会问，你愿意和我说说发生了什么吗？这就是操作性共情的第一步，然后患者才会向你诉说他的"心事"才能让我们更好地帮助他们。外化，这一叙事护理技术，不光只用于护患沟通中，也可以教会患者与家属，让他们在人际交往和沟通中学会理解、共情，从而获得成长。

李东东　北京回龙观医院

## 改变那失控的生活

我要讲述的这个叙事案例是学习叙事护理以来，众多案例中很普通的一个。虽然普通，但对我的鼓励却很大。患者小 Q，34 岁的女性抑郁症患者，我刚接触她时，她总是独自一人，有时会暗自落泪，目前以抗抑郁药物治疗。但小 Q 在病房不适应，不愿与人接触，安静少语，生活懒散，不注重个人卫生，不整理个人内务。后来便有了我们第一次的深入交谈。

我："小 Q，你好，我是王护士，最近几天一直很想找个机会和你谈谈，因为怕被你拒绝，所以没有勇气，心里一直在打鼓。"

大概是因为第一次听到有护士这么说，她好奇地看着我，然后很善意地回应我："您想谈什么呢，可以说来听听。"

我："听说您入院前在家的时候想到了轻生，能和我说说是怎么回事吗？"

小Q："心情不太好，整天待着不想动，也不能照顾孩子了，工作也不能胜任了，真是觉得活着没有意思。"（主线故事）

我："那您能描述一下您内心感受是什么吗？"（外化——问题命名）

小Q："无能为力。"

我："那您觉得您这个'无能为力'对您的有什么影响吗？"（外化——询问影响）

小Q："孩子疏远了，生活上还要依靠妈妈来帮忙，也不能正常工作了。"

我："那您喜欢这样的生活吗？"（外化——评估影响）

小Q："不喜欢。"

我："为什么不喜欢呢？"（外化——论证评估）

小Q："每天都活得没有意思。"

我："那您喜欢的生活是什么样子的呢？"

小Q："愉快的带孩子，工作上做得很出色。"

我："那您以前的生活和工作状态是什么样子的呢？"（引出支线故事）

小Q："其实我现在是做研发工作的，很费脑子，但我觉得我做得还可以吧，而且虽然工作很忙，但我还是会留出一些时间陪孩子，周末的时候带孩子出去玩什么的，跟孩子也相处得很好。"

我："您能具体的和我说说吗？"（找出例外事例）

小Q："有一次周末因为下雨不能外出带孩子出去玩，我就和孩子在家玩游戏，是一个关于逻辑性的小游戏，在我一步步的引导下，孩子竟然全部理解了，那时我觉得自己非常棒，孩子因此也很开心。"

提到以前的工作和孩子，她的眼睛里有了一丝光亮，她继续说道："我在现在这个外企待了两年时间，做过一个大的项目和两个小项目，总体成绩还不错，也得到了领导的认可。"

我："那说明您在工作和生活中是一个很优秀的人，还有其他的事情，让您觉得您还是很有能力的吗？"

小Q："在高中的时候，我第一次抑郁发作，休学了8个月，之后复学，我特别努力学习，高考656分，考上了哈工大，之后又考研。"

我："那您还真是挺优秀的，很多人也很努力但也没能考上理想的学校。"

小Q："在研二的时候，抑郁症又一次复发，但我还是坚持学习，找工作，最后找到了工作单位，在那里工作了5年。"

我："哇，您太厉害了，抑郁症也没有压垮您，还找到了这么好的工作单位，那为什么后来换工作了呢？"

小Q："虽然之前的工作我可以胜任，但它的考评和文化我不太接受，最后我还是离开了，去了一家外企。"

我："哦，那说明您的工作能力还是不错的，只是环境不太适合您，通过您讲的这几件事，我觉得您是可以战胜抑郁的，两次的抑郁都没能忘记努力学习和工作，我相信这次的抑郁也不能压垮您，您觉得呢？"

小Q的脸上洋溢着希望："和您这么一说，我心里一下子敞亮了，之前我觉得我真的是要被抑郁压趴下了，我甚至想到了轻生，现在想想，我并没有那么差，我还得尝试着去改变。"

我："那我们先从哪里开始好呢？"

小Q："先从个人生活开始吧，我坚持每天按时起床，洗漱，做一些简单的。"

我："非常棒，我可等着看结果喽。"

小Q："放心吧，我一定会做好的。"

过了几天我再次询问小Q她自己的变化时，她给了我肯定的答案，我给了她一张纸和笔，鼓励她把自己的变化记录下来，让她每次信心不足时拿出来看看，作为对自己的鼓励。（治疗文件）

**作者感悟**

在本案例中，我先是了解到患者现在的状态，通过简单的谈话发现了患者的问题，接着是对问题的展开（主线故事），把她和问题分开，让她和我共同面对这个问题，告诉她我们面对的是没有活力的状态，询问她对这个状态的评估（这个状态是不好的），而不是直接告诉她这个状态不好，之后开始引导患者发现各种例外事件（构成支线故事），在支线故事中找到自己未曾留意到的事——原来我也可以，之后便是在各种例外事件（认同蓝图和行为蓝图）中穿梭探索、自我认同，之后实现了改写（在以前抑郁发作时我也可以很好地学习和工作，它并不能成为我的绊脚石，什么都会过去，我会回到原来的状态）。最后让患者记录自己的变化（治疗文件），这在某种意义上会强化患者的自我认同，给患者带来鼓励。

张春苗 北京回龙观医院

## 走丢了自我

刚接触主人公小月的时候，她不怎么说话，护士问她问题时，她也只是低着头简单的回答是或者不是。通过观察我发现虽然小月的母亲作为陪护者在病房里照顾她，但她和母亲也几乎没有什么交流。而小月除了每天参加我们的康复团体活动，其余时间就是一个人默默地画画。

我对这个女孩充满了好奇，于是每当我值班时就会试着去接触小月，有一天我发现小月又在一个人画画，我就站在她边上看了一会，她画的很好，画面中有许多灰色的小人，像机器人一般，要么没有眼睛，要么眼神空洞并流着红色的眼泪，还有各种被箭穿射的心，看上去非常压抑。我试着问："小月，你愿意把你画中的含义告诉姐姐吗？"

小月居然开口了，说："非常压抑，不知所措。"

她慢慢地和我说起了她的故事。因为爸爸妈妈工作忙，小月从小跟爷爷奶奶一起长大，妈妈是个非常严厉又强势的人，小时候妈妈经常打骂自己，自己觉得和父母一直都不亲，很难有深入的共鸣，觉得最亲的人只有爷爷奶奶。爷爷虽然已经去世很久，但爷爷的去世始终让小月无法接受，只要提到便是泪流满面，总觉得爷爷还在。梦里也没有梦到过爷爷，小月总担心爷爷对自己有责怪，因为爷爷在世时自己经常跟爷爷发脾气、顶撞爷爷，现在想想都是不孝的表现。爷爷去世后小月便跟爸爸妈妈一起生活，但由于妈妈强势的性格，她从来不考虑小月的感受而是替她做决定，就像洗衣服等小事都会嫌小月洗的慢全部包揽下来。小月觉得自己永远是被安排的状态，没有人真正在听她的表达和需求，自己感到除了在独自绘画和做手工时比较放松，其他时候都很无所适从。时间久了，心中不知所措加上内心对爷爷的内疚，让小月开始变得悔恨、胆怯，失去了自信，总觉得周围人都在指责她，看不起他，而妈妈的这种做法也让她失去了自我，没有了方向，认为自己是个没用的人。

我跟小月说："那你下次画画时可以画一幅你记忆中和爷爷生活的画面吗？"小月答应了，我们约定在下次上班时她把画带给我看。

等到第二次上班时小月把一幅画展现在我面前，画面中呈现出幸福甜蜜的感觉，有大碗的八宝粥、粽子、月饼、大柿子、糖葫芦和福字，画面的背景是较为松散的彩带，感觉像是磁带一般，其中散放着数学题，有小学时期爷爷看着小月写作业的感觉，整体很放松。但画面右下角有灰色的画板略显生硬，小月告诉我说，画画时感到之前的学画过程不是很开心，总是被妈妈逼着的感觉，所以会出现灰色。小月给我讲解完这幅画后告诉我，她的回忆中感受到的都是爷爷奶奶生前给予的温暖和关爱，爷爷奶奶希望她能够开开心心的生活。说到这我在小月眼神中突然看到一丝从未见过的光芒。

我接着问："那你觉得爷爷记忆中的你会是什么样的呢？"小月不加思考的说："爷爷记忆中的我肯定是好的，因为爷爷总说我是最好的孩子。"我进而问道："那爷爷会因为你的小任性而对你一直责怪吗？"小月恍然大悟，用力地摇了摇头。

这次谈话后我们约定了再画一幅画，画的内容就是自己现在状态的。小月很遵守约定，这次她画的是一个女孩，画面中是一团彩色的气球将一个身体软软的女孩拉向黑色布满闪电的天空，下方是各种高高的指示牌，许多的左右、对错等符号。女孩的长发挡住了整个面部。小月告诉我，画中的女孩就是她，没有朋友，孤独的一个人，是无力的、没有方向的，面对妈妈的行为她无力反抗，总觉得自己被安排，自己是个没用的人，眼里的世界是黑色的。我问小月，画中一团彩色的球代表什么呢？她告诉我说，这是她喜欢的颜色，也是他向往的生活，希望自己做个有用的人，让自己的世界充满色彩。

通过这几次沟通我发现小月现在面临的问题有两点：①她孤独，没有自信，总感觉自己是被遗忘的，认为自己是无用的人；②她和妈妈之间的问题是缺少沟通。解决她第一个问题点时，我想到了"外部见证人"，通过与康复治疗师的协商，我们鼓励小月参加了一次"画画"支持团体分享会，分享会很成功，会上小月把自己学到的画画技巧等非常细致的给大家做了讲解，大家的反馈也让她出乎意料，她没有想到原来自己这么棒，分享会上也是第一次看到小月脸上露出笑容。我想这就是书中所写的帮助患者恢复自信和存在感的过程，通过分享会小月与另外几个康复者建立起了朋友关系，慢慢地发现她开朗了许多，脸上也时不时能看到笑容了。

在那之后我试着和小月妈妈深谈过几次，也了解到了另一个叙事故事。慢慢地，小月和母亲都发生了一些变化，她俩的交流多了，笑容也多了。十一放假前小月和妈妈来跟我道别，说："高护士，我们后天准备出院了，估计您下次上班时我们就见不到了，今天先跟您道个别，我们真的非常感谢您。"小月手里还拿了几幅画，她说，这是她送给我们康复病房的。这次她画的是风景，她告诉我画的是咱们医院，她说刚来医院时她的世界是没有色彩的，人生的是没有方向的。通过这段时间的治疗她发现生活是美好的，是有希望的，她非常感谢北京回龙观医院，所以他画下来了，希望和她患同样疾病的病友能跟她一样，通过在这所医院的治疗能够早日康复，重新找回自我，去发现生活的美好！

**作者感悟**

叙事护理的技术是重要的，而我的叙事过程中并没有用全所有的技术，但我觉得重要的是带着这种叙事的精神、叙事的理念，去陪伴患者，去陪伴家属，帮他们去找回积极的认知，构建出属于他们自己期待的人生故事。而这种叙事理念是我们单调、枯燥、平凡生活当中的一点点诗意，虽然我们做着同样的工作，但却有着别样的意味。有句话说的特别好：护士是陪伴患者走夜路的人，我们虽然不能改变夜的黑，但我们的陪伴可以增加患者走过夜路的勇气。

高赛英　北京回龙观医院

## 遇见最美的自己

我是一名护士，精神科护士，十年的工作经历告诉我，面对患者，不仅要有一颗关爱患者的心，还要有过硬的专业技术，这些专业技术就包括心理护理技术。

一天晨会交班，责任护士晓真说，患者小溪从昨天开始闹情绪，出现了2次自伤的行为，问其原因，也不回答，又不配合治疗，总在床上躺着，不理不睬，为此，可急坏了她的主管护士。

查完房，我走到了小溪的房间，看到小溪躺在床上，便问："小溪，你感觉不舒服吗？"小溪随意地摇了摇头，不想讲话的样子。

我："你现在感觉怎么样？"

小溪："没别的，就是有点情绪不好。"

我："那你能给我描述一下那个情绪不好吗？"小溪回头看看我，似乎感觉到我的问话有点不同。

小溪："就是感觉老想发火，又发不出来，还老莫名奇妙地生气。"

我："嗯！能感觉到那个小情绪对你的影响。"我走过去坐在小溪身边，"小溪，你可以给那个小情绪起个名字吗？"

小溪不假思索地说到："压抑！"

我："那个'压抑'通常什么时候来，又什么时候会走开呢？"

小溪："我不高兴的时候它就会来，高兴了它便走了，最近这段时间它来的次数多了。"

我："能举个例子吗？它什么时候来？来的时候是什么样子？"

小溪："嗯，就像昨天我妈妈在病房门口和别的阿姨讨论我的病情，我就非常不高兴，因为我不想别人知道我的事情，妈妈怎么可以把我的事情随便告诉别人呢？当时就感觉压抑得不行。"

我："那你当时是怎么处理你的那个'压抑'的呢？"

小溪："我就划我自己的手腕，还用柜子角磨手腕来驱赶那个压抑。"小溪的声音里透着一种愤怒和无助感。

我："那划了你自己之后，那个'压抑'还在吗？"

小溪："划完之后，就不怎么压抑了，就感觉好了很多。"

我："哦！那是不是生活中出现类似的事，你都是用这种方式来解决呢？"

小溪："是的。"

我："那个'压抑'对你的生活有什么影响吗？"

小溪："影响太大了，你看同学们都觉得我变得不好相处了，都躲着我，不愿意理我。我上课上不下去，注意力集中不了，我没有办法改变这些，所以在学校的时候也总会划我自己，老师也觉得我有问题，让我休假。后来我妈和我爸一下就把我送到医院来了。"

我："那这是你想要的生活吗？"

小溪："当然不是，我可不想这样，但我觉得这也是我自己解决问题的方法，我不想让别人说我是'胆小鬼'。"

我很好奇，小溪胆小鬼的想法从何而来呢？我带着那份好奇深入小溪疾病症状背后的故事。后来发现其实不知不觉我应用了叙事护理的解构技术。

我把同样的问题向小溪提出："小溪，我很好奇，那个'胆小鬼'是怎么回事？"

小溪告诉我："从小，爸爸就告诉我，虽然我是个女孩子，但是我也要坚强，遇到困难要自己想办法解决，尤其是不能哭哭啼啼的，像个胆小鬼一样。比如有一次我们一家外出旅游走到玻璃栈道时，看到透明的玻璃路下面的悬崖峭壁，我感觉好害怕，不敢往前走，那时我还很小。记得当时爸爸很生气，说我是胆小鬼，就连这么点困难都解决不了，以后什么都解决不了，要求我必须一个人走过去，我当时真的是好害怕，好恐惧，但是我不愿意做胆小鬼，还是坚持走过了玻璃栈道。"

我："那你觉得爸爸为什么要这么要求你呢？"我开始尝试了解小溪症状背后的文化脉络。

小溪："爸爸十几岁时，爷爷得了肺癌，爸爸既要陪着爷爷看病，也要照顾身体不好的奶奶和年幼的姑姑，爸爸成了家里的顶梁柱，有什么困难都是爸爸一个人来承担的，所以我也觉得爸爸真的很厉害。"

我："哦，那你似乎能理解爸爸为什么这么要求你了吗？"

小溪："爸爸小时候就是这样的经历过来的，爸爸从小就能养成了独自面对困难、解决困难的习惯。所以从小到大我就像爸爸一样，所有的问题都自己解决，解决不了了我就觉得我是胆小鬼，但有时候我很压抑，我也需要发泄，没有别的办法，所以……"小溪无奈地低下头，眼角闪着泪花。

我握住小溪的手，轻轻地把纸巾递给小溪，柔声对小溪说："小溪，那你觉得遇到困难，除了自己面对，伤害自己，还有别的办法解决吗？"

小溪若有所思地点点头，"应该有吧！"

我："嗯，那你以前帮助过别人解决困难吗？"

小溪："有呀！比如说我们班有个同学数学成绩不好，我就主动地帮她补课，给她讲解重点是什么，难点是什么，帮助她找到她的薄弱环节，然后帮她做复习，在期末考试时她的成绩有了明显的提升。"

"嗯，还有吗？"小溪眼角闪现出喜悦，语调突然也变得轻快了些。我抓住这些"意外事件"，继续好奇地听小溪讲她助人的"轶事"。

小溪："还有一次，在放学的路上，一位老奶奶摔倒了，别人都只是看着却不去扶她，我觉得我应该帮助她，就把她扶起来，还把她送到了医院，然后想办法联系到了她的亲人，她的亲人很感谢我。"

我："哦，小溪，你真的好棒，我觉得你是一个善良且乐于助人的好女孩，你自己觉得是吗？"

"嗯嗯，我自己也觉得我是一个乐于助人、热心且坚强的人，其实我还很有韧性，遇到困难从来都不退缩。"不知不觉中小溪的故事慢慢开始改写。我们聊天的气氛也慢慢变得更加轻松，我们接着这个话题继续。

我："小溪，你帮助别人是什么感觉？"

小溪："我很快乐！"

我："对啊，那别人要是帮助你了呢？"

小溪："嗯……那她也是同样的感受吧。"

我："是啊，小溪，在我们的成长过程中，每个人都会遇到困难，有些困难自己能够解决，有些困难自己解决不了。那我们应该……"

小溪："嗯嗯，我明白了，以后遇到困难，我可以不像爸爸那样独自承担，我可以去寻求别人的帮助。"

我："对啊，对啊！因为帮助别人也是一种快乐，这些你是有亲身感受的。"

小溪："是的，从前我总不想去寻求帮助，觉得自己的困难应该自己面对，自己想办法。现在觉得原来是可以寻求帮助的。"

我："那假如这个压抑又来拜访你，你打算怎样去寻求帮助，向谁寻求帮助呢？"

小溪："嗯，在医院我可以找医生、找护士姐姐，回到家，我可以找我的好朋友，和她们诉说我的压抑，我的痛苦和烦恼，就像现在一样，和护士姐姐讲了这么多，我觉得轻松了好多。"

我："或许你也可以求助爸爸妈妈。"

小溪："嗯，我试试吧!"说到爸爸妈妈，小溪还是有些犹豫。（针对小溪"胆小鬼的故事"，我专门和小溪的爸爸妈妈进行了一次叙事，让小溪的爸爸妈妈了解小溪疾病背后的故事。小溪的爸爸妈妈也深有感悟，知道疾病背后的这些家庭教育和文化的影响。）

我："说了这么多，现在你觉得对付那个压抑是否有了些信心?"小溪点点头。

我："那你觉得如果有一天你打败了那个压抑，你的生活会有什么变化呢?"

小溪："我觉得我就开心了，爸爸妈妈也就放心了，最重要的是我就能继续上学了，我和同学们的关系也会恢复到以前。"

我在小溪坚定的目光里看到了自信。我也很开心，而且有一种职业的自豪，通过叙事护理，一次次丰富了小溪的支线故事，帮助她改写了她的人生故事。

在第二天我们查房时，看到小溪的床头柜上放了这样一张卡片，上面写着："快乐助人，助人快乐!"大家都问小溪这是什么意思，小溪拉着我的手愉快地说："我自己写了一张卡片，它可以提醒我自己有问题时要及时寻求别人的帮助，大家需要互相帮助!"看着小溪神采飞扬的脸庞，大家都给她鼓起掌来。

护士："小溪，你真棒，我们大家都愿意做你的见证人，见证你今天的进步。"一起查房的护士给小溪鼓掌。

在出院那天，小溪对我们说："是你们让我摆脱了最困扰我的问题，是你们让我遇到了最美的自己，谢谢你们!"

**作者感悟**

叙事护理，让我的工作越来越有深度，做为一名精神科护士，我们不仅要有爱心，有尊重、谦卑、好奇的叙事态度，同样也要有我们心理护理的专科技能。让我用专业技术展现优质护理的服务内涵，也让我自己在叙事的道路中不断成长，愿每个人都像小溪一样，不断学习，不断成长，成为最美的自己！

刘卓威　河北省精神卫生中心

## 相信自己，从现在做起

我从事精神科工作20年，经历了护理模式从功能制护理到责任制整体护理的转变。从基础护理、专科护理，到心理护理、叙事护理，护理工作越来越专业，不断丰富内涵建设，为患者提供更人性化护理服务，也是"以人为本"护理理念的重要体现。

我科新入住一名年轻女性抑郁症患者，表情愁苦，帮她安置好床位后，我来到她身边："高女士，你好，我是病房护士长，我姓宋，感谢你对我们医院的信任，有什么需要我们帮助的吗？"

高女士："护士长，我这段时间心情不好，对什么都没有兴趣。"

我："能给我说一说那个'心情不好'是什么样的吗？"

高女士："整天高兴不起来，经常感觉胸闷、气短，肩膀及后背部沉重，脑子反应慢，什么事情也做不好，晚上失眠，入睡困难，白天没精神。"

我："嗯嗯，目前这种状况，你能用一个词形容一下吗？"

高女士"'度日如年'，高女士脱口而出。"

我："这种状况有多长时间了？"

高女士："大概有三四个月了。"

我："它给你造成了什么影响呢？"

高女士："开始的时候我还能去上班，现在不想出门，这几天连班也不想去了，饭也不想吃，也不愿意见人，谁都不想见。"

我："嗯嗯，看来这个'度日如年'确实给您带来很大烦恼。"

我："不过，这个'度日如年'这么纠缠你，你还能坚持去上班，已经很有毅力了。"

高女士："嗯，其实我一直是一个对自己要求很严格的人，不管是以前上学的时候，还是参加了工作，我从来没有缺过勤，现在让这病闹得，上不了班了。在这里住院，家里人还得陪着我，把她们也拖累了，很难过，又没有办法。"说到这里，高女士表情又愁苦起来。

我轻轻拍了拍她的肩膀："你这种情况在我们医院是很常见的一种情绪问题，经过治疗和调理，是可以恢复到以前的样子的，不会对你的工作和生活造成影响。您愿意配合我们吗？"

"我真的能恢复到以前那样吗？"高女士疑惑地说。

我："真的，只要你好好配合，是完全可以的。"

高女士："那我能做什么？"

我："你目前这种状态是因为得了一种情绪方面的病，就像感冒那样，我们会为你配一些调整情绪的药物，还有一些放松技巧，你愿意试试吗？"

高女士："需要每天吃药吗？"

我："是的，我们会根据你的身体情况，调整药物的用量。"

高女士："我现在脑子变笨了，怕记不住。"

我："咱们不着急，慢慢来，每天会有治疗护士提醒你，你先跟着我做几次深呼吸练习，当那些抑郁的情绪又来侵犯你时，你可以尝试着用。"

高女士跟着我练习了几组深呼吸放松后，脸上表情舒展了些。

我："你现在感觉怎么样？"

高女士："护士长，我现在觉得轻松了一些，心情也稍好了一些。"

我："你看，你比好多人掌握的都快。"

高女士："是的，护士长，我以前学东西很快的，考驾照我一次就过了，和我一起考试的她们都考好几次。"说到这儿高女士音调明显比刚才高了一些，脸上也看到了笑容。

我："你可真厉害，我考了三遍才考过，虽然拿了驾驶本，但我到现在还不敢自己开车，我老公总是笑话我呢。"

"我拿了驾驶本，就自己开车从老家到单位上班了。刚开始我们同事都不敢相信呢。"说到时，高女士的脸上不由地有了光彩。

我："嗯嗯，我相信很多事你都可以做得很好的，相信你自己。"

高女士："护士长，我一定配合治疗，好好吃药，每天坚持做放松练习。"

我："那就让我们一起加油、努力！"

这是第一次和高女士的叙事，这次叙事我们建立了彼此信任的关系，我自己也很开心，很快乐！接下来的几天宋女士都非常配合各项治疗护理。

一周后查房时，我再次来到高女士身边，她现在已经开始去康复科参加职业康复训练了，她看见我主动跟我说："护士长，我现在心情好多了，也不胸闷气短了，而且每天坚持做你教给我的放松训练。"

我："你现在怎么看待这种疾病呢？"

高女士："我现在明白了，心情就像天气一样，有晴天也有阴天，甚至会有暴风雨，只要我们勇敢去面对，用包容的心去接纳，终会迎来彩虹的。我以前就是考虑事情太多，还总是想不好的方面，所以负面情绪很多。"

我："生活中总会有许多不如意的人和事，我们都要用平常心去对待，自己才是自己命运的主宰者，我相信你的人生会很精彩。"

高女士："是的，护士长，我现在每天都会写日记，记录我在医院的变化，每天的所思所想。等我出院时，把日记留给你们，让以后住院的人都看看，我希望能帮助到她们。"

我："看到你现在的这样，我真的很开心，不但自己在勇敢地面对'度日如年'这个不速之客，而且还能用自己的亲身经历帮助别人，真的很棒！相信你的用心一定会帮助到更多有需要的人。"

高女士："是的，我现在好了，那个'度日如年'如果您不提起她，我都忘了，不过即便她来了，我现在也可以很好地面对她了！"

"嗯嗯，那你怎么面对她呢？"我很好奇。

高女士："我可以做放松训练，还可以写日记，记录她的样子，与她对话，不再排斥她，不再和她斗争，我真的发现这些方法很好的……"

"是的，是的，还有就是药物，可能要坚持服药一段时间，这也是重要的对付她的方法。"

"好的，好的，我会的。"这是我和宋女士的第二次叙事，比第一次更加轻松了。

接下来的时间，我和宋女士有了第三次、第四次的叙事，直到她痊愈出院。

**作者感悟**

作为一名临床护理人员，我们每天24小时围绕在患者身边，面对患者因疾病而备受精神和身体的折磨，家属无助的眼神，我们唯有用我们温暖的眼神，暖心的话语，体贴的行动，才能给患者和家属以安慰，才能无愧于我们白衣天使的称号。特鲁多医生的墓志铭：有时去治愈，常常去帮助，总是去安慰，道出了我们医务工作者的初心。种下希望，终会开花，叙事护理，让我们快乐工作，深深体会和诠释"送人玫瑰，手有余香"。

宋红静　河北省精神卫生中心

## 打败"恶魔"的故事

叙事护理在我院开展已有一段时间了，这几天我又认真地学习了李春老师的《叙事护理》和利用碎片时间听了她的百天微课，并且学习了前一段时间河北精神卫生中心刘杰主任给我们进行的叙事工作坊的叙事技术专项训练的笔记，犹如春风细雨滋润了我的心田。一章一章环环相扣，带着疑问，带着困惑，带着对后现代心理学的好奇与渴望，学习叙事护理，沉浸在叙事护理里，让我受益匪浅。

每个生命都有独特的内部结构，都是由独特的社会文化、文化规范、家庭环境等塑造出来的。而我们每天面对患者，都是一个个独特、鲜活的生命，要聆听、消化、理解和体验他们的疾病和背后的故事是我们精神科护士新的角色功能。

在精神科，由于受症状的支配，得到患者的认同是非常困难的，其实要得到他们的认同有秘诀，那就是关爱与尊重。我开始思考并进一步学习，尝试着把叙事护理代入到工作中，用叙事护理的方法去帮助患者，了解他背后的故事。

我们病区专门收治残疾军人和在服役期间患精神疾病的复员、退伍军人。有这样一名患者：李庆（化名），中年男性，诊断为躁狂发作。患者意识清楚，定向力完整，接触主动，语速快，滔滔不绝，自我感觉良好，精力旺盛，一会儿擦地，一会儿洗衣服，一会儿整理床单位（他是军人出身，床铺整理得很整齐标准，是那种标准的"豆腐块"），甚至内心很敏感，自尊心很强，病友无心的一句话，便会被激惹，大吵大闹，故意搞破坏，甚至会有攻击行为。

一天中午，李庆拒绝吃午饭，把饭盆直接扔到地上，大喊，"这是什么饭菜，我要回家，我不喜欢这里的饭菜。我要吃猪头肉、橘子，我要吃点好的。"经过思考和斟酌，我满足了患者的需求，我悄悄地给他买了橘子和猪头肉，并放在患者的面前，看着他把东西吃完，他很满足、很高兴，连说几个"谢谢"。我们的信任关系从这顿饭悄然建立起来。

我："我可以跟你聊聊吗？"

他说"当然可以。"

我："这次住院是你自己要求的吗？"

庆："不是，我不想住院，我想回家。家里还有好多事等着我去做。"

我："如果家人和医生都建议你住院你能接受吗？"

他犹豫了一下，说"可以，但我只能住一周。"

我："别担心，你的主治大夫对你这个病很有经验，只要你好好配合我们，你很快就会出院回家的。"

庆："护士长，我的病能好吗？这个病折磨的我很难受，像有时候其实我不是故意要和病友发生冲突，我也不是故意摔东西的，但情绪上来，我根本控制不住自己。"

我："我理解你有时候是受疾病的影响，不是故意的，如果你给这个状态起个新的名字，你感觉叫什么？"

庆："恶魔。"

我："那这个'恶魔'给你带来了什么影响？"

庆："嗯，这个'恶魔'他真的很烦人，他会让我发脾气，和别人关系处不好，有损我军人的形象。因为我住院，不能和家人团聚。"

我："那你希望这个'恶魔'一直存在吗？这种生活是你想要的吗？"

庆："当然不希望，我想打败他，早点回家。"

我："那你能说说你想要的生活是什么样的吗？"

庆："我是个男人，我想工作，我想照顾家庭，照顾孩子，成为一个对家庭负责，有价值的人。"

我："所以，是这个'恶魔'让你无法过你想要的生活。"

庆："是的，我现在这种状态只能让我和家人及朋友的关系更差，甚至很难工作，有时候我会讨厌自己，来精神病院住院也感觉挺丢人的，有时候还真怕别人笑话，原来都是这个'恶魔'闹的我。"能够感觉到患者那一刻有一种轻松，一种释怀。

我："是啊，都是因为'恶魔'来了，让你失去了以前的平静，你发脾气、不能工作，都是因为这个'恶魔'的缘故。"

庆："护士长，您这么说，我似乎感觉轻松了一点，我确实不想这样，照您这么说，确实是这个'恶魔'弄得！我从前可不是这个样子。"

我："能跟我说说你以前在部队是什么样的吗？"我抓住这个话题，重塑我们的对话。

庆："我在部队是一名优秀的军人，领导很器重我，让我当班长。"

我："这很了不起，那你是怎么从那么多军人中脱颖而出的呢？"我怀在好奇的态度继续我们的叙事。

庆："因为我做事认真、踏实，而且我叠的被子常常被领导夸奖，让我作为榜样。而且我做任何事情都很积极。"

我："看来你是一个肯干、有上进心的人。那你怎样做才能恢复以前的状态呢？"

庆："我认真配合治疗，听医生和护士的话，可是如果'恶魔'来了我控制不住怎么办，护士长？"

我："如果你控制不住的话，就马上跟我们说，我们会尽全力帮助你，帮助你打败'恶魔'。"

庆："谢谢护士长，我一定配合治疗，好好吃饭，按时休息，把病治好。这样我就能早日出院，就能照顾我的妻子和孩子，照顾我的家庭，让全家人看到希望。"

我："好，那我们做个约定。如果你能做到，你出院时我们送你一个奖状。奖励你在住院期间表现好。让所有病友都向你学习，就像你当年在部队一样！"

经过几次叙事后，患者更加配合医生和护士的治疗，大家都觉得他变化很大，治疗效果也很好。一个多月后，患者痊愈出院了。出院前，患者还特意和我来道别，说："护士长，谢谢您帮我打败了那个'恶魔'，我真的很感激您，我发现和您聊天很特别，每次聊天后就会增加很多力量和勇气，您是位了不起的护士天使！"

**作者感悟**

通过这次叙事，我深深地明白了我们医护人员不仅仅是治疗、护理者，更是患者的倾听者、陪伴者、见证者。我们日复一日年复一年地做着相同的工作，是会觉得枯燥无味，面对各种精神症状的患者难免产生负面情绪，但当我们真的能静下心来走进患者，走进患者生命故事的时候，你会发现我们的工作多了几分温暖和感动，这份感动不仅仅是患者，也包括我们自己。虽然叙事的路我们才刚刚起步，但我们已深深感到了它的魅力，未来的路让叙事陪伴我成长。

吕品　山西省大同市三院

## 做有温度的护士，让患者感受37℃的爱

叙事护理，叙的是事儿，叙的是情，叙的是态度，我们应该怀着尊重、谦卑、好奇的态度来陪伴患者，倾听患者讲述他们生命的故事。只有先改变态度，才能改变行为，只有把病与人分开，才能看见患者内心的痛苦，我们治愈患者的，不只是身体的痛，更是心灵上的痛。利用叙事护理，愿患者能感受到37℃的爱，温暖身体，温暖心灵。

接下来我和大家讲述的是我科收治的一个18岁男孩，精神分裂症，高中生，化名小立，成绩全班排名前三，自尊很强，但是自己认为班里某位女同学对他有好感，虽被明确拒绝，但仍坚信不疑，并认为是某个男同学在捣乱并与其发生冲突，之后小立多在家里不出门，成绩日渐下滑，老师之前对他挺看重的，现在老师对他也很失望，不再关注他，这让他变得更加孤僻，不与人接触，整日自笑，在家里反复自语"我真的没想到事情会闹得这么大"等，与家人关系冷漠，无故打骂父母，生活懒散。

小立住院后，脾气古怪，不配合治疗，拒绝吃药，护士多次劝说，态度违拗，平素神情紧张，一直在看书，不想理人，我耐心询问，他总把我怼回来，后来我多次去看他，坐在旁边静静地陪他一会。慢慢地他的目光不再那么敌对。一次我看到他正在看书，我就试着打开话题："小立，你看的是什么书？"他不理我，我看到他拿的那本书是《亲爱的安德烈》。这本书正好我也读过，记录了两代人试图消除隔阂与冲突的所做的努力。呈现了母子两代人心灵的碰撞以及中西方不同文化对个体思想意识的影响。

我说："这本书我也喜欢读，很不错。其中有句话是这样说

的，孩子，我要求你用功读书，不是因为我要你跟别人比成绩，而是因为我希望你将来会拥有选择的权利，选择有意义的、有时间的工作，而不是被迫谋生，当你的工作在你心中有意义，你就有成就感，你就有尊严。成就感和尊严会带给你快乐。"

他终于开口和我说话了"护士长，我也喜欢这段话，所以我选择认真读书，将来我可以拥有选择的权利。"

我："是的，认真读书将来才有出息。"

他："但我现在这种状态不能很好地读书了！"

我："那你可以描述一下你现在的生活，是什么样的状态吗？"

他："现在这个状态我一点也不喜欢，我不能去学校读书，耽误学习，我喜欢的女孩子她不喜欢我，我很自卑，睡不着觉，生活没意思，活着也没意思。"

我："那你能用一个词来描述你现在这个状态吗？"

他："应该是'不自信'。"

我："那你喜欢这个'不自信'吗？"

他："当然不喜欢。"

我："那你希望这个'不自信'一直在吗？"

他："当然不希望，我希望他远离我。"

我："那你为什么不喜欢现在这个'不自信'？"

他："它让我学习成绩下降，让我情绪不好、状态不好、来医院住院，也让我不能去上学、父母操心、被人看不起，自己一事无成，更不会有女孩子喜欢我。"他眼眶泛起泪花。

我："那你想要什么样的状态呢？"

他："我想要好好学习，取得好成绩，将来考个好大学，不再让父母为我担心。找个喜欢的女朋友，然后她也喜欢我。"

我："那现在这个'不自信'突然来了，确实影响到你的生活和学习。"

他："是的，我也讨厌我现在这种状态。我这种状态慢慢就会把我废了。"

我："那你以前是什么样的状态？"

他："我以前是个很阳光的男孩子，我喜欢跑步，别人跑二三圈，我可以坚持跑好多圈。还有我学习成绩很不错，尤其是数学，经常班里排名在前三名，老师也很器重我，有一次，我的数学在全校考了第一，我们老师都引以为豪。"

我："那通过跑步这个行为，你认为自己是一个什么样的人呢？"

他："我认为我是一个有毅力、有恒心，不怕失败的人。"

我："那你觉得是什么品质让老师那么器重你呢？"

他："我认为我是一个脑子好使、聪明的人，老师讲的内容我都能理解，不理解的我一定要弄明白。我是个勤奋好学的人。想学就能学好。"

我："那你如何从你现在这个状态达到你想要的状态呢？"

他："那我就要付出行动了。"

我："试想你三年后考上大学，你有了稳定的事业，这个'不自信'离你远了还是近了？"

他："那当然就更远了，我甚至想消灭它。"

我："它不是橡皮，你生命里发生的故事也不是铅笔，那是你生命的故事，它是不可以改变的。不过通过你的努力，他可能会远离你，但它不会消失，它可能会藏在某一个角落里，随时随地地听你招唤。所以你该怎么做？"

他："我知道我该怎么做了，我现在认识到自己的问题了，我目前要认真按大夫和护士的要求去治疗、喝药，让我的病情消失，然后我就可以回归学校，去好好学习，考个好大学。"

之后又通过几次叙事聊天，小立更加配合医生和护士的治疗了，病情也基本康复出院了。通过后期的电话随访，了解到患者目前状态很不错，已经回到了学校，而且成绩也不错。

**作者感悟**

通过这个案例，我深刻地体会到的一句话就是"任何异常行为的背后都隐藏着一个正常的心理需求"，我们看问题不能只看表面。通过叙事护理的方法，我们可以探索到引发问题的真正原因，这样才可以从根本上解决问题。叙事护理的应用让自己的内心发生了变化，面对问题要首先想着去探究背后的原因，换位思考，而不是被先入为主的想法或者情绪主导，让我收获了满满的成就感。最重要的是帮助了患者，帮患者找回了积极的自我，以积极的态度面对疾病和未来的困境。

叙事赋予我们一种倾听患者内心的能力，同时也赋予了我们从故事本身出发的态度，更赋予了我们一种人性关怀的温度。做有温度的护士，让患者感受 37℃ 的爱。叙事——温暖患者，也快乐自己。

吕品　大同市第六人民医院

## 关不掉的仪器

现在回想起来，第一次见到老李是在一年多前的一个下午，他愁容满面地对我说，"护士，我又被控制了去，我很难受，让我去病房躺一下。"

我是一名精神科封闭式管理病房的护士，那天下午我的工作任务是观察患者病情，同时组织患者参加病房里组织的文体娱乐活动训练，在丰富他们住院生活的同时，也矫正他们孤僻、懒散的行为。那时我刚调到这个科室工作不久，还没做到对患者的病情烂熟于心。我不确定老李是不是因为懒散，想要逃避文体活动，而要求去卧床的。但我看他眉毛皱成一团，背也有点挺直不了，于是询问了原因。老李告诉我，他又被看不见的仪器发出来的"超声波"所控制，全身都很难受。我给他测量了生命体征，确定他生命体征方面没有问题，我给他打开病房的门，让他进去卧床休息。回到护理站，我对同事交代道："刚才老李说他不舒服，要求卧床，我让他去 902 房间休息了，一会巡视的时候，注意看一下。"我那位年轻的同事笑着，习以为常地回答道："嗯。他总是这样啊，说又被控制了。我在这工作快两年了，他的'超声波'一来，都是要求卧床的，我们都习惯了。"

当我在这里工作一年后，老李还在住院，也还是常常要求卧床，因为控制他的仪器还是不定时的会向他发射"超声波"。

科里的护士有两种做法，第一种给他开门，让他卧床。第二种让他转移注意力，鼓励他不要理"超声波"，坚持不卧床。但不管哪种做法，老李最终都卧床成功。因为选择第二种做法的护士，最终都会被老李纠缠的受不了，给他开门。我也是在这两种做法中轮换选择，但结果无不例外。因为像老李这种精神分裂症有妄想症状的患者，他认定的事情基本很难改变。有时我就是感觉老李像是想要找借口偷懒，去卧床。偶尔开门开的极不情愿，却又无可奈何。

当我在这里工作快两年时，老李仍然在住院，他还是常常要求卧床，因为那个会发射"超声波"的仪器仍然在影响他。科里的护士还是那两种做法，我也一样。但其实在对待老李的物理影响妄想这方面的护理措施正在悄悄地发生改变。因为我们开始接触叙事护理，叙事护理犹如一股春风吹进了我们护理人的心田，用"尊重、好奇、谦卑"的心态工作，不以改变患者为目的，而是以一个陪伴者的身份走近他们，去温暖和滋养他们。

虽然是第一次接触叙事护理，但我很喜欢叙事护理的理念，也很愿意用叙事护理的精神去工作。

那天我走进病房，和老李招呼。

我："嗨，老李，这两天感觉怎么样？"

老李："全护士，我这两天还可以。"他微笑着回答道。

两天前全体患者刚理过发，老李换了一个发型。

我："老李，你换了新发型了，看起来年轻了很多。"

老李："我如果打扮打扮还像18岁。"他有点半开玩笑、半认真地说道。

老李是一名精神分裂症的患者。今年52岁，病程有28年了，和科里许多同龄的患者比起来，他确实显得比较年轻。

我："看来你最近心情还不错？"

老李："是的，我最近好了很多，仪器已经有半个月没有影响我了，我感觉我快要好了。"他的声音带着愉悦。

我："是吗？那真是太好了。确实呀，我最近很少见你要求去卧床。"

老李："全护士，谢谢你哦，每次你都会给我开门，让我去卧床。"他客气地和我道谢。

我："老李，我想问问你，关于这个仪器对你的影响，它是怎样影响你的，为什么每次你都会显得那么难受?"今天趁着老李状态好，我想问得具体一些。

老李："仪器发出来的'超声波'影响到我身体的各个部位，具体说起来，有酸、麻、胀、痛、痉挛。你知道毛毛雨飘到身上的感觉吗? 如果没有这个仪器，我很喜欢毛毛雨，但现在仪器让这个'超声波'像毛毛雨一样侵袭我。还好仪器发出来的不是辐射，要是是辐射的话，我早就没命了。但这个'超声波'如果一直侵袭着我，最后也会要我的命的。它现在已经侵袭到了我的胃，让我有时感觉吞不下东西了。谢谢你们最近给我换成半流质饮食，我觉得好多了。"他看着我，很认真地说。

酸、麻、胀、痛、痉挛这些感觉，没有一个是让人舒适的，当老李用"毛毛雨"去形容"超声波"在他身上的感觉，使我能够更形象的了解他的不舒服。确实，患者是他疾病故事的唯一知情人，他才是具有独特的有关自身疾病发生、发展、感受和体验、认知和策略的专家，因此当我们与患者对话的时候，对于他的疾病故事我们是无知者。这也是我愿意去倾听的原因。

我："那每次你要求护士开门让你去卧床，又是为什么呢?"

老李："每次仪器控制我的时候，我要顺从它，不能和它对抗。以前我会打我的肚子，去对抗它，结果'超声波'更厉害了。我觉得我不能激怒那个仪器，我要静静地去躺着，而且不能动，慢慢地'超声波'就会消失。每次'超声波'都是下午的时候影响我，天黑了就好一些。每次好一些，我就会从房间出来。"

确实，老李说的，也都是我在工作中所观察到的。老李每次在躺床的时候，都是安静的。大部分时候快到晚饭的时候，他都会从房间出来，告诉护士，说"我好了"。偶尔也有晚饭的时候老李还在卧床，劝他出来吃饭，他会说："不吃了，没法吃。"每次护士都会给他留饭，等他说"我好了"以后再吃。

在这次交谈中我第一次听见老李说会打自己肚子来对抗，尽管那是过去的事情，我觉得还是有必要进行宣教一下。

我："老李，从我们刚才的交谈中，我了解到了你应对'超声波'的办法。我比较支持你现在的应对方式，因为这是一种自我照顾的方法。不能用伤害自己的方式去应对'超声波'。如果你觉得你应付不来的时候，你可以寻求医生、护士的帮助。"

我给老李提了个醒，告诉他医生、护士都是他的资源，在疾病的道路上，他不是孤军奋战。我喜欢叙事护理的理念：每个人都有资源和能力，疾病不会百分之百操纵人。我把这个理念传递给了老李。

我："每次躺在床上，那么长的时间里，你不会烦躁吗？都能安静地躺着？"

老李："哎，说起来还是很悲观的，觉得这个仪器把我的生活毁了，让我一直住院。我有时会翻来覆去的烦躁，但我发现我越想的多，头脑越乱，'超声波'的强度就越强。我就安静下来，躺着不动，'超声波'越来越小，安静下来的时候心情就没有那么糟糕了。"老李说道。

我："对了，你能觉察到自己的情绪和想法是非常棒的。有的时候，我们的心情会被想法影响。要学会从想法中出来，回到现实生活中来。我记得上次谈话，你告诉过我，你会调整呼吸，这是个很好的转移注意力，回到现实生活中的方法。把注意力放到呼吸上，从悲观的想法中出来，继续保持平稳的呼吸，尽量不去关注'超声波'给你带来的不舒服的感觉。"

在对话中，我提取到了老李能觉察自己情绪和想法的信息，我抓住机会，赶紧做一些正念呼吸的健康宣教。

老李："好的，我会注意调整呼吸。"

我："这么多年了，那个控制你的仪器你见过吗？它真的那么厉害的存在吗？会不会是你感觉有误呢？"

老李最近状态稳定，我想试试看，能不能尝试去动摇一下他的妄想内容。

老李："仪器真的存在的，是 1993 年部队里的人放置的，并把产生'超声波'的开关打开了，我看见过这个仪器。"他说的极其肯定。

我："你见过这个仪器?! 在哪里见过？"我好奇地问。

老李："上次国庆阅兵，我在电视里看见了那个仪器，它真的是很高科技的。"他认真严肃地说着。

我："那现在这个仪器离你远还是近呀？"

老李："那我就不知道了，反正仪器都一直在影响我。全护士呀，我们还是不要一直说这个仪器了，要是被它感应到，'超声波'又要来了。"他有点担心。

老李觉得仪器很厉害的，20 多年的病程，妄想坚固，从没有动摇。这是精神分裂症疾病的一个特点，也许妄想症状会伴随终生。我尊重老李，我谨记叙事护理的目的是为患者服务，而不是为护士自身的好奇心服务。在叙事护理中好奇，是对人的好奇，因为每个患者都是独特的，在每个患者与疾病的交锋中，其感知、认识、体验、行为也是独特的，我们的目的是帮助其患病过程中由病引发的心灵之痛，而不是满足自己的好奇心，对患者穷追不舍。

老李："全护士，你相信我刚才说的吗？"这次换成他来问我了。

我："我能够理解你，也相信你的感受，所以每当你要求去卧床的时候，我都爽快的帮你开门。"我真诚的回答。

老李："是的，是的，很感谢全护士对我的照顾。我和你说得最多的了，我和我妹妹都没说这么多，她总是不相信我，她说根本没有那个仪器，叫我不要乱想。"他又一次感谢我，言语中带着信任。

妹妹是老李最亲近的家人，为了照顾老李，甚至选择了单身。

我："其实你妹妹也是想帮助你，开导你。你妹妹一直很关心你，对你提供了很多帮助。"

交谈中我不忘帮助老李，去寻找他的资源。在与疾病相处的这条道路上，我希望老李能感受到更多的温暖和力量。

老李："是的，我妹妹很关心我，我想早点出院，去减轻她的经济负担。"

我："我相信总有一天你会出院的，其实从入院的那一刻开始，我们就一直在为出院做准备。但如果在短期之内，你没法出院，我希望你能够以照顾自我为目的好好配合治疗。你有什么需要帮助的，可以及时地告诉我，在合理的范围内，我会尽量去帮助你的。"我真诚地对他说道。

老李："好的，好的，谢谢全护士。"他再次道谢。

这是我接触叙事护理后的工作日常。有空的时候常常和患者聊一聊，将病情观察、心理疏导、健康宣教的内容一起糅合起来，可以同时完成多项工作任务。这样去工作，我的心情更愉悦，也更有成就感。在疗愈他人的过程中，我似乎也遇见了更好的自己。

**作者感悟**

刚接触叙事护理时，并不知道"叙事护理"这个名词代表什么。听了几节叙事护理百天微课，我就被叙事护理的精神、理念所感动。仅仅只是精神和理念的文字就给了我很多力量和温暖。

我想如果我是一名患者，我的护士告诉我：你不等于疾病，疾病才是疾病；你才是自己疾病的专家，我愿意细细听你说来；你有你的资源和能力，你的家人、医生、护士都在你的身边；你是自己生命的作者，生命中总有彩虹；疾病不会百分之百操纵你的，请不要害怕。我想那时我在陌生疾病的世界里一定不孤单且能充满前行的力量。

我带着叙事护理的理念和精神去工作。对待老李，我以尊重、谦卑、好奇的态度去走近、了解他；尽管初学叙事护理，但李春老师说："叙事护理强调的不是技术而是态度。只有生命才能进入生命，只有灵魂才能与灵魂交流。"这让我坚定了自己的工作方式。老李的妄想症状也许会终生伴随他，而我不是以改变老李的妄想症状为目的，是加深对老李的了解与感动。我是在老李康复道路上陪伴着他的一名正在学习叙事护理的护士。

我很喜欢叙事护理工作者陈莹莹的这句话：我们不以改变患者为目的，而是以一个陪伴者的身份走进他们的内心。没有成功、不成功的叙事护理，只有做不做的叙事护理，只要去做了就是成功，哪怕是一个温暖的眼神，一声轻轻的问候，叙事护理的种子都会慢慢生根发芽，期待着享受破土而出那一刻的喜悦和幸福……在患者康复的道路上，我愿意做一名有温度的陪伴者。

林美容　厦门市仙岳医院

## 滚蛋吧，抑郁君！

24岁的小甫，某医学院大四临床实习生，维吾尔族，诊断复发性抑郁障碍。2020年4月份因失恋后再次出现情绪低落，觉得做什么都提不起兴趣，有消极想法，5月出现跳海自杀行为后在辅导员的陪伴下入住我院治疗。

### （一）

晨会交班，护士汇报患者情绪很躁动，三餐拒绝进食，强烈要求哥哥来院陪护且要求出院，护士已反复告知因防控疫情的要求，他哥哥不能来院陪护，但是患者情绪愈发激动，威胁称有一百种死法，不愿意配合治疗及护理。经评估存在自杀的高风险，对护理工作带来很大的风险。

当我一进入病房，他瞥了我一眼，转过头去不理我。我说："早上好呀，昨晚睡得怎么样？早餐吃了吗？"

我继续说："你最近饮食差，上次听你说吃不惯米饭，已经吩咐食堂尽量安排面食及每天增加一个馒头，而且我们食堂自己做的馒头可好吃了，有紫米馒头、南瓜馒头、甜的、不甜的馒头都有。"

他听完我说后，转过头来看了看我，勉强挤出尴尬而不失礼貌的微笑。

我又接着说说："看你住院这几天状态挺憔悴的，你愿意用词语总结下或者形容下吗？"

他低头沉思下，从书中抽出一张画。

他说："那就叫作'偿命百岁'。"

我说："这种'偿命百岁'状态，对你和你的家人有什么样的影响吗？"

他说："我父亲觉得我是懦弱的人。时常感觉有人带我去一条黑黑的长长的楼道，待在里面怎么也出不来，也看不到任何人，感觉非常压抑，很绝望。"

我说："这真是让人痛苦的感觉，这是'偿命百岁'带来的痛苦么，我们一起想办法来赶走它！"

"哼！"他略带不满的语气说，"可我都说了几百万次了，我想见我哥哥，可是你们都不允许。"

我笑着并解释到说："医生刚刚跟你父母通电话，但是你家人说最近疫情非常严重，你的家人连门都出不去，更别说来厦门陪护了。"

他低下头，欲言又止，小声地说："我哥哥在厦门上班，说了不要歧视我，其实我的哥哥……是我的……爱人。"

我内心微微一震，然后淡淡地说："没什么好歧视的，只是性取向不同而已，能遇到真爱都是幸运的，这是困扰你并使你发病的原因吗？"

他低下头，叹了一口气，说："我爸是个很严厉的人，他如果知道这件事，肯定会暴怒的，我都不敢想，也许是怕大家的异样目光，也许是考研压力，也或许是我爸要求我毕业回新疆工作，这些生活琐事导致我们争吵不断，最后分开了。我现在非常想见到我的哥哥，他现在是我唯一的精神支柱，如果他能来，我愿意配合一切治疗。"

我说："他一定是你生命中非常重要的人。"

他面露羞涩，微微一笑，说："我们是在网上认识的，他是我师兄，是学软件设计的，是很优秀的人，我们有共同的爱好，我们喜欢文学、历史，大学四年他陪伴我一起度过了美好的时光，虽然平时有小争吵，但哥哥都是无条件包容我。"

看着他脸上洋溢着幸福的笑容，我说："我想爱的这束光点亮了你困在楼道的世界，无论你感到多痛苦，这个世界上还是有很多人是爱着你的。"

（二）

经过多方联系到患者的哥哥，经核酸检测为阴性，进入病房陪护小甫，他情绪明显比之前更平稳，时常跟医护人员沟通并讨论治疗的方案。我跟往常一样进入病房，发现他正聚精会神地看着书。

我轻轻地问："哇，在看什么书呢？"

他答道："在看考研的内容，马上就要考试了，我得多多加把劲啦！"

我说："你能考到重点大学学医，以前一定是学霸，考研你一定也可以的！"

他嘴角微微上扬，说："我来自比较落后的小县城，那里的教育相对比较落后，我也是为数不多的考上国内重点大学的学生，用我爸的话来说是整个家族的骄傲。"

我说："哇，看来你就是传说中'别人家的孩子'，学习能力棒棒的，对于考研以后有什么想法吗？"

他想了想，说："我打算走科研型路线，特别想考华西医学院的研究生，我非常了解自己的性格，无法正常跟患者去面对面的交流，我想我只能从事科研方面的工作，可能这样比较适合我。"

我微笑着说："这个该死的抑郁让你立马找到今后的目标，看起它还是有好处的。"

"嗯"他点了点头。

我说："你考上研究生，准备研究什么？"

他想了想，说："我最好的朋友的父亲因为肝癌走了，之前我就特别希望有治疗癌症的相关药物。"

看着眼前自己都还被疾病折磨的他，仍想着为他人设想，此情此景，我内心感动万分，说："你一定可以的，我相信你有这个能力，这次好好系统治疗，坚持服药，加上你哥对你的鼓励。对你来说，考上研究生一定没有问题，我们还是同行，说不定哪天就听你开会报告研究肿瘤药物的新进展，到时候还要找你签名呢！"

他露出久违的微笑，坚定地答道："希望会这么一天！以后我尽量调节自己的情绪，配合治疗，争取早点出院！"

**作者感悟**

叙事护理的精神、理念与技术，指引我们在面对患者的过程中，充分尊重、相信患者，对患者保持好奇与探索，并积极在感悟中反思，同理患者。当问题外化时，有利于我们与患者聚焦问题、看清他的困扰与需求；解构的过程让我们看到该患者的特点、同性恋性取向、家庭文化、社会文化对他的相关影响，同时亦使患者困扰的问题清晰化，并看到自己的资源与力量，最后帮助患者从一个活得没意义、绝望、痛苦、想自杀的状态，改写为积极复习考研、认为自己有价值、能感受到爱、对未来有目标、有信心的状态。

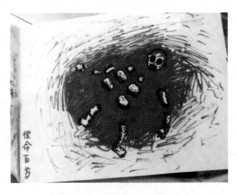

图 6-4  小甫画的 "偿命百岁"

林美容  厦门市仙岳医院

# 你笑了

对小Q的第一印象就是漂亮，但这位漂亮的高个美少女给人以千里之外的距离感，点头或沉默是她日常表达态度的方式，接连几天接班时都发现她一般只静静地待在房间，药物治疗一周左右后，早晨去她房间进行晨间护理时发现她的面部表情缓和了很多，于是我主动询问了她近日治疗的感受。

我："小Q，今天感觉怎么样呢？睡得好吗？"

小Q："还可以。"

我："你笑了哎，你脸上有笑容了。"

小Q继续笑了笑不说话，可能她突然间不知道该说什么吧。

我："这是你的画板吗？你喜欢画画吧，有时间可以画一画啊，让我们欣赏一下。"

小Q："嗯，我是艺术生，学画画的。"

说话间我们就走出了病房，继续投入一天的工作中。下午巡视病房的时候发现小Q真的拿起了她的画板颜料在作画了，她开始有兴趣干一些事了，我借机夸赞了她几句，就没再打扰她继续创作了。

和小Q近一步的接触还是后来上夜班的时候，那天晚上她睡前在病房走廊里和她新认识的小伙伴聊边走了好多圈，后来也按时吃药，按时上床睡觉，感觉她今晚状态还挺稳定的。大约零点左右，她来到护理站告诉我她睡不着，我例行询问她要不要加点药帮助睡觉呢，她犹豫了一会开口说：

"姐姐，我睡不着，能和你聊会吗？"

我放下手头的工作，邀请她坐在我的旁边，笑着说道：

"我们聊一会你就要乖乖去睡觉哦！"

小Q："好，姐姐，你上夜班不能睡觉吗？太辛苦了吧。"

我："我要看你们睡觉啊，看你好像18岁了，今年高考了吗？"

小Q："今年因为生病休学了，没能考试，只能明年再考了。"

我："那你为什么不睡觉呢，发生什么事了？"

她摇摇头，犹豫了一会，笑着问道：

"姐姐，你有男朋友吗?"

我回避了这个话题，询问她道：

"你长这么漂亮，有喜欢的人吗?"

她一边微笑，一边悄悄地给我讲述了那个培训老师，那个闺蜜和她的故事，一个花季女孩默默地崇拜一个有颜值有才华的人，我们悄悄约定保守这个秘密。

分享过秘密的人可能会心更靠近一些，我借机询问了她的病情。

"你知道自己为什么来住院吗?"

小Q："医生说我是抑郁症，重度抑郁。"

我："大概什么时候开始的，发生什么事了吗?"

小Q："初中的时候吧，我也不知道为什么就高兴不起来了……"她慢慢地回忆了自己从初中到高中的几年时光，好像是病了，又好像还可以继续生活，后来有一天开始坚持不下去了，有了自杀的念头，家里人也觉得有些严重了，开始带她看医生。

我："你出院准备干吗呢，去上学吗? 你好好治好了明年还可以去上大学啊。"

小Q："我估计年后就要去参加艺考了，出院了得好好去学习，其实我担心我今年艺考又赶不上，不过我还是想考大学，学服装设计，我喜欢服装设计。"

从她的回答中感受到她对病了的无奈和未来的期待，看着她接连打哈欠，我劝他回去睡觉了。

我："不早了，你回去睡觉吧，我们下次再聊哦!"

小Q："好，姐姐，你好可爱，我回去睡觉了。"

我："嗯，明天见。"

第二天她还是早早地醒了，凌晨5点，她又跑过来和我聊天，又给我讲了她那个培训老师，那个闺蜜和她的故事，我微笑着把这个故事又听了一遍，原来她真的记忆也变差了，怪不得她担心自己的考学。后来，她出院继续进行心理治疗，我经常能在医院碰到她，不到一年的时间，她还是再次住院治疗了，但每次见到她，她都微笑着和我打招呼，或许这些笑容里藏着她努力治疗的决心和对未来的那份期待吧。

**作者感悟**

在临床工作中，不乏这样的场景，当患者沉默寡言时，当患者嚎啕大哭时……我们的心也跟着揪起，但是我们往往却有心无力，不知道安慰患者、帮助患者的方法而导致难以下手。而叙事护理的出现，正是在告诉我们该怎样去帮助患者、如何去安慰患者，这便是叙事护理的意义所在。从一开始沉默寡言的小Q，通过沟通、进一步了解，到愿意敞开心扉的小Q，这就是叙事护理的魅力所在。很多时候我们可能对患者无法感同身受，但是我们可以给予患者一句话、一个眼神、一个拥抱、甚至是一个微笑……这些看似微不足道，但在患者那里可以汇聚成星河大海，从而成为患者的力量之源，给予患者强大的力量。护士是陪伴患者走夜路的人，虽然我们不能改变什么，但是需要的时候我们一直都在，希望我们通过学习叙事护理，让每一个护士都能点亮患者的希望之光。

赵娟　山西医科大学第一医院

## 多些医者言

60岁的王阿姨入科已经有一段时间了，从第一天来就开始各种"找事"，算是大家都比较头疼的一类患者了。每次交班，大家都特别交代对王阿姨要特殊对待，得避着雷走，后来也就成了大家心照不宣的默契，对王阿姨的要求几乎是事事有回应，件件有着落，用宾至如归形容也毫不夸张，王阿姨可能真把医院当家了。

其实王阿姨是一个性格开朗的人，好聊天，也好想事，她在病房也颇能笼络人心，几个老头、老太太很快就让她组成了一个小团体，还为病房管理积极谏言，每次一上班，总能听到王阿姨过来询问"姑娘，我吃的是什么药呢？主任为什么不来查房呢？我怎么住了好几天都没人来查房呢？其实我没啥病，就是睡不着，都好着呢？……简直就是一本十万个为什么，询问最多的就是医生为什么不来看她，还鼓动的几个老患者也来询问主任为什么不来查房。可能医院忙碌的工作节奏和查房制度和他们心理的预期不相符吧。

王阿姨："姑娘，你看我都住好几天了，没看到主任来查房。"

我："阿姨，主任每周都定时查房呢，不可能不管您的，您就安心住着吧，主任不是昨天才看过您吗？您忘了她还和您说调药的事了呀，要不您去问问您病房的那个小姑娘是不是真的。"

王阿姨："哦，那他什么时候再来呢？"

我："阿姨，您有什么不舒服也可以和我说啊，也可以和您的主治医生说，他可是天天都在的呀，要不我带您去说说？"

王阿姨："哎呀，也没啥，我就是想知道他说给我调药调了没呢？"

我："阿姨，药晚上就开始调了，我看您最近睡得还挺好的呀，您觉得呢？"

王阿姨："嗯，这几天喝了药能睡到天亮了，这个药还挺管用的，比在家里睡得好多了，不知道这过几天出了院还要不要吃药了？"

原来阿姨还是担心回到家睡不好的问题了。

我："阿姨，您在家一直睡不好吗？家里的事会影响您睡觉吗？"

王阿姨："我家里挺好的，就是我自己老胡思乱想睡不着，心烦，之前吃的药也不管用，这次来主任给换的这个药不错，他说这是最好的药，我喝了肯定能睡着，你看我这几天睡得还不错，但我还是忍不住要担心我这病，我出院以后又睡不着怎么办呀，你说我能好吗？咱有没有出院了以后好了的患者呢？"阿姨焦虑地向我表达了她的担心。

我："阿姨，您这病情也不算特别严重，有信心治疗肯定回去也没问题，之前住您一个屋的一位阿姨出院的时候就好得差不多了，她每天特别听从我们的治疗安排，每天都积极地去做治疗，我记得她可喜欢去做那个生物反馈治疗了，每次都说自己放松的快睡着了。您喜不喜欢做呀？"

王阿姨："哦，那个我也去过几次，老觉得咱这应该是靠吃药吧，这些是不是没用啊，我这几次也都不去了。"

我："阿姨，您还是要相信咱的系统治疗的，您看之前好了的那位阿姨就特别的相信治疗，还每天跟着我们学习八段锦，后来还自己组织大家一起练习，我觉得您俩的情况挺像的，您也一定可以啊。"

王阿姨："嗯，要不我也再试试吧，看能好到啥程度？"

我："好呀，咱明天就开始继续治疗吧。"

王阿姨："姑娘，你说我会不会回去还是睡不着呀？"

我："阿姨，您回去应该还得吃一段时间药，回家应该比这儿环境好，您应该更好睡吧。"

阿姨叹了口气。

我："阿姨，您在家是不是因为有什么烦心事了？所以睡不好？"

王阿姨："我都退休了，在家也没啥事，就是老晚上心烦，睡不着。"

我："阿姨，您是不是觉得每天太清净了呀，看您像个爱说话的人。"

王阿姨："是了，这医院里每天还能和这几个病友说说话，也还行，但老住着也不舒服啊，还是想回家能看到孙子。"

我："阿姨，您这回去是不是想着参加点什么活动呀，咱白天尽量不着床，晚上好好睡。"

王阿姨："哈哈，我这还真一下子不知道干啥了。"

我："您年轻时有啥兴趣爱好，咱重新捡起来呗，您看现在老年大学也挺好的呀！"

王阿姨："习惯了围着孩子转了，住这儿这几天每天打打牌，下下棋还挺好的，还能和你们唠唠，不然总感觉不放心。"

我："阿姨，您把回去也规划一下，肯定能睡好的。"

王阿姨："哈哈，那就好，等主任来了我想问问我出院的事了。"

我又看了看王阿姨的病例，这帮助睡眠得药一直也用得差不多啊，可能相比药来说，王阿姨更多的是对这位德高望重的主任医生的信任吧，一份精神依赖，也难怪王阿姨大事小事都想着能和主任唠唠。

**作者感悟**

通过案例，我们发现"爱找事"的王阿姨只是想寻求德高望重的主任的安慰与关心。美国特鲁多医生曾经说过："有时去治愈，常常去帮助，总是去安慰。"，有时忙碌的临床工作常常会使我们一味地追求技术上的效果，反而忽视患者真正的需要，从而本末倒置。医护人员如何感知患者痛苦，并为其提供有温度的医疗照护是我们当下应该关注的热点。而极富人文关怀和情感魅力的叙事护理正是对人性化护理服务内涵的补充。我们可以通过叙事护理的方式走入患者的内心深处，知道王阿姨的问题所在，知道她为什么"爱找事"，从而可以"对症下药"。叙事护理可以让患者充分地表达自己的感情，从而建立积极的心理应对，让患者在生理、心理上都达到最为愉快的状态。

赵娟　山西医科大学第一医院

## 悲伤的花花

我见过各种各样患者，可对花花印象尤其深刻。24岁的花花很有气质，身材高挑，外貌很吸引人的眼球，是别人羡慕不来的那种。家庭条件优渥的她从小接受父母严格的教育，逐渐形成了对自己的高标准、严要求，从小学到大学，成绩优异，表现出色，毕业后在银行上班，在别人看来，再完美不过了，可是花花不这样想，她特别丧，丧到想要离开这个世界。

我试图和她沟通，但前两次都失败了，花花并不愿与人交流。直到有一天值夜班时，花花想要向我借东西，便主动和我说话。

我："花花，你怎么样呀，住院三四天了，看你每天都在病房，似乎是在忙着各种业务，和别人交流比较少，你有什么事都可以和我说，我希望可以帮助到你。"

花花沉思了一会，说："可以。"

我："花花，那我们来简单聊一聊你现在的状态吧，如果现在给你的状态起个名字，你愿意给他叫什么呀？"

花花犹豫不决地答道："我的状态？那不如就叫他'悲伤'吧。"

我："你看你这么优秀，有一份值得别人羡慕的工作，羡慕的才华、手艺、自律以及你的美貌，你怎么会感觉悲伤呢？"

花花："从大学毕业进入工作岗位后，便开始有了这种感觉。我每天干着一样的工作，处理着不同人群的同样的业务，我自己学历有限，身边的同事都很优秀，学历也都比我高，我自己感觉我的职业生涯一下就看到头了。"

我："花花，那你能和我说说你具体是干什么工作的吗？"

花花慢慢答道："我在银行上班，主要负责客户的开户等等柜台工作，很繁琐，但是我始终积极认真对待我的每一份任务，经过我自己的努力，我毕业两年后就升职了，并且调换到了更好的岗位……"

我："哇，花花那你很优秀呀，你回过头来想想你拥有了一份工作，并且在短短的时间内还升职了，实现了你的价值，让别人看到了你的能力。"

花花若有所思："经您这么一说，确实是这样的，我不能只是悲伤，我还应该感谢这份工作给了我展示自己的机会。"

我："倒不用感谢，你只要好好和它合作，达到共赢是不是？"

花花："我可以试试，那怎么合作呢？"

我："很简单，你每天在基础治疗完成的基础上，慢慢回归工作，看看新闻，了解了解工作的最新情况。"

花花："可以，这个我可以做到。"

我："那这样的话，你一想到你的工作还'悲伤'吗？"

花花："倒也没那么'悲伤'，感觉更加合心意了。"

我们的对话被别的患者打断了，我把花花要借的笔给了她，她便回去了。等我再次值班见到花花，她变得更加开心，变得更加自信满满。

**作者感悟**

叙事护理是指护理人通过对任何人，不单单是患者，甚至是精神患者的故事倾听、吸收，帮助患者实现生活、疾病故事意义重构，发现护理要点，进而对被患者实施护理干预的护理实践。作为一名精神科护士，我时常会使自己陷入沉思，我到底应该如何和患者沟通，如何走入他们的内心，如何能够改变他们对待治疗、对待生活的态度……花花的笑容和改变让我感受到叙事护理的力量和魅力，我意识到叙事护理真正强调的不是技术，而是一种态度、一种精神和一种理念，是一种与患者心贴心的真情，在帮助花花的同时，也丰满了我对待今后生活的态度，我希望自己能够继续学习、摸索、实践，让更多的人感受到温暖，呈现更好的自己。

赵娟　山西医科大学第一医院

## 烦心的李阿姨

63岁的李阿姨因为心烦、睡眠不好2个月入住我们科室，作为李阿姨的责任护士，在巡房的过程中，看到李阿姨独自一人默默坐在那里，我决定去和阿姨聊一聊。

我："阿姨，您怎么了？"

李阿姨："我睡眠不好，心理也烦，不想和他们一块活动。"

在了解阿姨的基本情况后。

我："阿姨，您觉得自己存在哪些问题？"

李阿姨："说实话，阿姨刚体检过，身体没有什么大的毛病，但就是会心烦，睡眠不好。"

我："阿姨，您看，咱俩一起给您现在的情况起个名字吧？"

李阿姨："我总是心烦，睡眠不好也心烦，那不如就叫'烦烦'吧？"

我："好呀，阿姨，这个名字起得好，那我们一起去战胜'烦烦'吧，您愿意相信我们，相信您自己吗？"

李阿姨："你们能帮助我就太好了，那我们现在怎么做？"

我："阿姨，您看您身体刚体检过没有大毛病，你平时也喜欢跳舞，那些病友都在外面活动，要不咱们先不要理会'烦烦'，让他独自静静，您出去和朋友们跳舞去？我给您列个计划。"

李阿姨："那我先出去活动活动。"

李阿姨在活动的时候脸上逐渐有了笑容，同时我给阿姨列了一个促进睡眠的计划和清单，并叮嘱阿姨有什么不懂的可以随时问我。

在接下来一周的治疗中，李阿姨比以前更配合，在医护人员的帮助下，在药物治疗、物理治疗和心理治疗的综合作用下，李阿姨的睡眠得到了改善，并逐渐摆脱"烦烦"。

在李阿姨出院的当天，李阿姨的主管医生和我一起将李阿姨送至科室门外，并当众为李阿姨颁发了进步奖状，李阿姨很感激，我们也很感动。

用心护理，我们一直在路上。

**作者感悟**

与李阿姨的沟通，是对叙事护理的实践，李阿姨的病情逐渐变好让我领略到叙事护理的力量，感受到了它的温度，也许只是多说了一句，多看了一眼，给予别人的力量却是意想不到的。同时，叙事也让我学会了反思，学会了用尊重、谦卑、好奇的心态面对别人、面对自己，摆脱迷茫、摆脱忧虑。希望在以后的工作中，熟练掌握叙事护理的核心技术，深入患者的内心，用心聆听故事背后的故事，陪伴患者慢慢找到内心的想法和需要，传递温暖。希望在以后回顾自己职业生涯时，我会因为你们而骄傲。

赵娟　山西医科大学第一医院

## 被"抛弃"的小孙

早上七点半，是我每天早上查房的时刻。

"小王，昨天晚上睡得好吗？"走进一间间病房，询问每个患者的睡眠情况，观察他们的情绪变化，整理床单位，这是我每天早上首先要做的事。

小孙："呼～呼～呼～"

我进入病房，这间病房还是灰蒙蒙的，只见一个小伙子在呼呼大睡。

"护士，麻烦你把小宝叫醒吧，已经八点了，饭菜快凉了也不起床，我不敢叫他。"小孙妈妈悄悄地附在我耳边说。

这个小伙子就是患者小孙，男，22 岁，主诉心情压抑、烦躁 10 余年，加重 2 个月入院，诊断为不伴有精神病性症状的重度抑郁发作。

患者性格外向、以自我为中心、敏感、凡事追求完美。患者父母两系三代亲属无精神异常史、家族遗传倾向疾病。患者有自杀史，意志减退，未见自言自语，未见行为异常，记忆力减退，计算力、判断力正常、具备常识。情绪低落，烦躁，悲观厌世，可引出自杀观念，情感反应与周围环境欠协调，与内心体验协调。一般情况：发育正常，睡眠不好（睡觉中间易醒，常做噩梦），食欲好，近一月增重十斤，营养良好，体型正常，表情忧虑、神志清楚，精神状态忧郁，查体合作。

我："小孙，怎么还没有起床呢？是哪里不舒服吗？"

我边说边拉开窗帘，和煦的阳光透过窗户洒在床上，照得整个房间都亮堂起来，感觉一下子给人们带来了希望和力量。

小孙："没有，我就是不想起床，起来也没有什么意思。"

我："那你愿意和我聊聊吗？"

小孙："可以，但是让我妈妈先出去。"

我："好，那小孙妈妈你先回避一下，我来和小孙聊聊。"

小孙妈妈小心翼翼地出去关上了门，小孙起身坐了起来。

小孙："有什么要问的你就问吧。"

我："好，谢谢你的配合，你这次来住院是你自己想来的吗?"

小孙:"是爸爸妈妈他们逼我来的,活着对我来说没什么意义,我已经不想活了。"

我:"为什么会这样呢?"

他:"我父母在我四岁的时候就离异了,他们对我和姐姐是不负责任的,母亲像丢垃圾一样把我抛弃了,父亲一点也不爱我,人人都不喜欢我,我就应该离开这个世界。"

我:"你平常与父亲生活在一起吗?"

小孙:"嗯,父母离婚后,我跟着爸爸,姐姐跟着妈妈。"

我:"那你与姐姐的关系好吗?"

小孙:"姐姐比我大5岁,对我很好的,小时候会经常给我带好吃的东西和玩具。"

我:"是和妈妈一起去看你吗?"

小孙:"嗯,她们很久才去看我一次吧,大概一两个月见一次。"

我:"那你与父亲关系好吗?"

小孙:"不好,父亲对我很严厉,我有点害怕他。"

我:"那你接下来有什么打算?"

小孙:"我会选个安静的方式结束我的生命,我的遗言都已经写好了,我可以给你看看。"

我不由得心里一颤,接过他的手机,手机屏幕上显示的大概是他会选择出院后自杀的方式,自己省下的看病钱,爸爸可以买车,妈妈可以买化妆品,家人都能过得更好。

我:"那你有没有什么想做但未能完成的事呢?"

小孙:"这个月月底有资格证书考试,我已经准备很久了,我觉得我能考过,但是不知道我还能不能等到这一天。"

我:"所以这个考试证书很难考吗?"

小孙:"是的,这个证书目前在全世界只有三万人通过。"

我:"那你很棒呀,我想你学习能力应该很好吧。"

小孙:"还可以,我从小学习成绩就好,我在班里一直都是名列前茅,在大学期间还获得了国家奖学金。"

我："那你很聪明呀，你是学习什么专业的呢?"

小孙："计算机专业，科室里电脑有啥故障我都可以帮忙处理好的。"

我："谢谢你，那这个专业很厉害的呀，就业前景应该很好吧。"

小孙："是的，我之前都想好了未来的计划，我想要自己成立一个公司。"

我："那还有没有什么值得你留恋的人或东西呢?"

小孙："可能姐姐会伤心吧，不过她已经有了自己的家庭，我也不用担心她，所以我也没有什么好留恋的。"

我："那你不会留恋你的父母吗?"

小孙："他们只是对我假模假样的关心，完全不会在乎我的感受，不要被假象所迷惑了。"

我："为什么会怎么说呢? 我听到你妈妈唤你'小宝'，这是你从小叫到大的昵称吧，所以我想在她心里你始终都是她的宝贝，每天我观察到你的爸爸妈妈都在尽心尽力的照顾你，可以看出他们还是很关心你的啊。"

小孙："这只是假象，当我最需要父母的时候，他们却完全忽视我。"

我："是发生过什么事情吗?"

小孙："我上次喝碘伏自杀的时候，爸爸不管我并且还告诉妈妈也不要管我，我给妈妈打电话始终打不通，后来我才发现是妈妈把我的电话设成了黑名单，你见过这样狠心的父母吗?"

我："那后来呢?"

小孙："是我自己打了120叫的救护车。"

我："所以你并不是真的想要去死是吗?"

小孙："我觉得没有存在感，只是想让父母更关心我。"

我："那次是你第一次想要自杀吗?"

小孙："我已经想要自杀过很多次了，好几次就差点成功了。"

我："那是怎么发现的呢?"

小孙："都是父母打的120，把我送到了医院。"

我："那你觉得父母真的不关心你吗？"

小孙："……"

我："其实父母并没有不管你，对不对？也许那次父母是认为你一直在胡闹没有在意，他们都是希望你能健健康康的，他们一直都是爱你啊。"

小孙："小时候只要我生病了妈妈就会来看我……"

故事越来越多……

后来，科室里出故障的电脑变好了，阳光也更暖了。

**作者感悟**

叙事护理要求护士以倾听、回应的姿态进入患者的故事，深入了解其生活状态，帮助其实现生活、疾病故事意义重构，启发患者对自身故事多角度思考，发现自身潜在力量，以提供全方位的医疗照护。

由一开始主线故事——小孙被抛弃进入主题，去探索小孙的家庭情况、生活环境等，帮助小孙探究心理痛苦的来源、发展过程及对自身与他人的生活带来了哪些影响，什么因素会增强或者减弱这些影响，这些影响或者改变是不是自己想要的，从而理清问题的来龙去脉。我们通过案例发现关心小孙的姐姐、学习成绩名列前茅的小孙、照顾生病小孙时的妈妈等这些例外事件构成的支线故事会减轻小孙的心理痛苦，使其发现事物积极面。在案例中找到小孙面对困难时的勇敢心态，对其表现的积极乐观、正向心态给予鼓励与夸赞。当故事愈说愈多，例外事件也会越来越多，支线故事就会变得越来越粗壮，甚至会超越主线故事，从而最终由积极的支线故事替代消极的主线故事实现案例的改写，帮助小孙重新发现生活充满希望和意义。

"只有生命才能进入生命，只有灵魂才能与灵魂交流"，医院是个充满着人生百态的地方，总是充满着各种各样的故事。有喜怒哀乐，但更多的也许是悲伤。但叙事护理就有一种魅力，让我们可以抽丝剥茧看到悲伤故事后面的积极面，从而引导患者走向一种积极向上的人生观念。疾病有时并不能完全治愈，但通过叙事让患者在绝境中重拾对生活的希望，能给患者带来温暖，让患者安心。让我们把叙事护理用于更多的临床实践中，帮助更多的患者。同时叙事护理也让我们医护人员感受到温暖，让我们慢下脚步、感恩每一个忙碌而又充实的日子！

赵娟　山西医科大学第一医院

## 走出失眠的阴霾

我是一名医学心理科的护士，在护理工作中经常能遇到饱受失眠困扰的患者。他们夜不能寐，焦虑而痛苦，难以调节，甚至不被他人理解。夜晚本该是一天当中最安宁、最平静的时候，如果缺乏休息，会严重影响第二天的生活和工作，对患者来说苦不堪言。罗阿姨就是这样一位患者，当夜幕降临，她的心也跟着沉重起来。

患者女性，50岁，已婚，南京人，因"渐起情绪低，入睡困难，早醒5年，加重1周"首次入院。入院情况：意识清晰，自知力完整，问答切题，精神萎靡，记忆力差，情绪低落，失眠表现为入睡困难、早醒。患者入院后情绪郁郁寡欢，不愿与人主动接触，愁眉苦脸，对疾病诊断和治疗不了解，认为自己命不久矣。

作为她的责任护士，今天我打算和她交流一番。罗阿姨刚开始很被动，对我的问话甚少回答，渐渐她才放下了防备，说出她的情况。她说每当睡觉时间渐渐逼近，惶恐不安就包围了她，每晚都是难熬的，循环往复的痛苦折磨。越努力入睡，就越翻来覆去难以入睡，越发感到紧张和挫败，一波接一波的焦虑和紧张想法就侵袭着她。最后她甚至烦恼起生活中的问题：明天的饭菜、家里的家务、儿子的婚事、老公的病，夜晚的孤独寂寞和黑暗让一切显得更为糟糕。即使她终于睡着，也仍不能逃脱失眠的折磨。几小时后，她便醒来，辗转反侧直到太阳升起。闹钟响了，她挣扎着将自己拖下床，想到这又是疲惫、无助、绝望的一天，不禁愤怒和沮丧起来。

我问起她家人的情况，她叹着气，随着罗阿姨悠长的目光，时光仿佛一下子回到两年前。当时的三口之家也是非常幸福有爱。一次她的丈夫在上房修理瓦片的时候，因为长梯突然倒下摔断了腿，成了残疾，之后家里就发生了翻天覆地的变化。她认为是自己没有把长梯子放稳，才导致丈夫的摔倒，整天自责，认为对不起他，渐渐地开始失眠，晚上睡不着，胡思乱想，白天没有精神，做什么都做不好，越是这样，到了晚上越睡不着。从此以后，丈夫眼中那个贤惠的妻子不见了，儿子眼中那个爱笑的妈妈不见了。农村毕竟思想落后，一开始连她自己也认为是"鬼上身"，看了很多偏方都无济于事，再加上村民们投来的异样眼光，残疾丈夫整天唉声叹气，儿子出去打工也不能回家，她更加自责，更加孤单。

自从田地被征收后，他们不再需要做农活，都在村里的工厂上班。一路上，遇到同村的几个妇女有说有笑地一起去上班，她故意走得很慢，不愿意靠近她们，她们对她指指点点，嘲笑她的状态，整天魂不守舍；有人说她在装病，不愿意干活；还有人说她整天苦着脸，像扫把星一样……因为自己情绪差，整天没精打采，注意力不能集中，她在工作中经常出错，常常被领导批评，被工友嫌弃。好不容易熬到下班回到家，看着残疾丈夫愁眉苦脸地抽着烟，看着常年不回家的儿子空荡荡的房间，看着这个没有"热气"的家，她不禁湿润了眼眶。

他人的不理解以及自责几乎压得罗阿姨喘不过气来，疲惫、无助、绝望、愤怒和沮丧包围着这个女子。我轻轻握了握罗阿姨的手，对她的遭遇表示同情和理解。我问罗阿姨，在平时的生活中有没有亲朋好友能够作为倾诉对象？

罗阿姨说，她的表姐听说了她病了，特地来看她。见到多年未见的表姐，想想曾经的她们是无话不谈的好姐妹，因为表姐考上了师范，到省城去读书，之后留在那里工作成家，便甚少回老家。这次见面她与表姐讲了近几年发生的事情，表姐一下子抱住了她，她像个无助的孩子一样放声痛哭。平复情绪后，表姐安慰道："你看看现在的我，你是不是想不到一年前的我和你现在一样，整天情绪低落，开心不起来，晚上也睡不着，白天也没精神，恍恍惚惚的，什么事情都不想做，其实啊这就是生病了，后来经过正规的治疗，我现在好了。你看看你现在的样子，也是生病了，是一种情绪病，心理病……"她诧异地看着表姐……表姐走了以后，罗阿姨就一直在想表姐说的话。

我："那你现在是怎么看这个问题呢？"

罗阿姨："我表姐是个文化人，她还有经验，她说的话我还是信的，既然是病的话，我配合治疗就是了，我现在这个样子人不人鬼不鬼的，太痛苦了，我很想好起来，护士，你说这个病可以治好吗？"

我："听起来，你的想法和原来有些不一样了，是吗？"

罗阿姨："你知道吗？我儿子还没有成家，这个家很需要我。我那个老头儿也是没办法，腿是废了，找工作也没希望，现在是最需要我的时候！其实我丈夫和儿子，也非常的难过，住院期间因为疫情，无法探视，儿子利用微信与我视频，支持我、鼓励我。"

我："阿姨，你能这么想，并且愿意承担家里的责任，真的很有担当，我觉得你真棒！这个疾病并不是不治之症，只要配合治疗，是可以痊愈的，再说你的家人也都这么理解支持你，生活一定会越来越好的！"

**作者感悟**

患者通过表姐这个例外事件的影响，使她意识到自己这是一种生病的状态，逃避情绪问题只会更加痛苦，也会波及其他家庭成员，当务之急应该去医院接受治疗。它就像一束亮光照进了患者的心里，家人的支持和鼓励也让患者决心要走出这片阴霾，让她的家重见光明。在护理患者的过程中，我们经常会遇到这样的问题，当遭遇负性生活事件后，应该如何看待以及应对这些变故。叙事的力量就是采用启发式的手段，让患者家庭中的每个人，身上都有一份责任，无论多么困苦，家人都会拧成一股绳。大家相互帮助、相互体谅、相携相守共渡难关。

赵悠　南京脑科医院

# 亲情似一叶轻舟

眼见着一年时间过得飞快，一晃又到了年底，回顾这一年，病房里收治的患者形形色色，性别、年龄、职业、症状，各有不同。今天要说的这位，是一位病房的"老患者"，他已是第三次入院了。

患者老陈，男性，51 岁，已婚，南京人，因"情绪低与兴奋话多交替 2 年余，再发情绪低，睡眠差 1 月余"入院。入院情况：意识清晰，自知力完整，问答切题，思维反应迟缓，记忆力差，情绪低落，兴趣下降，睡眠差。诊断为：双相情感障碍。这个患者在病房内算是"小有名气"，因为他的脾气特别大，不好说话，刚入院时安排的检查他总是要求必须要第一个给他做，如果不行那就不做检查，他不爱与别人交流，每日做得最多的就是健身，瑜伽垫、小沙包……健身器材一应俱全。

这日，我刚做完晨间护理，就听到他在病房里大喊大叫，我连忙走过去，老陈似乎是很不高兴，听了几句之后，我大概明白了事情的始末，原来早晨护士安排了他去做空腹 B 超，去了之后发现还要排队，他就不乐意了。我想着，先安抚他，就着这件事情，也许可以跟他谈谈，于是便开始了这次的叙事护理。

我："老陈啊，你先别着急，别生气，有话咱先坐下，慢慢说，好吗？"我靠近他，轻轻拍了拍他的肩膀，示意他坐下。

老陈："庄护士啊，我早上都没吃饭，饿着肚子，既然护士通知我去了，当然是一去就给我做，怎么能让我再等呢？"

我："哦！是因为检查需要排队，您对于检查需要排队这个事是怎么看的？"

老陈："你也知道，我是老患者了，病房的医生、护士都认识我，我这次住院是什么情况你们也清楚，就一个小小的检查，还让我等半天。我本来情绪就不好，还空着肚子呢，以后任何检查，如果不是第一个做，我就不做。现在我更烦躁了。"他双手搭在膝盖上，手背上的青筋有些凸起，额头上也渗出了细汗。

我："先别激动，我理解你现在的感受，因为检查的人多，需要排队，所以让你感到烦躁不安，对吗？"

老陈："对，我本来好好的，但到了检查室，好几个人在我前面，我一下子就感觉不好了，我本来就怕见人，这种场合让我很不舒服，就应该在一个没人的环境，给我第一个做，做完我就走。"

我："我们医院的检查室是为了全院的患者服务的，我们已经尽快安排了，但是确实不能保证让你第一个做，只能尽量让你少排队。那么多工作人员，大家都相互配合，都尽全力在满足患者的需求，我这么说，你能理解吗？"我淡淡地笑道。

老陈："我理解啊，我又不是不懂道理的人，也不是非得为难你们，就是我这个病，一犯起来我就控制不住自己，所以你们应该多照顾我啊。"

我："说到你的病情，你能跟我说说你以前有没有类似的感受啊？"

老陈："哎哟，别提了，我跟你说啊，我这个病从2018年就有，那时候我工作压力大，每天睡不着，夜里总是做一些打打杀杀的梦，白天心情不好，就想骂人，跟我老婆也天天吵架。于是，我去医院开了些药吃，病情控制得不错，后来老家房子要拆迁，一说到房子，哪还有省事的家庭。我家兄弟姐妹三个，我上面还有一个哥哥、一个姐姐，我是老小，之前本来就跟老婆天天吵架，后来我哥、我姐为了房子跟我闹得不可开交，为了平分拆迁款，他们带着好多人上我家来闹，你是不知道那个场面，把我家门框都砸了，说要跟我断绝关系，我姐甚至都不让我分钱，闹了几次之后我住院治疗一段日子，脾气越来越不好，我怕他们再上门闹事，我又怕我老婆为了拆迁款跟我吵架，什么家人亲情，在钱面前根本一文不值，想到这些我就整夜睡不着，有时候甚至想杀人，我睡觉时都要放根木棍在枕头边，不然我害怕。"

我："听你这么说，你的家庭关系的确有些糟糕，这样的状态是从什么时候开始的呢？"

老陈："也就是老家拆迁开始的，一听说有补偿款，矛盾就开始了。"他的眼神暗淡下来，一脸的失落。

我："这件事对你的影响是不是很大？"

老陈："是的，我觉得我以前不是这样的，我把事情处理得都很糟糕。"

我："那你以前跟家人的关系是怎样的呢？"

老陈："以前啊，我从小就是我姐带大的，没有房子这个事之前大家关系非常亲近的，哎，过去的事还说它干什么，现在都这样了。"他显得有点烦躁。

这次短暂的谈话被一阵电话铃声打断了，我笑道："你先接电话，咱下次有空再接着说。"他点点头。

两天之后，我值夜班，正在巡视病房时，他靠在床头："庄护士，那天跟你聊到我家人，我这两天都在想这事，倒是也想到了过去的很多事情。"

我微笑道："哦？是吗？那你能跟我说说吗？"

老陈："哎，其实想想，过去我哥、我姐对我都很好，我父亲去世的早，都是母亲拉扯我们三个孩子，母亲每天干农活儿，我哥在城里打工，所以多数时间都是我姐带我，我姐非常疼我，吃的喝的都给我，我小时候就没吃过什么苦，上学那会儿，家里穷，我姐只读到初中就弃学了，省下来的钱全部给我读了高中，后来她离婚了，一个人带着孩子很辛苦。我哥工作的早，虽然没像我姐那样照顾我生活，但是我结婚的时候酒席全是我哥给我办的，现在他生意做得困难，大不如前，说起来，其实他们也都不容易。"

我："能说说你现在是什么感受吗？"

老陈："想到这些，我其实也很心疼他们，为了生活每天奔波，非常辛苦，我又想到我老婆，为了我们这个小家也付出很多，所以这个拆迁款，谁都想要，谁不想把日子过得舒服一些？多少也能理解些吧。"

我："那你现在有什么想法吗？"

老陈："我现在也没有什么主意，问题摆在那里还是得去解决，我想等我过段时间情绪好一点康复出院了，把我哥、我姐都叫来我家，我们好好谈一谈房子的问题，大家商量看看吧。毕竟血浓于水，他们是我的亲人，没有他们就没有现在的我，我也想给我老婆打个电话，这段时间她确实受了我不少气。"他眼里含笑。

我："你能这么想我很为你高兴，家人永远是你的避风港，纵使发生摩擦，但亲情永远是最难割舍的。"

老陈："是啊，即使现在遇到了问题，大家有矛盾，也还是可以有商有量，我之前太冲动，情绪也跟着不受控制，现在感觉好多了，我想着快点好起来，康复出院。"

可能这位患者的治疗还需要一个过程，也许他还是会对碰到问题，但在面对矛盾问题时，他已经能够换位思考，理解家人，心平气和地去面对。

**作者感悟**

通过叙事护理中的外化技术，我们引出老陈的"问题"，通过对特殊意义事件的解构，让老陈意识到亲情的可贵、家人的意义，他们永远是我们坚强的后盾。之前学习了近一年的叙事护理，接触到很多患者，其实，每个患者都像一本故事书，只有用心去沟通，才能发现不同的故事，而我们护士的每一次谈话，都可能影响到患者，帮助无论大小，都有意义。

庄臻　南京脑科医院

## 倾听你的故事

世间百态，众生百相。如果说把社会比作画卷，那么交织在一起上演着不同故事的我们，就如同一本随着年月渐渐厚重的书，静静地存在着、演绎着……

我们科室的护理工作是"特殊"的。精神上的重压，身体上的疲惫不堪，如同五指山一般压迫着患者的身心。身体上的不适可以依靠药物带来缓解，而精神上的压迫是难以被人理解的。对于我来说给予患者们精神上的安抚是无比重要的，这就是我们护理工作的特殊之处。每个患者都是一本书，讲述着自己身上的故事。叙事护理则是让我们翻开这本书，慢慢地去阅读，倾听患者的述说，了解患者的内心世界，理解他们的感受，这对患者饱受折磨的内心是一种安抚与温暖。

徐阿姨，女，49 岁，因"渐起情绪低、烦躁、眠差 1 月余"由家人陪伴首次入院。徐阿姨因为工作压力大逐渐出现心情压抑，开心不起来，时常会因为工作上的事情感到烦躁，坐立不安，会跟家人发脾气，时常觉得疲乏无力，白天没有精神，工作也是力不从心，无法集中注意力，无法坚持继续工作。有时还会觉得胸闷、气短、夜间盗汗、身上疼痛。失眠、入睡困难，每晚也只有 2～4 小时睡眠，白天精神差，也曾服用过中成药，未见改善。生病以来体重下降 6 斤。为了寻求进一步的治疗入住我科。

对于我来说，那一段时间印象最为深刻的就是她了。徐阿姨的面相很和善，但是心情的压抑，难以入睡的折磨无时无刻的消磨着她的精神与对生活的期望，这往往才是最可怕的。夜深人静的时候，清醒感与焦急感交织在心中，"众人皆睡我独醒"的感触只会令人更加痛苦。而夜晚折磨的延续则是白天的萎靡与不敢休息。

我："徐阿姨，今天的感觉怎么样呀？有什么不舒服的跟我说说。"

徐阿姨："我不敢休息啊，你说这可咋办啊，还让不让人活了。"

我："徐阿姨，不着急，到底发生了什么事？"我安慰着已经要哭出来的徐阿姨，抱着倾听的态度，没有任何目标地开始了一次叙事护理。

徐阿姨："小刘啊，自从有了这个毛病后，晚上根本睡不好一个好觉，就算睡着了，没一会也就醒了。白天想睡，又不敢睡，这一天天就这么浑浑噩噩地过去了，这可咋办呀？"

我拉着徐阿姨的手扶着她坐了下来，安抚着徐阿姨的心情，让她不要过于激动，"阿姨你别哭，有什么委屈和难过都跟我说说，别憋在心里。"

在我的引导下徐阿姨慢慢地说出了自己的"故事"。

徐阿姨："大概是一年前吧，我记得那段时间工作要忙很多，也许是因为年龄大了，每天工作完回家一点劲都没有，什么事情都不想做就想躺着，我家爱人和小孩也都很体谅我，有什么事情能自己弄好的也不会喊我，我虽然嘴上不说，但是我心里都清楚，丈夫知道关爱、孩子知道体谅还有什么不满足的呢？"

我："您描述的状态很差，但好在家人们都能理解，然后又发生什么呢？"

徐阿姨："是啊，本来以为只要熬过这段时间就好了，但是谁也没想到晚上开始慢慢地睡不着觉了，一开始也没有多在意，可是之后的每天都开始睡不着了，心情也变得烦躁无论看到什么事情都想发火，也动不动就跟家人吵架。"

我："你能说说这个问题对你具体的影响吗？"

徐阿姨："其实我知道这样是自己不对，可就是控制不住。就好像每天晚上睡不着才是正常的，上班也累，回家就开始吵架，晚上睡不着觉，受不了啊。我也知道他们都在迁就着我，但心里的火就是压不住！"

我："能听出来，其实这个状态你自己也很着急，你并不愿意自己这样，对吧？"

徐阿姨："我肯定着急啊，你说上了这么多年的班，以前也没啥，怎么突然就遇到这事了。这事孩子们嘴上不说，但我知道他们也着急心疼，我家那口子，半夜也没个好觉睡，白天上班，晚上回来还要应付我，我心里像蚂蚁爬一样，又烧又难受。"

我："徐阿姨，你要相信医生，相信我们，既然生病了就需要积极配合治疗，我们都愿意帮助你，康复以后你就可以正常生活和工作，和以前一样做自己喜欢的事。"

徐阿姨："谢谢你啊，小刘，听我说了这么多，好久没有这么说过心里话了，我这心里好受多了。"

我："阿姨，您把心里话说出来，我们也能够及时了解您的情况，这对于治疗和护理都有帮助，您太客气啦。"

从这次交流中，我发现其实对于徐阿姨来说，家人的理解与陪伴不可缺少，虽然疫情防控只能在病房门口交接物品，简单说两句话，但老伴对她的关心溢于言表。纵然徐阿姨也不是每次都会有好脾气，一次因为一件小事，徐阿姨与她的丈夫争吵起来，情绪激动，不停地指责着那个沉默的男人，男人没说话只是静静地听着，没有一丝的生气与烦躁。当时徐阿姨说着说着就哭了起来，男人走上前抚摸着她的背说着"不哭啦，不哭啦"。徐阿姨也渐渐地平静下来。

"对不起，我也不知道怎么会突然这样，我……"徐阿姨的话还没说完就被男人打断了。

"我知道的，没关系的，不用跟我道歉，我是你老伴，不会跟你计较这些，你安心把病养好就行！"男人答道。

如此质朴简单的几句话，没有华丽的词藻，却给了徐阿姨无比的安慰，可能这就是爱的力量吧，对于这类心理的问题与病症，家人的陪伴、呵护与理解才是治愈的良药。之后，徐阿姨也能渐渐加入到周围的活动中，笑容也比以前多了不少，但是很多事情不是一蹴而就，需要时间慢慢地去治愈。在后来几次交谈中，阿姨反复提到虽然老伴是个不会表达的人，但患病期间他关怀备至，也很有耐心，这是她感觉到最幸运的事。也许患病是不幸的，可身边的爱总会成为你历劫的臂膀，助你早日康复。

**作者感悟**

在与徐阿姨的交谈中，我们很容易能够发现，患者在倾吐过程中所呈现的矛盾以及挣扎。青中年女性在面对社会和家庭压力时，会出现许多问题，也并非人人都有能力调节好自己的状态，而这时作为家庭成员，就起到了举足轻重的作用。文中徐阿姨的丈夫，虽然性格内向、不善言辞，但却在她患病时给予了极大的宽容和理解，这种无声的陪伴也触动患者产生反思，为治疗的进展增添了动力。在我们的叙事访谈中，徐阿姨逐渐觉察到这种生活的细微，体会到这种力量，逐渐重建出自身的生活蓝图。而我作为旁观者，见证了这些患难见真情的画面，也为她感到幸运。爱有融解一切的力量，在患病时的关爱、理解和担当，是一股无形的力量，它温暖而坚韧，给了我们战胜疾病的信心，让我们更勇敢地去面对生活。

刘婉玉　南京脑科医院

## 我与吃饭有个约会

最近科室里的年轻患者比较多，这些患者中最引人注目的一个映现在我眼前，她的身影怪让人心疼的。

患者小雪，16岁，汉族，高中学生。主因"情绪不稳，暴食催吐行为2年余"首次入院。入院情况：意识清晰，自知力完整，接触被动，情绪低落，易激惹，身高163cm，体重不足30kg，曾有暴食催吐行为，目前三餐进食少。诊断为：进食障碍。初见她时，稀疏的头发、高高的颧骨、深陷的眼眶、暗黄和皱起的面部皮肤、微驼的身躯，让人难以相信郁郁寡欢的她是一名十六岁的少女，尽管她穿着厚重的冬衣，但袖口中露出的一截异常纤细的手臂，更是让人不禁诧异。

任何人初见时都会有疑问，小雪究竟是怎么了？为何十六岁的她会呈现出异乎寻常的苍老和瘦弱？

原来，小雪患了进食障碍。住院几天里，这个小姑娘一直都是默默不语，话很少，经常一个人静静坐在床上发呆，有天我给她做物理治疗时，和她聊了会儿天。

护士："小雪你好，今天感觉怎么样啊？"

小雪不说话，低着头摆弄手上的发卡。

我："咦，这个小夹子好漂亮啊，在哪里买的呀？"

这时的小雪笑着抬头看了我好一会儿，又默默地低下头，细声细语道："这个夹子是奶奶给我做的。"小雪突然眼眶湿润。

我察觉到小雪提到奶奶会格外难过，我轻轻抚摸她的额头"没事的，我带小雪去走廊散散步好不好？"小雪默许了。

再后来我得知小雪读初三时，由于父亲过于严厉，经常责备自己，小雪变得压抑和胆小，不敢说话，高一时，遇到的班主任也很严厉，小雪感到班主任是故意针对自己，但不敢和父亲说，成绩也下滑得很厉害。渐渐小雪出现情绪低落，做什么都没兴趣，父亲只知道成绩，一点不关心她怎么想。慢慢地，小雪开始关注自己的体型，觉得同学都吃得很少。后来她抗拒食物，节食后体重骤降，忍不住嘴馋的时候，她就吃很多，再抠着喉咙把它们都吐出来。再后来，吃饭变得像上刑一般，每天只吃一点点，比如：小米粥、水果等，渐渐地体重从40kg瘦到了30kg，父亲发现后以为小雪肠胃出现问题，多次去大医院消化科检查，都没发现异常。在医生的建议下，才来心理科诊断治疗。

有天我轮值小夜班，巡视时发现小雪不在床上，这孩子一直很封闭自己，我特别着急。最后我在走廊尽头晾衣间找到小雪，居然隐约听到她的笑声，只听小雪在轻轻叮嘱着："奶奶你自己走路慢点，这几天降温了，多穿点……"听到这里，我心里忽然明白了什么。

在一次周末陪伴进餐时，我试着和这个小姑娘多接触接触。

我："小雪今天咱们比赛哦，看谁吃得多。"

小雪惊讶地看看我："我奶奶也是这么鼓励我的，她希望我多吃点，每次都和我比赛。"

我："你愿意说说你奶奶和你之间的故事？"

小雪："爸爸对我太严格了，只有奶奶对我很和蔼，我从小就很害怕爸爸，爸妈离婚后，奶奶就回到了农村，我跟着爸爸生活，从那时我就觉得没人疼爱我了，我开始变得胆小，容易紧张……"

我："那你结合自己目前的状态，感觉是碰到了什么样的问题？"

小雪迟疑道："说不好……"

我："那试试给你目前存在的问题起个名？"

小雪："起个名？"

我："对，起个名，这个问题不是你的错，'它'仅仅是一个状态或者可以说是疾病的状态。"

小雪："如果真的要起个名，那可能就是'自卑'吧。我想融入周围的环境，但是很自卑。我的那些同学她们都吃得好少，我却吃得挺多，她们会嘲笑我胖。我就开始减肥，每天只吃蔬菜水果，但是有时候还忍不住，会大吃一顿，吃完又非常后悔，再把它吐出来。"

我："那之后又发生什么了？它对你有什么影响？"

小雪："我觉得我真得瘦了，但我爸爸总是嫌我太瘦，说我不好好吃饭，逼我吃饭。如果不听他的，换来的就是责骂，我更不敢说什么了。上课也没有精神，注意力不集中，学习成绩也下降了很多，之后我就更自卑了，离同学们远远的。"

我："那你觉得这是你想要的状态吗？"

小雪："当然不是，我希望同学能喜欢我，爸爸能理解我。"

我："那天我听见你和你奶奶通电话了，你当时笑得好开心呢！"

小雪脸上洋溢着开心："是啊！只有奶奶理解我，每周六会给我打电话聊天，聊很多我小时候的事情。可是，有一次我和爸爸说我想回农村陪着奶奶，爸爸特别生气，直接摔门离开，从此我更不敢说什么。"

我："我很好奇，你和奶奶都聊些什么呢？"

小雪："我们都聊以前的事情，我小时候在农村长大，奶奶是最疼爱我的人。虽然我不是男孩子，但她从来没有区别对待，给我好吃的，也不会凶我，一直是温暖和气的人。后来我跟着爸爸去城里，奶奶想留在老家，我们就分开了，我非常想念她。"

我觉得小雪很勇敢，她终于说出自己的想法，那些深藏在心里的美好记忆。我开始鼓励她，虽然奶奶不在身边，可是奶奶也一定一直希望她能够健康地成长，开心地过每一天。小雪也逐渐意识到，过度节食会使自己身体损耗，内分泌紊乱，无法正常生活和学习，也并不会使自己的心情真正好起来。她开始恢复饮食，把进餐量一点点加上去。

"小雪吃饭啦，走，咱们走。"响亮铿锵有力话语，是我们护士的声音，也是希望的声音。小雪也从 28kg 增加到了 29.2kg，笑容越来越多，人也变得越来越开朗。

**作者感悟**

进食障碍作为一种年轻化的疾病，越来越走入大众的视野中。这是一群不能好好吃饭的孩子，他们纠结于进食与体型之间，将自己折磨得体无完肤。我们倡导生活要有自己的主张，但自由并不是通过健康来交换，在马斯洛的需求层次论中，生理需求是最基本的需求，如果无法被满足，便会引发一系列问题。在这个案例中，我们通过叙事护理外化技术中的问题命名、询问和评估影响以及论证评估，减少患者的问题和关系间的无意冲突，后续还将通过运用叙事护理的技术与患者合作，共同寻找问题解决方案。我们运用叙事护理了解患者，通过叙事护理将患者和问题剥离，降低挫败感，希望每一个活在爱中的孩子，首先要学会爱惜自己，成为能够回报爱的健康人。

赵悠　南京脑科医院

# 二、护士与同事篇： 我不孤单

## 平凡的岗位带给你不平凡的爱

说起叙事护理，这得从护理部主任的一堂讲座开始说起，那是我第一次知道"叙事护理"这个词，心里暗想，护理还能叙事？可能是因为新鲜感，让我很想了解这个新词到底是什么意思，所以很认真地听完了那堂绘声绘色的讲座。

叙事护理，是指护理人员通过对患者故事的倾听、吸收，帮助患者实现生活、疾病故事意义重构，并发现护理要点，继而对患者实施护理干预的护理实践。

之后，我想要尽快地将叙事护理运用到我的工作中去，因为我所在的科室是儿少科，所以面对很多青春期的孩子，而能够了解她们的内心，引导她们走上正确的生活方向，叙事护理无疑对我工作提供了强大的助力。

可能是急于求成，又可能是忙于工作而没有重视起来，一直觉得效果不太理想，没有达到我预期的那种能够和患者产生共鸣的效果。

直到9月份的一天吧，医院陆续有外院进修学习的护理同仁，恰逢有位兰州三院的护士被安排到我们儿少科来进行学习，护士长就安排她跟着我学习健康教育及康复训练相关的护理知识，在聊天中我得知，她是自己申请要来儿少科的，想要感受儿少科和其他病房的不同之处是什么。

那哪里还轮得到我介绍啊，我们的孩子们就像一群百灵鸟一样叽叽喳喳的围在陈老师（进修学习老师）身边，姐姐长、姐姐短已经开始套近乎了，真是一群自来熟。

之后的每天，陈老师都跟着我一起带患者们做活动，生活技能训练、做手工等等，我发现陈老师的适应能力非常快，而且学习能力也非常强，就这样过了大概一周时间，我看到了不一样的陈老师。

她突然间变得有点懒怠了，感觉到病恹恹的，也不主动带孩子们玩耍。我就趁午饭等饭的间隙主动跑过去问陈老师："陈老师，你最近几天是发生什么事了吗？怎么看你很不在状态的样子。""没有，可能是最近宿舍里太吵了没有休息好……"话音刚落，晚饭来了，我们又紧张地投入到给患者分餐之中。

之后的几天里，陈老师都表现出病恹恹的样子，然后我猛然想起来，那天和陈老师的对话被打断了，今天趁此机会和她聊聊天，问问她最近几天到底是怎么了？

我："陈老师，抱歉，那天本想和你聊天的，结果忙于其他的事耽搁了，实在是抱歉。"

陈老师："没事，你也挺忙的。"

我："陈老师，最近是有发生什么事了吗？我看你很不在状态，感觉不太精神。"

陈老师："其实也没什么，都是一些琐碎的小事。"

我："可以说来听听吗？我帮你一起想办法，我们可以头脑风暴一下。"

陈老师："你说的也对，我们头脑风暴一下，其实是这样子的，最近吧，不知道是宿舍太潮湿了还是怎么回事，腿上起了很多小疹子，怪痒的，挺难受。我以为是过敏了，吃了过敏的药还是没效果，就挺烦的。"

我："可以让我看看吗？我之前也有过这样子的时候。"

陈老师："可以，你看看。"

我："陈老师，我怎么觉得你这个和我那年得的湿疹挺像的，当初就是我住在宿舍人比较多，又都在宿舍洗漱，所以很潮湿，最后得了湿疹。"

陈老师："是吗？那你怎么处理的？"

我："我就去看了医生啊，然后开了点药吃，就没事了，你下午可以去看看医生啊。"

陈老师："说到这里，陈老师突然叹了一口气。"

我："怎么了？你不知道哪个医院看的好吗？我可以帮你推荐。"

陈老师："不是，我是不好意思请假，我怕我刚来才一个星期就跟护士长请假，有点不太好吧。"

我："原来是这个原因啊，陈老师，你放心吧，包在我身上，别怕，我们护士长很通情达理的，她会理解的。"

陈老师："还是算了吧，我今天又涂了个药膏，还是再看看效果吧。"

我："不可以，正规医院，正规治疗，你我都放心。"

之后，我就把这件事告诉了护士长，护士长找到陈老师，嘘寒问暖的一通关心，还反复强调是自己过于粗心，没有关注到陈老师的工作状态，没有及时发现问题，然后让陈老师赶紧去医院看看，好对症下药，陈老师满怀感激地对我笑了笑。

第二天，陈老师刚走进病房，我就立马迎上去问她昨天看诊的结果。

我："怎么样了，陈老师，有大碍吗？"

陈老师："放心吧亲，医生说就是湿疹，吃点湿毒清胶囊，抹点药膏，几天就下去了，没大碍。"

我："那就好，那就好，我就说没大事。"

陈老师："谢谢你，真的很感谢，之前还挺担心。"

我："不客气，应该的陈老师，可能来这里你生活习惯上会有所改变，所以平时多注意，有需要的时候尽管找我，我第一个到。"

陈老师："在这陌生的城市又有你们一群亲近的家人，我感到无比幸福！"

之前朝气蓬勃的陈老师回来了。

在回想和陈老师的这次沟通事件中，我突然惊喜地发现，这就是一次叙事护理，这就是一次我想要达成的目标，可能是我平时对患者小朋友的关心不够，也可能是我没有真正的走进小朋友的内心，从而没有找到患者内心深处的那只"恶魔"，所以没有做到与小朋友之间的共识和共鸣，这更加让我坚定我要将叙事护理运用在我的工作中，能够减轻我的工作压力更好，做不到的话那我就当一个好的听众，好的"大药瓶子"，给小朋友们带来欢乐。

在这个世界上，如果有个能够超越生命去爱你的人，那无疑就是爸爸妈妈了。简单的一句称谓却汇聚了千丝万缕的爱与牵绊。

有这样一位小患者，入院当天，一个瘦弱的女人拄着一个拐杖，踢踏踢踏地踩在地板上作响，因为特殊性所以我多看了几眼，她带来了一个小姑娘，小姑娘很腼腆，一直低着头。由于身体的特殊性，这个瘦弱的女人不作为陪护家属，就只留着小女孩一个人。这个女人离开时，是我送出门的，我还依稀记得她嘱咐我，因为她这种情况不能陪护，留下来也是给我们添麻烦，希望我们多照顾照顾她的孩子，还刻意地鞠了躬，我连忙扶她起来，告诉她这是应该的，然后看着她一瘸一拐的离开了我的视线。

很明显，因为瘦弱女人的原因，我对这个孩子有更多的关照。刚开始，她根本不会和我一起参加活动，要么就是待在房间里不出来，要么就是坐在工疗室里低着头，沟通起来都很困难，万幸的是因为和她住在同病房的孩子和她关系很好，而且这个孩子是我们"希望家园"同伴支持的辅导员，每天带她活动，一起玩耍，一起学习，一起锻炼，再加上2周的药效已经开始起作用，并保持在一个稳定水平，所以她的情绪很稳定，也慢慢地放开了自己，趁此机会，我赶紧找她建立友谊，拉近我和她的距离。

我："小花，你看我给你带了什么东西，你刚才做的黏土动物，姐姐给你带来了，我觉得你做得非常棒，一定舍不得，所以送给你作为礼物。"

小花："真的吗？谢谢你，黄姐。"

我："不客气，小花真棒，不但人长得漂亮，手工也做得好，真是内外兼备。"

小花："哪有啊。"小花不禁的脸红了。

我："对了，小花，那天你入院送你来的人是谁呀？"

小花："嗯……是……我妈妈。"

我："天呐，那是你妈妈吗？怪不得你这么厉害，原来你有一位那么伟大的妈妈呀！"

小花抬起头诧异地看着我。

我："难道不是吗？你的妈妈那么伟大！"

小花："姐姐，你别笑话我了，我就是因为我妈妈才住到这里了。"

我："怎么回事呢？可以给我讲讲吗？"

小花："三年前我的爸爸因为车祸意外去世了，我的妈妈是个残疾人，所以我觉得别的小朋友都有爸爸妈妈，而我不仅没有爸爸，妈妈还是残疾人，导致我在班上抬不起头，同学也笑话我……"

一时间我不知道该说什么好，就一把抱住了她，并不是我不知道如何安慰她，而是我觉得这么瘦小的她，承担了她这个年纪本不该承担的一切，我感觉到很难受。

我："小花，姐姐知道，说再多的安慰话也不能感同身受，因为针不是扎在自己身上，所以永远不知道有多疼，但是姐姐要告诉你的是，在这个世界上，我们不能总和别人去比别人有什么，而我没什么，而是要看到别人没有的，我有。你看为什么会有孤儿院，因为那些孩子没有爸爸妈妈，可是你有。你再看为什么歌曲总唱"世上只有妈妈好"，因为有了妈妈就会幸福，而你也有，我们不能嫌弃生我们养我们的妈妈，因为你曾经在她肚子里的那个小房子里住了整整10个月她都没有收房租，等你哇哇啼哭出生后，她还要照顾你到现在，所以我们要去感恩。"

小花边点头边掉眼泪。

我："别哭，这个世界上还有很多的人爱你。"

小花："姐姐，我不是难过地哭，是因为我觉得你说到我的心里了。我心里有一个天平，在妈妈的好与坏之间摇摆不定，今天是你帮我确定了方向，我不该这样对妈妈。"

我："小花，你是好孩子，你妈妈是好妈妈，在这个世界上，善良的人会有福报的，我们要懂得感恩……"

这次谈话之后的一周左右，那个挂着拐杖、瘦小的女人走来了，她来的时候提了一些小花爱吃的零食，小花扑上去一把抱住了她。

没过多久，小花就出院了，我在她身上看到了从未看到过的自信，那是眼神中流露出来的一种坚定和认可。

**作者感悟**

通过这两件发生在我身边的事，我深刻地感受到叙事护理在我工作中带给我的帮助，如果没有和陈老师的谈话，如果没有和小花的沟通，我想我可能不会知晓她们内心深处藏着"病因"，更不会让小花重拾生活中的信心，这是一份我们共同成长得来的硕果，我为此感恩！我不能做到给我的每位护理同仁言传身教，我能做的就是在这里呼吁大家，每个人都是独立的个体，每个人都有一个故事，在我们精神专科，能够了解到患者的故事，走进他的内心，那就已经对他治疗成功60%了，也许他正是缺少这60%，而我们恰好了解这个故事，帮患者解决了这个故事的"病因"，这就是叙事护理的无价之处！

黄娟　天水市第三人民医院

## 突破"怪圈"

从我接触叙事护理以来，参加了很多次院内外培训，收藏和阅读了很多有关的叙事护理的公众号和文章，其实从技术而言我可以照本宣科地去按流程和技术要求生硬地完成，但看的各种文章多了，我反而会有一种负担，作为一名精神科护士，每个不同而鲜活的案例和每种不同的交流方式，让我感到与患者接触的过程中有一种压力，我总是觉得自己有些"化简为繁"，找不到适用的方法。不像老师演示的总是围绕着一个核心的问题，我似乎总在绕圈，感觉像打太极，后来甚至有些抵触。

那段时间，我疲于应付家中的问题和繁琐的工作，总是处在一种焦灼的状态之下，举步维艰，生活、工作一团乱，脾气也越来越大，整夜失眠，精神状态萎靡。上班屡屡发生病例错误，在平时护理诊疗中也总会出现一些差错，工作效率下降，分层级考核中成绩严重下滑，还总在同事间说一些消极言论。

细心的带教老师发现了我的异常，有一天小夜班换班时，带教老师见我在和同事聊天就不动声色地加入了我们，在一波关于化妆品的闲聊后，我垂头丧气地说道："还化妆品呢，我这月扣了好多，这工作没办法干了，我都想去辞职。"

带教老师半开玩笑的附和道："对啊，小郭，你最近这是怎么了？怎么总是会犯一些不应该犯的错误呢，你可是我带教过的学生里优秀的了。"看我欲言又止，她似乎看出了什么，又接着说："其实有段时间我跟你现在一样，就是刚结婚那会，处理不好婆媳关系，根本无心工作，你不会也是家里有什么事吧？"

老师的话似乎戳到了我的软肋，我就像竹筒倒豆子一样开始倾诉最近的烦恼："刘老师啊，您是不知道，最近商量结婚的事，我和我男朋友的意思是一切从简，但我父母那里不同意，非要找媒人、提亲、定亲、认亲、酒席一堆事情，而且我们想把房子简单装修一下，父母又要求我们必须大肆操办一次装到位。我们最近这么忙，哪有时间去做这些事情，每次回家都耷拉着脸，好不容易说两句就开始吵，我脾气越来越大，跟男朋友的关系都出现了一些问题，我都连续两周失眠了，我生怕好不容易找到个合适的又这么黄了，工作也没办法集中精力总是出错，错了被考核了就更火大。我简直陷进了一个怪圈，恶性循环。我觉得自己很没用，这点小事都处理不好，该怎么办啊？我都不想结婚了，一个人的时候多好，现在工作干不好，生活也处理不好，我真没用。"

刘老师拍拍我的肩膀说："我就说嘛，小郭，你不可能无缘无故地突然变成这样，其实你的工作没问题，你目前最大的问题应该是在生活中，你觉得呢？"

我低声说道："对啊，我也觉得是这样，我生活中的问题处理不好。每天都处在消极的状态下，工作做不好就觉得自己各方面的都不好。我昨天跟我妈妈打电话，差点把手机都摔了，我也不知道为什么最近脾气这么大。"

刘老师说："其实也不只是你有这样的问题，你目前的状态跟我当时好像，那种结婚前身份转换的焦虑，与传统习俗的不同的思想，就与父母之间形成一道鸿沟，我当时的状态比你现在好不到哪儿去，其实我觉得你在这方面还比我好点儿。你记不记得当时你刚到科室上班，要适应新的环境，还加上大学期间男朋友因为异地的关系屡屡与你吵架，你当时是怎么调整的？我还清楚地记得你说过的一句'万事之源在于沟通'的名人名言呢，小丫头那个时候就很了不得呢，我都觉得你说得很有道理。"

我害羞的挠挠头："哎呀！老师您就不要笑话我了，当时我就觉得他总是怀疑我，总是吵架也不是处理事情的方式，才采用沟通的方式与他聊了一次，解开了他的心结这不就不烦我了吗，平时多联系好过相互猜疑。"

听完我这么说，刘老师给我夹了一块肉继续说道："这不就对了，你自己不是很明白吗，怎么当时可以想到去沟通，现在就不能跟爸爸妈妈沟通了？也许父母有他们的考虑呢？我记着我当时就跟爸妈谈了一次，才知道他们要求那么苛刻是为了我不被婆家薄待，只有他们费力娶回家的才知道珍惜，你看我老公和婆婆现在还不是什么都要征求我的意见，你个傻丫头好好想想。"

我疑惑地点点头，好像打开了话匣子继续询问道："我有个姐妹也这么说，她告诉我父母不一定说的要求就一定要这样做，说主要看对方的态度，这个态度很重要，刘老师您觉得是吗？"

刘老师笑着对我说："你朋友说得挺对的，你可以尝试去和父母沟通一下去询问清楚他们态度，这样你的困惑也解开了，最近怪圈的根源也就找到了？不是吗？"

这时我不由自主刹了一下脚大声说道："对啊。"紧接着我叹了口气说，"我就怕说不到一起，又吵起来怎么办？会不会更糟糕？"

刘老师接着说："说你是傻丫头你还不信，交谈时需要态度的，你温温和和地说怎么可能会吵起来，实在不行你跟你男朋友一起去，我感觉他的性格就挺温和的，应该没什么问题。你现在每天失眠，工作状态大受影响问题的根源找到了，就赶紧去解决它，也许会有很好的结果呢。"

这时一直在旁边听我们聊天的同事兼闺蜜的亚婷也说道："就是，我觉得刘老师这个办法靠谱，你去试试，万一成功了呢，其实我觉得问题不大，你要相信自己，相信你的父母，叔叔阿姨多宠你啊，怎么可能故意为难你，聊聊再说呗，我等你好消息。"那个瞬间我感觉到在漫无天际的黑暗里划出了一道曙光，豁然开朗，后面我们又闲聊几句就结束了这次交谈。

一周后，我兴高采烈地邀请亚婷和刘老师吃火锅，顺便分享战果，在交谈后，父母说出了他们真实的想法，跟父母的关系也得到缓和，谈完那天我睡得格外香甜，第二天工作状态也好了很多。

这件事后，我无意间查阅叙事护理笔记时，回想自己身上发生的故事才发现，刘老师跟我的这一番交谈其实运用的就是叙事护理中的问题外化、解构、改写以及见证，在一次看似不经意的交流中帮我解决了近期存在问题，这让我很震惊，当时脑子里就浮现出一句话"原来叙事护理可以这样用？"这让我茅塞顿开。过去我总是沉浸在叙事护理就应该运用在临床工作中，运用对象就应该是患者，所以我总是在死搬硬套地将学到的流程用刻板的言语去实施。结果在工作中收效甚微，而通过这次身临其境的事件，我又有了深一层的体会，其实我也可以通过用闲聊的方式从患者的故事倾听、吸收，帮助患者实现生活、疾病故事的意义重构，并从中发现护理要点，继而对患者实施干预和护理。

**专家点评**

曾经看到过一个故事——《钥匙》，一把坚实的大锁挂在门上，一根铁杆费了九牛二虎之力，还是无法将它撬开，这时钥匙来了，他用瘦小的身子钻进锁孔，只是轻轻一转，大锁"啪"的一声就开了。铁杆很好奇地问："为什么我费了那么大的力气也打不开，而你轻而易举地就把它打开了呢？"钥匙说："因为我最了解他的心。"这个故事当时给我了很深的感触，每个人的心都像上了锁的大门，唯有关怀，把自己变成一把细腻的钥匙，帮他打开这道锁，才能让他看到自己的内心。就像叙事护理一样，它关注的就是人本身的真实感受，重视人的个性和需求，并尊重人的权利。叙事护理本身不该是局限性的，它应该是可以涉及更多与人有关的领域，它首先就应该让人感到安全，让他找到爱与归属的需求。这个世界上最了解自己的是自己本身，只有引导他去正视目前的问题，才能找到真正的钥匙。

作为一名精神科护理人员，关爱和守护患者是我们的工作，但我们也需要去面对工作以外的繁琐与处理应接不暇的生活，在各种情绪中浮沉。所以关爱患者前请从关爱自己做起，护士被关爱才能更好关爱患者，请不要将叙事护理局限于工作，它还能帮助你身边更多的伙伴。

郭佳　天水市第三人民医院

## 我是你的治愈者

　　难熬的日子总会过去，不信你回头看看，你都已经在不知不觉中，熬过了很多苦难，在医院这个充满着人生百态的地方，总是充满着各种各样的故事。甚至，我们可以通过故事来看一切的事物。好的故事不仅可以治疗心理疾病、促进健康，而且可以从中寻找自信和认同。而我理解的叙事护理就是这样，透过语言描述来复活我们的经验和感受，最终让同事之间达到了相互治愈的理想，而今天，我所讲述的就是这样一个故事。

　　都说，人与人之间第一印象颇为重要，小李是我的男同事，他是我众多同事中印象最深刻的一位，从事精神科护理已经有5年多了，依稀记得初见小李时他一头金黄色的头发，五大三粗的体型看起来很魁梧，永远穿着一双旧旧的鞋子显得整个人看起来很邋遢、很慵懒，记得刚到重症岗位时，护士长带着小李走到我旁边，对我说："小席，这是新来的护士小李，今天第一天上班，让他跟着你，你先带，今天给他主要讲一下我们的工作环境和病区的安全管理等。"话音刚落，护士长就走了，当时，我感到很迷茫，不知所措，更不知从何说起，虽然语言表达能力不行，但我最后还是尽我所能地给他讲了好多我认为重要的东西，就这样，我和他成了同事。

　　第二天上班后，护士长将小李分给了高年资的周老师带教，我记得周老师每天都很耐心地为他讲着病房的所有工作，毫不保留地为他传授，小李他却还是做不好，每天的工作总结时他总是一副不耐烦的样子，更过分的是有时候他甚至扭头就走，和同事相处也总是一副拒人千里的样子，他对人对事的态度，使我感觉很不舒服。半年过去了，小李过了试用期，开始与其他同事合作上班，慢慢地他开始每天上班都迟到，有时候甚至不提前请假，或者不来上班，和他搭班的同事都担心他出了啥事，大家也都不愿意和他搭班，每次理论操作考试也都是科室垫底不及格的，每个月的绩效考核分数也数他最低，他成了科室最差的护士。护士长私底下给大家做思想工作，让我们对他多一些包容，多一些耐心，多帮助他，让他在我们这个大家庭里感受到温暖。

时光荏苒，渐渐地，我也凭着努力开始担当主班工作，当班表出来那一刻，我很失望，因为没人愿意搭班的小李成了我的副班，当时的我很不情愿地去找了护士长，可护士长告诉我，你本是一个性格开朗，乐观积极的人，选择让他和你搭班是想让你把自己的正能量传递下去，年轻人容易相处，你要怀着一颗包容的心去工作，我相信你能做到，也相信小李可以突破改变自己。听了护士长的话，我想到面对困难不可怕，重要的是你怎样去克服它。

与小李合作的第一个班中，发现他不仅安全意识差，连自己的本职工作都做不好，但是没有办法，作为主班护士，我只能帮他干，而我并没有去说他，就这样，过了一周，两周，我逐渐感到自己心有余而力不足，上主班时既要干好自己本职的工作，还要帮助小李，甚至是代替小李完成他的工作，这样下去，病房患者的治疗和安全根本没办法得到保障。有一天下班回到家，我琢磨了好久，决定必须要和小李开诚布公、推心置腹地聊聊。第二天的午休时间，我把小李叫到值班室，看着他满脸疑惑又带着点拘谨的样子。

"小李，别紧张，我就是想和你谈谈心，毕竟我们一起搭班这么久，也算是一个战壕的战友，我想听听你对我的工作，有什么意见或者有什么想法？都可以说说，我们是朋友，坦率的讲出来就好。"我开口说道。

小李抿着嘴，眼神有点躲闪："其实没什么，我觉得工作干得挺顺利的，您也对我挺好的。"

我："小李，你工作的这段时间，掌握什么工作技能了么？对一些副班的工作流程，你掌握的如何？"

小李听完，低头沉默了一会说："席老师，这些流程，我大概，大概都知道一些，就是不太熟悉……"

我："小李，是不是你自己说的都没有底气，其实我在观察中发现你对一些流程还是比较熟悉的，可是你知道吗？在工作时你完全就是两个极端，做事情绪化，不顾及别人的感受，同事们也都害怕和你一起工作，你有没有感觉到？"小李低头不语，我接着说："但跟你工作这段时间，其实我发现你身上有很多优点，例如很快可以和患者建立朋友关系，而且你很善良虽然情绪化但对患者很好，你想想上次对待那个患老年痴呆症的老爷爷你不就很耐心吗？"

小李听到后不好意思地摸摸头说："我就是觉得患者也希望我们像朋友一样对待他们，我也没做什么。"

我看他愿意交流了赶紧接着说："对啊，我觉得你的想法很好，可是为什么在工作中你就情绪不稳定了呢？"

小李叹了口气认真地说道："其实我在家里是被惯大的，干活总没有眼力劲，工作这么久，我也能感觉到我成了大家的负担，有时候想改变但可能因为别人的一句话或者一个眼神，我就破罐子破摔了，我想反正我怎么干你们都认为我不好。"

我听到他这样说，心中了然，于是站起身拍拍小李说："小李，你看我们年龄差不多，其实我刚来的时候也是什么都做不好，现在也一步一步干上主班，我们的工作就是这样需要一点一点积累，脚踏实地地去做，才能得到大家认可，其实你的每次改变，我们都看在眼里，前几天的操作考试，你合格了大家都在夸你呢。"

小李脸上露出欣慰的笑容："是吗？他们都夸我了？我以为没人关注我呢。"

我对他点点头，继续说："对啊！科室是一个大家庭，我们身为其中的一份子要团结互助、和谐友爱，每个人都想得到大家的表扬，得到大家的肯定，没有人愿意做让人讨厌的、绕着走的人，我相信你也不例外吧？"

小李长出一口气，看着我很认真地说："我不愿意做大家讨厌的人，我也想得到尊重和肯定，体现我的人生价值。"

我说："你有正确的认识为什么不去做你想做的？"

小李说："席老师，其实你别看我五大三粗的，但心里还是很敏感的，可我太自我了，总是以自己的感受为中心，别人让我一不舒服我就要脾气，我太斤斤计较了。谢谢您，之前都没有人愿意跟我说这些，都是表面你好我好大家好，私底下肯定都在议论我。"

看小李诉说了自己的感受，我也推心置腹地对他说："你看你对自己的问题不是很清楚吗？有一个正确的认识就是一个好的开始，其实你也是误会大家了，就现在那句很流行话'大家都这么忙谁有空操心你'，其实你的问题大家很少私下议论，有事偶尔抱怨几句也都是工作上的事，你现在意识到了自己的问题就应该制定计划的修正，不怕你做错就怕你不做，你男子汉大丈夫还经不住这点考验？"

小李接着说："是啊是啊！席老师，但我的操作考试总是考不好，我觉得我笨手笨脚的做不了细活，可每次考核都有我，我都快没有工作动力了。"

我认真的回应说："小李，你看你这次心肺复苏和电除颤不就考得很好吗？"

他立即仰起头认真地说："我这次加班练了三天呢！"

我说："对啊，因为你付出了努力，其实在部分行业里男性比女性更易精进，你不能用性别去限制自己，而且考核其实就是督促工作的一种方式，如果都做好了，也不会被考核，不是吗？我自己有个小办法可以给你分享一下，我上班的时候会把工作列在小本上，完成后就画个勾，下班前都会检查当天工作的完成情况，你也可以试试。"

小李突然面露喜色，说道："这个方法好，我今天就去买个本，席老师，谢谢您对我说这些，其实仔细想想我犯了这么多错误护士长都没有报告护理部，大家也没有排挤我，还有像您这样的老师愿意帮助我。我都记在心里，以后我一定改掉自己的坏毛病，不！从今天就开始，开始从不迟到早退。"

听了小李的话我突然热泪盈眶，让我想到当初那个初入工作岗位迷茫的自己，那个瞬间我突然有些内疚，内疚刚开始不愿意接受他跟自己搭班的自己，觉得自己好狭隘，我狠狠地点点头回应道："小李！我相信你。"

从那以后，我发现小李上班会提前半个小时到岗，兜里总是装着一个写的密密麻麻的小本，借助他与患者之间交流能力的优势，很快就担负起了我科室健康宣教的工作，我看到他一点点地在进步，打心眼里高兴。

**专家点评**

没有人生来就是完美的，每个人都有自己优点，也夹带着自己的缺点，在经历的过程中一次次被打磨成现在的样子，尝试接受帮助其改变比逃避更有益。叙事护理这种人性化、注重人文关怀的方式，运用在带教及工作中也是一种简单、有效、可依循的方法，让每个鲜活的个体都有故事、有期待，叙事护理为我们之间搭建了一条通向心灵的纽带，让职场成为演绎人生故事的舞台。

席旦旦　天水市第三人民医院

## 一种遇见

人生就是一场美丽的遇见！

人们都说，最美丽的意外，莫过于不期而遇。我与你，适逢其会，在锦绣年华之际，领悟生命。天使，是美的象征，我们渴望成为真的天使，不仅仅是因为她的美丽，而是因为她能给人们带来美好幸福的生活。

转眼间我已经在护理岗位上工作五年了，时光就像流水一样悄悄地漫过了我的生命。2015年，那年我二十二岁，我带着些许的童稚走上工作岗位，作为刚进入职场的新人，有点像刘姥姥进了大观园，无论是工作技能还是复杂的人际关系，都让人有点转不过弯来。为了尽快摆脱菜鸟的身份，有些人不懂装懂，以期尽快融入职场。而我依旧保持着自己的热爱，跌跌撞撞地在新世界闯荡。可那时的我完全不懂得什么是职场，依旧带着自己大大咧咧的性格，在病区结交趣味相投的朋友，就这样，我和她磁场相吸，逐渐成为了形影不离的好闺蜜。起初，我们无话不谈，亲密无间，在工作中遇到压力时，我们一起相约做伴，我一言她一句，诉说着各自的困扰与不屑，从而释放自己的压力。与此同时，在生活中，只要和对方息息相关的事情，我们都彼此记在心上，互相关心。

然而，日子就这样日复一日地重复着，我们之间的友谊也愈发深厚，本以为我们会一直这样，直到一件不起眼的小事，彻底将我们的友谊推向万丈深渊，再无翻身之地。故事是这样的：每个月底科室都会召开质控会议，而她总会在会上表现得很积极，哪怕是一件很不起眼的小事情，都会说好半天。了解她的人，知道她就是这样一个心直口快的人，说话有时也欠缺考虑。可是职场上，并非所有的人都会用同样的眼光去评价你、去了解你，去真诚地对待你。每当她发言的时候，大家的眼神中会透露出不屑的表情。作为好闺蜜，当发现别人带有有色瞳孔眼光看她时，心里很是不悦，毕竟爱屋及乌这词一点也不假。恰巧，她开完会约我一起吃饭，在吃饭前我把这件事原原本本地告诉了她，希望她能在以后尽量改正，可是在她的认知里，可能感觉我伤害了她的自尊心，又或者是感觉我没有站在她的立场支持她，当时在饭桌上她低头不语，气氛尴尬极了，随后这顿晚餐就这样结束了。

然而你害怕什么，上天便会赐予你什么，那个时候病区上班两人一组，我是主班，她是副班，本想着我们的关系会不会因为这样而有所改变，我对我们的关系还抱有一丝期望，但故事却不尽人意。我们一起搭档，成为了一个团体，因为工作总避免不了三言两语的交流，但在我们上班期间，一天相互开口说五句话都嫌多。每次当我想借机会当面跟她解释时，她冷淡的语气和态度，让我一次次感到挫败、无助、倍感煎熬。我无数次想尝试和她进行和解，可是总会因为各种情绪将我们越推越远。

不久我们各自换了搭档，一次在她上大夜班的时候，刚接完班不久，就接收了一位新入院的患者，当时患者表现兴奋、躁动，全身到处都是大面积瘀青，通过询问家属，得知患者好几天都未进食。为了防止影响其他患者休息，就将新患者安置在宣泄室，由家属陪护。快到凌晨4点的时候，家属突然觉得患者不大对劲儿，就叫她过去看，她立即对患者进行了评估，这时患者已经昏迷，脉搏也监测不到，她大声呼叫主班护士，立即进行抢救，结果很遗憾，她们未能从死神的手中将患者拯救。早上四点二十分，电话铃声把我从睡梦里叫醒，我睁开的双眼，护士长叫我立马去科室，我知道病区一定是有事。当我走进病区的一瞬间，感觉空气都是静止的，伴随着家属的抽搐声，我大概想象出当时的情况。我看到她在重症室门口，表情凝重，我上前试图去询问她，没想到，这是她第一次主动张口跟我说："患者走了。"虽然我不愿相信这是真的，可是从她双眼充满泪水的眼神中，我还是接受了这个事实。我立马换好衣服，帮忙巡视病房，我走到她的身边，一时之间不知道应该怎么安慰她，就只是对她轻声说了句"没事的。"顿时，她的眼泪像断了线的珠子奔涌而出，而我只能拉着她的手，告诉她有我在。

天色渐渐明亮起来，其他人也依旧正常来上班，大家得知这件事后，都不敢作声，这件事好在家属一直陪护，也就这样平静的收场了。可是通过这件事后，她有点抑郁了，慢慢不在和别人嬉戏说笑，每天都是按时按点上下班，上班时也表现得有些疲惫。有一天夜里，我翻来覆去睡不着，大概也是被她的事情搞得心神不宁，放心不下。就给她发了微信，我问她"你还好吗？"她只是简单的回复了冷冰冰的一个"嗯"，随后我说"有什么别放在心里，可以对我说说"。但对话框内再没有弹出她的只字片语，我依然说了一句"你已经尽力了，我相信你也不想的，不要太为难自己"。就这样结束了此次聊天。

然而就在这件事情过了没有多久，她的感情也迎接了一场暴风雨。按照预期，他们要在两周后举行婚礼，所有的一切都已经筹备完毕，就差一个仪式。可是，就在距离结婚庆典的日子还有十天的时间，她在朋友圈发了她一个人去上海旅游的消息。四处打听才知道她的婚约取消了。这样的剧情我真的也就是在偶像剧里见过，现实生活中遇到也是头一遭，心中满是不解与担心。我没多想，立马给她发了微信，问了问她的境况，她也没有回复我一个字，我也不敢过多打扰。就这样，她上班的前一天早上，我再一次鼓足了勇气拨通了她的电话，瞬间我把所有不好的结局都想到了。然而，这次，她接通了电话，她说："我回来了，我们一起坐坐吗？"我连忙答应："好的，好的。"我们相约在了咖啡厅，大概是因为这里的环境会让我们更加放松。这是我们分开以后第一次坐在一起，四目相对有些尴尬，我静静地看着她淡淡地问了句："我知道你不好，想哭就哭吧。"她瞬间泪崩，跟我讲述了整件事情的经过以及缘由，我给她递上纸巾时儿她突然对我说："你的微信我都看到了，谢谢你没有放弃我。"我坚定地对她说："那当然，我是你坚强的后盾，其实你想想曾经让你崩溃的事儿，经过一两年后就都不算事儿了，不是吗？总能找到解决的方法的。我相信你，能处理好！"她也回馈给我一个甜甜的微笑，戳了一下我说："对，你看我这不是活生生地回来了吗？"那一刻我知道她的故事已经重新开始了。

在她正式上班的那天，面带笑容，并没有透露出一丝丝不屑与不甘，她的表现超乎了大多数人的预期。随后，她依旧满怀热情地坚守着她的每一个班次，也许是她的善良和坚强让她在一年内就找到了生命中的白马王子，现在已经怀孕 2 个月了，再后来我们再次聊起当时的事时她的一段话让我有了很大的启发，她说："当时你发的每条信息我都看了，虽然没有回复你，但确实让我冷静了下来，慢慢地回想起发生的一切，去分析、思考，找到问题的根源，去解决它。让我重新找到力量，当时我突然意识到遇到问题不能逃避，应该积极地去面对。这样才使我逐渐地走出来，而那一刻我最想和你分享，谢谢。"

**作者感悟**

此次事件之后，我对叙事护理有了更深一层的认识，其实叙事护理本身就不该去局限地方、媒介甚至于方法，引导对方诉说并给予真诚地陪伴、支持，让其获得重生的力量，这也许就是叙事护理最可贵的地方，它浅显易懂可以深入到生活的方方面面。在岁月中跋涉，每个人都有自己的故事，看淡心境才会秀丽，看开心情才会明媚。好好扮演自己的角色，做自己该做的事。生活可能不像你想象得那么好，但也不会像你想象得那么糟。人生有许多种遇见，遇见让自己变好的人，弥足珍贵，她不仅是你的良师益友，更是你成功路上的基石。

罗丹　天水市第三人民医院

## 走出小黑屋

时光如梭，一转眼，我来到这里已经五个年头了，回想起刚来这里的点点滴滴，心理有很多很多的感悟。我是一名护士，但距离上回接触临床到现在，已经过了十多年。猛然要再次回到临床工作，对我来说，真的感觉压力好大，而且这次要待的地方还是之前从来没有接触过的精神科，于是焦虑、忐忑不安的情绪一直纠缠着我。

周一，我早早地来到新科室报到，看着镜子中穿戴整齐的自己，默默地给自己打气加油，开始迎接新的一天的到来。虽然之前又恶补了一段时间的精神科知识，但是当真正面对患者的时候，更多的还是惊奇和恐惧。于是我开始小心翼翼地观察着周围的动态，像个警惕的小兽，慌张又害怕。就在这时，病区的谢护士看见了我的窘迫，走过来拍了拍我的背，关心地问我："你怎么了？还好吧？有没有什么不舒服？"望着她关切的眼神，我像是突然抓住了一颗救命的稻草，赶紧拉住她的手，慌乱地对她说："没事，没事，可能第一天刚来，有点不适应。"她握了握我的手说："手心好多汗，又这么凉，你可能是太紧张了，要不要坐下来喝口水？"我很不好意思的抽出了手，赶忙对她道谢，说："不，不，不用了，我可能就是有点紧张，没事的，谢谢你。"说完，我就低下了头，感觉脸红到了脖子根，自己的窘迫被看穿了，感觉非常的尴尬。谢老师笑着对我说："哈哈，没事没事，今后都是一家人了，没什么不好意思的，我知道刚来的时候，多少都会有些紧张，因为我也是这么过来的嘛，对了，我姓谢，你可以叫我小谢，我还不知道你的名字呐！""额——我，我姓钱，你叫我小钱就好了，谢老师，谢谢你。"

"哈哈，不谢不谢，走，我带你先熟悉一下环境去。"

清晨，大家要进行晨间护理，打开窗户，让新鲜的空气进入病房，抖开被子，拉展床单，将床角折好包入床垫下，摆放好床下的物品，用消毒液擦拭床头柜，然后扫地、拖地……这一系列的操作下来，我已经满头大汗，可是看看她们，没有一个人抱怨，都在默默的做着这些，有时候还和患者、家属开开玩笑，一圈晨间护理下来，我更多的感受是辛苦，心想着，精神科的护士与综合医院还是有很大的区别，她们几乎不会这么耗时地去进行晨间护理。十点钟大家开始做操，十点半准备吃药……一天下来，安排得满满当当。看着患者们吃完饭，收拾好，一抬眼，已到了快下班的时间，谢老师笑着拍了拍我的肩膀说："今天感觉还适应吗？你下班后有没时间？我能和你聊聊吗？"我说："好。"

"钱，一天结束了，感觉怎么样？"谢老师笑着问我。

我："嗯，还好吧，我其实又忐忑，又紧张。不过有你们的指导，好多了。"

谢："你知道我为什么会找你聊吗？"

"嗯，大概是我太笨了。"我很不好意思的挠了挠头。

谢："不是的，是我从你的身上看见了那个时候的我自己，那个慌张的，像一头受惊的小兽一样，不断地流露出恐惧，小心的眼神。"

我："啊，我有吗？不过说实话，我也不怕你笑话，我确实是害怕、恐惧的。首先我有十来年没有接触过临床工作了，尤其还是精神科，我真的很害怕那些精神患者，害怕自己会受到伤害，也担心自己没法胜任这份工作，我觉得自己就像是进入了一个小黑屋，四周都是墙壁，黑黑的，没有一丝光亮，只有恐惧和焦虑伴随着我，在这个陌生的地方，我没有朋友，也没有熟悉的环境，临床经验也缺乏，我真的好害怕，我只能闭上眼睛，堵住耳朵，将自己封闭起来，这样我才会觉得安心一点儿。"说完，我觉得自己特别的委屈，眼泪竟然不争气地掉了下来。

谢老师默默地拿出纸巾，替我擦干眼泪，拉起我的手，柔声说道："钱，我在来这里上班前，感觉和你很像，但我没有觉得自己在黑屋子里，因为护理是我喜欢的事业，刚开始干这个，尤其我们对于精神科的知识是缺乏的，很没有底气，也就造成了我们的自卑，但是我们可以通过后天的学习来弥补，而且不断学习的过程也是你的经验不断增加的过程，虽然过程是辛苦的，但当你能独当一面的时候，你会觉得这一切的付出都是值得的。小黑屋的存在，对你来说就是自卑，它将你紧紧包起来了，四周的墙壁让你感觉透不过气来，你所说的这些都会在你慢慢积累的经验中逐渐地散开的，这个经验就像是小黑屋的门，当你有足够的经验，也就能够有足够的力气去推开小黑屋的门。这样，阳光才会进来，那么你也就不会再感到紧张、恐惧、担心、难过了，你可以尝试一下我说的这些。你知道我们为什么每天要花费那么多的时间去进行晨午间护理吗？那就是因为在精神科，任何物品都有可能成为伤害自己或者他人的利器，也只有每天扎实地进行晨午间护理，才能排查出一些风险，我们做的这些看似简单、枯燥，却是你要付出非常多的细心、耐心及责任心去做的。其实，与他们相处起来还是比较容易的，关键就在于你怎么才能找到那个与他产生连接的关键点，找到了关键点，接下来的相处是比较容易的。"

我："谢谢你，谢谢老师，我真的不知道再该说些什么才好了。我明白我有很多的不足，但是今天你肯跟我说这么多，我真的好感激，尤其对于像我这种新手、小白来说，真的受益匪浅，回去以后我会好好努力，尝试一下的。"

谢："嗯，你真的和我太像了，我喜欢和你一起上班，大概就是因为我们都有共同的特点吧，那么以后要是再有什么，你随时都可以来找我，因为帮助你也是在帮助我自己，假如可以，我希望我能帮助你早日走出小黑屋。"

我："嗯嗯，我会努力加油的！"

就这样，我和谢老师成为了很要好的朋友，然后在谢老师的帮助下，我的小黑屋终于慢慢地有了阳光，我暗暗下定决心，一定打开心中的这扇门，然后走出这间困扰我的黑屋子！于是，我利用业余时间，开始对精神科护理学重新学习，对于理解起来比较困难的一些精神科抽象概念，我虚心请教医生或者年资高的护士。工作之余自己也会专门去看一些相关的文章，帮助自己去理解，再结合患者的病情及表现，更深刻地认识到概念中的意义。这让我在接触患者时，能第一时间分辨出哪些是正常情绪的变化，哪些是精神异常支配下的症状，然后根据情况与患者进行交流。一段时间后，我充实了理论基础，在与患者的接触中，多了自信，更多了一份坚定。尤其是患者和家属的认可，慢慢的成为了我打开小黑屋的力量。

充实自己的时间总是过的那样的快，一转眼我在这里已经工作了四年，我和谢老师又像第一次那样坐在更衣室的椅子上，聊了起来，谢老师问我："钱，还记得你刚来时候的样子吗？那个充满恐惧、紧张的小模样。"

我："哈哈，怎么会忘了呢，那个时候要不是你，我哪能进步的这么快呢。"

谢："怎么样？那个黑屋子还在吗？有没有还困扰着你呢？"

我："要是两年前，我不敢跟你说不在了，但现在我敢很自信地告诉你，我已经走出小黑屋了，我打开了那扇门，让阳光充满了我的小屋！"

谢："咦？这么坚定啊，我们交往了这么久，我一直在等你主动告诉我呢，所以我从来没问过你，看来你真的冲破这个束缚了，恭喜你啦！"

我："嘻嘻，谢谢，谢老师啊，我是真心感谢你啊，你看我现在不光是做这些日常的事情，我慢慢上了工疗班之后，连自己的胆子都变大了呢！"

谢："嗯，看着你从一点一点成长起来，真的也是很努力的，你也肯学，在你的身上，我也找到了让自己不断努力奋斗的闪光点呢，所以，这个帮助它是相互的，你说对吗？"

我："嗯嗯，确实是这样的，在我成长的路上，有一所黑屋子，她束缚了我很久，但是你通过慢慢的引导，帮助我打开了束缚的枷锁，后来我才发现，推开门的瞬间，阳光竟是那样的耀眼，让我这个蜷缩在黑暗角落里的人，终于能舒展自己，沐浴阳光，拯救自己的同时也帮助更多的人，这大概就是我们工作的意义了吧。"

谢："钱，你的想法果然很独特，也很有见解，我果然没有看错人呢，那让我们一起加油，把这个有意义的事情一直做到底，也让更多的人加入进来和我们一起带着希望沐浴阳光吧！"

我："哈哈，好的，这是必须的！"在一阵笑声中，我们俩锁好门，离开了更衣室。

**专家点评**

人生中有许许多多的驿站，每个驿站标志着一个过程的结束，同时也意味着一个新过程的开始，面对新入职的护士存在问题，谢老师通过对故事的倾听、吸收，帮助小钱实现生活和工作意义重构，从人性、人文、仁爱的角度，怀着互帮互助的情怀，帮助其解决问题重启"人生"。

叙事护理要求护士们具备敏锐的观察力，需要我们在一点一滴中去实践、去探索，它不仅可以面对患者，更应引导大家运用人文的精神和理念去关怀身边每个鲜活的生命，构建与改写我们独特的生命故事。因为我们遇到的每一个患者都是独一无二的生命。当他们身患疾病与我们相遇时，我们温暖的问候，贴心的照护，都能帮助他们走出这个人生的小低谷。而在这个过程中受益的不仅仅是患者，还有我们自己。白衣的职责，人文的光辉，相得益彰。

钱薇　天水市第三人民医院

## "孤独"的她

因为工作需要，我被调到了一个新科室。刚到的第一天，护士长对我说："我们这里很和谐，除了小王，她不太合群。"我不禁暗自揣测，怎么个不合群法需要第一天就告诫我。

接下来几天，我开始慢慢适应新科室的生活，果然如护士长所说，大家对我都很友善，团队气氛也不错，我觉得我能很快融入这个集体。但也是因为护士长第一天说的话，我也会比较留意小王。她不太爱说话，也不太会说话，平时不主动跟同事交流，而有时候跟她说话时，就会觉得她说话很"冲"。工作方面倒是和其他人没什么不同，时间久了，也就不太在意她了。

但是，最近几天，小王变得有些"暴躁"，就连护士长都被她"怼"了几次，其他人就更不敢和她说话了。这天，碰巧我和小王一起下班，很不凑巧的都往一个方向走，两个人有点尴尬地走了一段路，我有点想打破这种沉闷，在经过一间咖啡店时我跟她说想邀请她喝杯咖啡，没想到她竟然答应了。

各自点了一杯咖啡，喝了几口后，我还是没想到要跟她说什么。"徐老师。"突然听到她开口叫我，"我好久都没有跟别人一起坐着喝咖啡了。"

我突然对她的生活有些好奇，"平时休息的时候不会和朋友一起玩吗？"

"我没什么朋友。"她有些生硬地回答。

我有些尴尬，不敢说话，想着快点把咖啡喝完，各回各家吧。

小王："对不起，我最近脾气很差。"

"你有什么事吗？其实大家一起工作，有困难大家都能帮忙的。"我说。

小王："上次我听到护士长说，你老公在睡眠科工作，能不能让他帮我看看。"

我感到小王说这话时的焦虑，仔细打量了一下她，面色不算好，眼底有些泛青，确实一副睡眠不足的样子。"那你还点咖啡，晚上更不好睡了。"我有点生气的说。

"我失眠很久了，也习惯了，就是最近特别厉害，白天也没有精神了。"

我说："小王，我想问你个问题，你真的觉得你目前最大的问题是睡眠不好吗？还有其他什么问题吗？"

小王沉默了很久，我一度以为她不会回答我了。

"孤独吧。"她的声音听上去有点低落。

　　我："是你的'孤独'干扰你的生活和睡眠吗？"

　　小王："以前也没有觉得'它'对我的影响有那么大，毕竟我从小就这样了。"

　　我说："从小就这样？可以说说你小时候的事吗？"

　　"嗯。"小王点点头，"我小时候是在农村长大的，爸妈在我3岁的时候生了弟弟，他们都比较喜欢我弟弟，农村人都有些重男轻女吧。"小王苦笑了一下。

　　我："那你那时候一定很不开心吧？"

　　小王说："其实太小的时候也不懂，周围的人也都这样的。小时候我成绩很好，初中的时候考到了县城里的重点初中，才发现城里的孩子和我们是不一样的，好像是从那时候开始我就和周围的人有些格格不入，经常一个人独来独往的。"

　　"但我觉得你还是很厉害的，后来你是怎么考上大学，还到上海来工作的呢？"我有些好奇地问她。

　　"确实有点难。"小王陷入了回忆中，"我们农村的教育还是和城里有点不一样，开始的时候我要花更多的力气才能跟得上别人的进度，初一的时候我的班主任是英文老师，她对我特别好，可能是这辈子对我最好的人了吧。她知道我英文基础差，经常免费给我补课，生活上也特别关心我，那时候我父母经常会'忘记'给我生活费，她还会偷偷地塞给我饭票。"

　　"这样的老师真的让人温暖啊。"我不禁感叹道。

　　小王也不禁露出一个真诚的微笑，"她真的比我父母还要好，我一直想着等我有能力了一定要好好报答她。"

　　我问她："是不是后面又发生了什么事？"

　　"我工作以后，每次休假回老家，我爸妈就知道问我要钱，他们觉得我在上海工作肯定能赚很多钱，还一直说谁谁家的女儿，嫁了个老板，那回家多少钱什么的，嫌弃我赚钱少。我一直想去看看我老师，前几年一直没敢去，想说等自己再有出息一点，但去年听说我老师已经去世了，我连她的追悼会也没有去……"

　　说到这里，小王忍不住哭了起来："从这以后，我的睡眠就更差了，情绪也感觉不稳定，我也没什么朋友，这些事就都压在我心里。"

听到这里，我也觉得心里酸酸的，说不出的难受，忍不住长叹了一口气。我帮小王擦了下泪水，轻轻地拍了拍她，"对于这些你经历的事情，你觉得怎么称呼它最合适，还是'孤独'吗？或是其他的？"

"除了'孤独'，我想还有'内疚'。"她轻轻地说。

"你是否觉得'孤独'和'内疚'已经跟随你很久了，并且成功的控制了你的生活，让你没有办法交到朋友，不能轻松、自由的生活。"

"是的"小王说，"我之前把这些问题全部归咎于我自己，因为我不是男孩，所以父母才会这样对我，因为我是农村的孩子，城里的人都不会喜欢我，连对我最好的老师，我也没有办法去报答她，所以我就应该承受'孤独'和'内疚'。"

"是什么让你今天愿意和我一起喝咖啡呢？"我忍不住问她。

"我知道科室里其他同事都不喜欢我，她们也会跟你说我很奇怪什么的吧。"说完看到我有些尴尬的目光，她还安慰了我一下："上次你们说话的时候我不小心听见了，你还让她们不要说。"

此时，我无比庆幸自己不喜欢在人后说坏话。"所以，虽然你觉得自己应该承受'孤独'和'内疚'，但其实内心深处还是向往'朋友'和'感情'吧，而且，对于身边人稍微释放的善意都会心存感激。"我忍不住追问她，"你想听听我对你的看法吗？"

"我吗？除了'孤僻'、'不合群'、'小透明'之外，还会有什么评价吗？"小王有些自嘲地说。

"记得上周有个患者的静脉针很难打，你一声不响的就帮我打了。你每天早上都会很早上班将热水瓶灌满水。还有其他很多事情呢，虽然你平时不怎么和大家说话，但至少在我看来你完全不是你自己说的那样。"

我到现在还记得在我说完后，小王那特别吃惊的神情，然后慢慢地绽开了一个真诚的、愉快的笑容。

我没有想到，一次偶然的邀约，让我们喝了一次长达 3 小时的咖啡，还让我在新科室交到了一个好朋友。而慢慢地，其他同事似乎也发现了小王的改变，在她不再往自己身上贴上"孤僻"、"不合群"、"小透明"的标签后，好像推翻了身上背负的大山，可以轻松的前行，面对以后生活中的风风雨雨。

**作者感悟**

最近的影视剧里有很多重男轻女的奇葩父母，没想到在自己身边也会有。我们无法选择自己的原生家庭，有人一生顺遂，有人背负坎坷。很多问题可能不是我们自身造成的，但无论如何都需要我们自己去解决，事实上，我们每个人都在尽其所能，想要做得更好。改变是相互的，先认可自己，我们所做的事自会影响环境和在其中的其他人。给予同事的关怀与给予患者的同样重要，愿我们都不要成为'孤独'的现代人。

徐荣静　上海市精神卫生中心

## 秋风中的落叶 VS. 指缝中的阳光

费老师一直是科室里的开心果，她一直说自己虽然人已经到了更年期，但心态很好，还处在青春期。她喜欢在工作之余四处旅游，到处拍照，每天都会有很多有趣的事情跟我们分享。

三个月前，费老师的膝盖因为韧带问题动了个手术，这个月刚来上班。但是最近我发现她的状态似乎有些不对，总是匆匆忙忙，很疲倦，似乎碰到了麻烦的事情。护士长跟我说："小徐，要不你找她聊聊，看有什么事我们可以帮忙，我有点担心她的状态。"这天，我找到了她，并邀请她到休息室坐下，问道："费老师，最近你是不是发生什么事情了？是不是因为你的膝盖手术？如果有什么我能帮上忙的话，不妨跟我说说。"费老师沉默了许久，长叹了一口气："人到中年，无非就是家里那些乱七八糟的事情。"她一边说着，一边坐下，喝了一口水，突然开口："之前不想说，就怕别人说我是祥林嫂，整天唠唠叨叨的也没用，今天你这么问我，我倒是有些忍不住想倒倒苦水了，你有没有时间听我说说话？"她抬头看着我。"当然。"我看着她，在她身边挨着坐下。

"小徐，这次手术后我突然觉得自己一下子老了很多，你知道我本来多喜欢旅游吗？可是现在我的腿……我担心我以后再也不能出去了。"

"是医生这么告诉你的吗？"我言语中也带了一些焦急。

费老师："那倒不是，医生说我坚持复健，还是可以恢复以前的状态的，但我总觉得他是安慰我的，我现在走路慢还好，稍微走快一点儿就感觉疼，心里很害怕以后都会这样。当然，这也不是全部的。"她又说到，"我父母今年也70多岁了，上周我妈突然出现了血尿，送了医院才知道是肾结石，而且症状比较严重，已经有了急性肾衰竭的症状。"

费老师忍不住小声啜泣起来，看到她这样我不禁心里有些难受，人在生老病死面前会变得很渺小，充满了无力感。但是，我马上提醒自己，我不能让自己沉溺在这种情绪里什么也不做。我收敛了自己的情绪，递给她一些纸巾擦眼泪，等着她慢慢地平静下来……能让费老师痛快地哭一场，总比她将情绪一直藏在心里要好得多。过了一会，费老师停止了哭泣，慢慢平静下来。

"那伯母现在情况怎么样？"我问道。

费老师："还好送医及时，先做了一个手术，医生说等她肾功能恢复一些了，就再做一个手术，将那些结石取出来。"

"那这样很好啊，现在我国的医疗水平还是不错的，伯母会恢复的。"我说。

费老师："其实，我现在的心情也很复杂，你们知道的，我老公一直在外地工作，所以我一直跟父母一起住。我父母一直很宠我，虽然自己年纪不小了，他们还当我小孩儿一样，家务什么的都会帮我做。"

我："所以，你现在是难以接受在自己身上和家里发生的状况吗?"

费老师:"我现在觉得既愧疚又焦虑,一想到他们年纪越来越大了,身体只会越来越不好,就觉得自己之前没有好好照顾他们。但是,最近家里那么多事,我除了上班还要回家做饭、做家务,去医院给我妈送饭,忙的都没有时间自己去医院复诊,就又会焦虑的不得了。"

我:"费老师,我能体会到你每天从单位回家,必须面对料理全家人的晚餐,之后还要去医院看望病重的母亲。这些事,使你失去了从前自由的你。"

费老师赞同地点点头。

"我现在对你有两个印象,一个是现在的你,一个是三个月之前的你,两者之间存在着明显的差异,如果你自己可以将两者进行比较,你会有什么发现?"我问道。

"我没有细想过。"费老师陷入了沉思,我没有打断她,耐心地等待着……

费老师:"以前我就像是温室里的花,不需要经历什么风吹雨打,一路都顺顺利利的。现在,我赖以生存的温室没有了,突然让我面对这么多事情,我……感觉自己就像是秋风中的落叶,逃不过岁月的无情,在冬季的寒风中,马上就要枯萎了。"

"那这些日子有没有让你感到愉快或是意想不到的事情呢?"我又问她。

"我可能从来没有觉得自己有那么坚强,可以面对那么多事,陪我妈看病、挂号、找医生、术前谈话、在手术室外面的等待……最让我高兴的是,我女儿的变化。我以前一直认为她娇生惯养,什么都不懂,但这次我跟她外婆生病,她都能照顾我们了,昨天还跟我说,让我休息一天,今天她来做饭。"我看见费老师说到她女儿时,嘴角露出微微的浅笑,非常动人,仿佛又回到了之前那个文艺'女青年'。

我没有再说什么,陪着费老师静静地喝了一杯茶,又各自回到了工作中去。

隔了几天，我突然收到了费老师发给我的一张微信图片，秋日的阳光穿过树叶的间隙，透出无限的希望……之后，她附上了六个字"指缝中的阳光"。

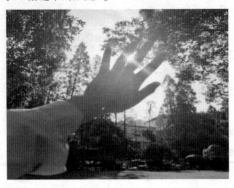

**作者感悟**

记得，从前有部电影叫《人到中年》，现在有个流行词叫"中年危机"。大抵是指到了这个年龄的人，所要面临的各种困惑和承受的诸多压力往往会非常大，但身体的健康水平却在走下坡路。费老师在面对现实问题之初，将自己比做秋风中的落叶，让我感受到她认为自己是"无用的"、"没有价值的"，甚至是"消极的"。但事实上，即使面对生活中的种种不如意，她依旧能和绝大多数人一样，找到其对应的积极面。通过运用叙事护理技术，在帮助下费老师对生活给予的磨难有了正向的认识。至少现在，她已不再将问题归咎于自身，她明确地认识到了，问题只是问题而已。指缝间的阳光，让我再次看到了一个积极向上，勇于面对生活磨难的费老师，也让我理解了疾病不会百分百操纵每个人，每个人都拥有自己的资源和能力这两句话真正的含义。这让我想起了一个匿名戒酒协会的信条：我们要有坦然接受我们无力改变之事的心态，以及勇于实现我们力所能及之事的勇气，还要有分辨两者差异的智慧。

徐荣静　上海市精神卫生中心

## 实习同学的回避

作为一家教学医院，我们每年都会有许多实习同学，她们跟我们一起学习、一起工作，有些甚至在一年后会成为我们真正的同事，为我们的护理队伍注入新鲜的血液。

一天，病房的一位带教老师跟我告状，说这次有位叫小蔡的实习同学对待实习工作很不认真，整天坐在一边发呆，布置的任务也不能完成，希望我能和她谈谈。

我在病房的活动室里找到了小蔡，虽然身处许多患者和同事之中，却仍感觉到她的迷惘和不知所措，在她与病房中其他人之间似乎有一道无形的墙。

我邀请小蔡在一边小坐，并询问她最近一周的实习感受。

小蔡："我觉得很不适应，这里工作节奏和内容跟之前的实习单位完全不同，而且以后的就业方向不在精神科，没什么可学的。"小蔡对我的询问有些不耐烦且反感。

我："感觉你似乎对精神科有些反感，是以前有什么不好的经历吗？"

小蔡沉默了一会，说："我初中时有个很好的朋友，我经常去她家里玩，她妈妈对我也很好，有时还会给我们做好吃的。但有天突然听说她妈妈得了精神病，被送去了医院，之后我再看见她妈妈的时候完全不是原来的样子，有次发病的时候还把我同学打伤了。"

我："原来是这样，这确实是让人不愉快的经历，是'它'让你对精神科产生了不好的感觉吗？"

小蔡："不光是这样，同学们知道她妈妈的事，都孤立她，我……我也跟他们做了同样的事情……"

小蔡没法再说下去了，我也没想到小蔡之前还有这样的经历。

我拉着她的手轻声地问她："可以形容一下'它'吗？愿意给这段经历中你的感受起个名字吗？"

"是'回避'吧。"小蔡轻轻地说。"当时，我害怕其他同学也排挤我，就不敢跟我朋友在一起，就采取了'回避'的态度，这也伤了我朋友的心。"

我："你朋友现在怎么样了，你知道吗？"

小蔡："她不久后就转学了，我再也没有见过她，所以心里一直有根刺。"

我："你有没有尝试着找一下呢？"

小蔡："我有点害怕，那时候是我放弃了她，现在也没脸去找她。"

我："这就是你说的'回避'吗？"

小蔡点点头："这是我过不去的坎了，不要说去找她，就连碰到和这个相关的事情都会害怕，到了精神科也会想到她妈妈。"

我："'回避'让你受到什么影响吗？"

小蔡："'回避'让我变得胆小懦弱，不敢去尝试困难的事情，它把我困住了，我几乎被它完全孤立，我也感到自己变得越来越糟糕。"

我："谢谢你告诉我这些，但是现在看起来这些并没有给你带来任何的好处，反而让你经受了重重的压力，让你因为害怕孤立而陷入了孤立之中？我可以这样理解吗？"

小蔡："确实是这样，'回避'让我没有办法真正的敞开自己去接纳其他人，或者全心全意地投入一些事情之中。"

我："既然这样，那你愿意接受你永远是一个胆小懦弱，永远回避的人吗？你是否愿意接受一些改变呢？或许可以将这次的实习作为一个挑战或者契机？我觉得你有能力可以很好的面对它，而不再'回避'。"

小蔡若有所思："老师，你真的是这样认为吗？"

我："是的，我不得不说，成年后我们都需要为自己负责，去掌握自己的命运。在我们面前的每一件事都是我们所要面对的挑战，事实上，我现在跟你谈话对我来说也是一种挑战，我也会害怕自己做不好，你不搭理我或是被你怼回去等等。"

小蔡："老师，我不知道你会这么想。"她笑了一下："不过也有可能，如果是我的话，我可能又要'回避'了，我怕别人会怼我。"

我不禁也笑了："所以，现在准备好面对了吗？我们还有一周的实习时间，我想还来得及。"

小蔡："是的，你说的对，我应该要努力一下了，不能让'回避'掌控我的人生，我想要成为自己的主人。"说完，小蔡还紧紧地握了一下自己的拳头，为自己打气。

一周的实习时间很快过去了，我特地询问了小蔡的带教老师她这周的实习情况。被告知小蔡这周跟换了个人似的，非常积极和努力，并且以优异的成绩完成了出科考试。

实习同学来了又去，小蔡的事情很快被我留在了脑海深处，我只是把它作为带教生涯的一次普通谈话，并没有特别的留意，直到今年教师节我收到小蔡寄给我的明信片，内容很简单：

"老师，我找到我朋友了，她很好!"

**专家点评**

案例中的"我"作为带教老师，以一种尊重、谦卑、好奇的态度去面对别人口中的"问题学生"，不批判、不否定、不伪装，耐心地倾听了小蔡的故事。当"我"说出了自己的紧张担忧时，小蔡笑了，她感受到了"我"的真诚，她面对的不是一位高高在上的老师，而是一位和她站在同一高度的、可以倾诉衷肠的朋友。收到明信片，让"我"既意外又感动，小蔡不仅完成了实习，还勇敢地拔出了放在心中好几年的刺。在小蔡放下心理的包袱、选择勇敢面对的时候，她的命运已由她自己掌握了。而"我"获得了欣慰、获得了鼓励、获得了成就感。这就是叙事护理的魅力，看似了无声息，却蕴含着无限的力量，既能疗伤，又能让叙事者在这一过程中遇到更好的自己。

徐荣静　上海市精神卫生中心

## 小冯的委屈

白衣天使是一项神圣的职业，也是一项充满压力的职业。高强度的临床护理工作、繁杂的护理书写、频繁的夜班、患者及家属的高需求、不理解等等，都会给护士造成生理和心理上的压力。几年前，我院护理部为了缓解护士压力，避免护士因工作问题产生心理压力及问题，特安排具有心理咨询师或治疗师资历的临床护理专家成立了"心理驿站"，帮助有需要的护士及时调整心态，缓解压力。

这天，我接到了一个电话，声音听上去很稚嫩，开口就带着哭音。

"老师，我受不了了"。

我急忙问她现在在哪里？愿意上我这儿聊一聊吗？

万幸她人还在医院，并愿意来我这边找我聊聊。

一会儿，她到了我们的驿站工作室，一副稚气未脱的样子，面色有些苍白，显得害怕又委屈的样子。

她："老师，我已经几天都没有睡好了，我不知道自己到底做错了什么?"

我："你可以先介绍一下自己吗？然后告诉我发生了什么事好吗?"

小冯："老师，你叫我小冯好了，科室里的人都是这么叫我的，我今年规培第二年。我们科室里有一位患者去世了，你应该听说过这件事吧?"

是的，我听说了这件事。一位 20 岁左右的男性患者，在假出院期间发高烧了，家属给送回了医院。结果，第二天患者的妈妈在给患者喂粥的时候，不慎噎食而死亡了，之后还与工作人员发生冲突，损坏了一些办公室的物品。原来这件事发生在小冯的科室里。

"这件事对你产生什么困扰了吗?"我问她。

小冯："是的，我当时参与了抢救工作，抢救的时候我就很害怕，担心自己会不会犯错，我之前没遇到过这些事情。但其实让我产生困扰的不是抢救的事。"

我："那是什么呢?"

小冯："可能是家属的态度吧！他们真的很凶，患者的结局也不是我们造成的，但是家属把所有的一切都归咎在我们身上，我当时真的很害怕。"

我："所以，你现在是因为害怕而几天都没有睡好吗？"

小冯："害怕是一部分，我觉得更多的是委屈吧。"

"是因为患者家属的指责才委屈的吗？"我问。

小冯："患者家属的不理解我也是明白的，对于他们的做法我并没有感到什么特别的委屈。但是，事情发生后，医院一些领导也过来处理事情了。当时有很多其他的患者在围观，我觉得不太好，就对那些患者拍了一下手，有点大声地叫他们都回去自己的房间。"

"嗯。"我点点头，等着小冯继续说。

"然后，其中一位领导，我也不知道他是谁，就大声地呵斥了我。"

"他好像说我不应该拍手，会刺激患者什么的……当时很混乱，我其实也没有太听清他具体在讲什么，但是一想到当时那个情境，我就忍不住会很委屈，很难受，我们已经这么辛苦了，他还要这么说我们。"小冯一边说，一边又低声地啜泣起来。

"你愿意现在跟我做一下呼吸练习吗？你跟着我的口令，将你的注意力放到呼吸上，在吸气和呼气中让自己放松下来。"我看着小冯，缓缓地，尽量用平和的语气说。

小冯："好的，老师，我想我现在很需要。"

在带领小冯做了三分钟呼吸练习后，她的情绪渐渐地平静下来了。

"如果请你为现在的问题起一个名字的话，你愿意怎么称呼它？"我问道。

"我想是'委屈'，或者是'不理解'，我不太能确定。"小冯似乎有些犹豫。

"那到现在为止，'委屈'或者'不理解'对你造成什么影响吗？除了你这几天都没有办法睡好以外？"我问她。

小冯："让我特别难受，这几天我总是会回想起那天的事情，就像是放电影一样的不停地在我眼前播放，我吃饭的时候、走路的时候、工作的时候、特别是晚上睡前，脑中反复会想起那位领导批评我的话，这一切最近也非常影响我的工作。"

我："我知道你现在很难受，但你想改变目前这种状态吗？"

小冯："想的呀，现在这种状态让我很不舒服。我也反省了一下自己，当时，我可能是有些情绪化的，没有顾及到周围同事，还有其他患者的情绪，如果当时我采用委婉一些的语气，可能效果会更好一些的。这几天，我还问了其他的同事，其实大家的情绪都不太好……"

"你说的很对，焦虑、愤怒和绝望是会传染的。你当时拍手、说话时，提高了声调可能影响了患者，也影响了你周围的同事。之后，那位领导的大声呵斥也同时影响了你们的情绪。在我们职业生涯中，有时不免会发生各种挫折、沟通困难、甚至是意外纠纷等等。你觉得有了这次抢救以及处理纠纷的经验后，对你有什么帮助吗？"我问道。

小冯说："应该是有的，我想想……"

我和小冯一起静静地坐了一会，并不着急地催促她。

"老师"小冯抬头叫了我一下，"我觉得我现在就像是一个新手司机，刚刚上马路，碰到一点事情就会很害怕，但是我不能就此而退缩，只要我遵守交通规则，累积更多的经验，学习更多的技巧，一定会越开越好的。工作方面也是一样的，我只要遵守各项规章制度，跟老师们多学习经验，以后碰到事情也不会这么紧张焦虑了。"

我惊喜地看了小冯一眼："你说的非常对，那如果我们碰到一些之前没有遇到过的困难，无法用以前的经验来应对呢？"

这次小冯很快就回答我了："我可以使用之前培训所教的一些方法来帮助自己。"

我高兴地看着她，鼓励她继续说。

"对待公事，我就遵循制度和规范来做。对待自己方面，当我识别到自己出现焦虑或有应激反应时，我可以采取你刚才教我的呼吸练习来缓解，老师还教过我们可以通过运动、音乐或者是饮食来调整自己的情绪、增强自己的耐受力。当然我还可以找老师你来帮我嘛。"

我："当然没问题，我们医院关于这方面的培训也是很多的，坚持不懈是一个常常被人低估的优点。如果每次只设定一个足够小的目标，任何人都可以进步。最后，我想告诉你一句话，也是我这些年的心得。"

"嗯嗯……"小冯不停地点着头，开心地看着我。

我也愉快地看着她说道："好好吃饭，好好睡觉，一切都会好的。"

小冯："yes, madam. 我一定会好好记住你的话的。我也想好好学习一些心理治疗方面的知识，向你学习。"

我："好的，小冯，我会给你加油的，我们以后也可以有很多东西可以共同讨论！"我举起了拳头鼓励她，也收获了小冯甜甜的笑脸。

**作者感悟**

小冯的故事在新护士中很常见，她们往往会被一些意外事件所吓倒，进而产生一种挫败感。如果不能得到及时有效的情绪疏导与情感鼓励，这些"小事"极有可能会让她们的职业生涯受到影响。在我们心理驿站提供的服务中，我们会耐心听取她们的故事，回顾她们过往的路，帮助她们从这些"小事"里更加真切地了解自己。在这个案例中，我首先采取倾听和放松的方法，帮助小冯先从当前紧张焦虑的情境中脱离出来。随后通过外化对话，帮助小冯梳理自己内心真正的想法及所要面临的问题，并引导她描述问题的影响。最后，是问题的改写，小冯将自己的问题进行了比喻，将在生活中的常识引用到自身遇到的问题中，并帮助自己寻得了解决问题的途径。这次治疗也让我明白：当我们在和患者一起探索生活中的困境和问题时，不需要事先预设目的地，当进入患者的世界、正向回馈、总结反思，自然能够让他们了解自己，并成为那个可以从各种经验中学习和成长的人。

徐荣静 上海市精神卫生中心

## 杨阿姨的故事

今天我想说一下我们科室保洁杨阿姨的故事。杨阿姨在我们科室工作差不多十年了，比我的工龄还长，因为干活勤快、性格又十分乐观、爽利，深得医生、护士以及患者们的喜欢。私下聊天时，她也说她很喜欢在我们科室工作，说我们都对她很好，在这里也学习到了很多新技能。她还说她家兄弟姐妹很多，以前家里条件很差，从小到大连件新衣服都没有，也没念什么书。她和老公生育了一个儿子和一个女儿后，就一起到城里工作。由于她跟老公两个人的勤奋努力，他们家已经在老家盖了一幢小楼，还为儿子在县城买了一套新房。去年过年时，杨阿姨的女儿可可结婚了，不久还给她生了个外孙，杨阿姨开心的像个孩子似的，不停地跟我们炫耀。可可前几年曾来医院看过杨阿姨，所以我们都认识，还给我们都分了喜蛋，大家不禁都为她们感到高兴。

但是天有不测风云，2020年4月，杨阿姨的女儿在工作时突发意外，造成面部、颈部大面积的烧伤，直接进了烧伤病房治疗。由于当时来往还是不便，杨阿姨都没有办法去看望、照顾。那几天，她每晚都以泪洗面，白天还要坚持工作，人明显消瘦了很多。

我们看在眼里，都很着急，想着要帮帮杨阿姨和可可，同事们还募捐了一些钱，让我转交给她。我在休息区找到杨阿姨，想先找她谈谈。

我："杨阿姨，可可现在的情况怎么样了？"

杨阿姨："还在医院里，现在是我女婿天天陪着。伤口的地方都包着，视频里我也看不清楚，可可才20多岁，想想我就要哭了。"刚说几句话，她的眼眶就红了。

我："你现在一定很担心她，目前治疗到哪一步了你知道吗？"

杨阿姨："听我女婿说，医院里的主任医生给可可治疗，生命已经没有危险了，就是伤疤很严重，伤口的地方每天都要敷药、吊盐水，嘴巴也不能张开，只能用吸管喝一点流质。但是医药费真的好贵，可可那个单位老板啊，事情发生的时候付了一万块钱，现在人也找不到了，烧伤病房一天就要几千块，女儿的医药费好多都是问亲戚朋友借的。"

我："我听说你想去照顾可可，但就目前状况还不能过去对吗？"

杨阿姨："是啊，领导说现在还是疫情期间，回来是要隔离两周的，我也没有那么多假期。可可那边还比较缺钱，想想我就不过去了，只能让婆家的人照顾了。"

我："所以最近你真的很辛苦，能用一个词来形容你现在的状态吗？"

杨阿姨："大概是'左右为难'吧，我一方面想尽可能的赚些钱，另一方面又想能够亲自照顾她。"

我："这个'左右为难'对你造成什么影响吗？"

杨阿姨："有啊，我其实对可可特别内疚，当初到上海打工的时候，她还很小，从小我就没怎么照顾她，都是爷爷奶奶带大的，她特别懂事又争气，读书也很争气，谁知道会碰到这种事情。在她最需要亲人照顾的时候，我连去看她都做不到，我觉得自己特别对不起她。"说话的时候，她的眉头轻轻地皱着，说完还长长地叹了一口气。

我："我听说你现在每天都能和可可一起视频，你可以问问可可是怎么想的？我能和你一起参加吗？"

杨阿姨："好啊，可可虽然很坚强，但这次对她的打击太大了，你也能帮我安慰安慰她。我们约好每天下午五点。"正好时间到了，杨阿姨赶紧连通和可可的微信视频。可可很快出现在镜头中，脸部到颈部都被白色的纱布包裹着，还不能随便移动的样子。在杨阿姨和可可进行了一些日常交流后，我也跟可可打了个招呼，"可可，你还记得我吗？"

可可点点头。看得出来可可的状态不算太好，伤口还有一些渗出，她有时会试图去抓挠，但手伸到一半又会无奈地放下。可可对我们的捐款表示了感谢，神色也放松了一些。

交谈中得知可可的老公和婆婆一家对她非常照顾，同事间也发起了募捐为她解决了一些费用，同时她也认为杨阿姨在上海继续工作是当前比较好的选择。

我："杨阿姨对自己从小没在身边照顾你，甚至在你发生意外后仍无法对你有太多助力而心怀愧疚，你是这么觉得吗？"

可可："当然不，妈妈对我一直很好，虽然不是每天陪在身边，但她在外面努力赚的每一分钱几乎都用在我们兄妹身上了，你知道我们那边都有些重男轻女，大部分人家还会用女儿的彩礼钱补贴儿子，但我妈都没有这样做，她一直跟我们说儿女都一样。"

我看见杨阿姨在旁边听着并不停地抹眼泪，我轻轻地拍了拍她的肩头，再次询问可可："你认为妈妈是怎样的人？"

可可："我觉得可以用'勤劳、有担当'来形容她，她一直把我们当作是她的责任，就算不在身边，也是一直关心着我们的学习、工作，家里条件好一点后帮我们盖房子、买房子，承担了家里的各种事情。"可可望向杨阿姨，"妈妈，其实我们都已经长大了，可以自己照顾自己了，虽然我这次发生了意外，你没能在我身边，但我知道你已经寄了很多钱给我，还问亲戚借钱帮我付医药费，妈妈，其实是我对不起你，本来应该我孝敬你的，却还要你来帮助我。"

我："杨阿姨，我觉得你是一位很伟大的妈妈，可可也是一位特别懂事的孩子，虽然你们现在遇到了一些困难，但是我相信你们一定可以走出去的，风雨过后就是彩虹。虽然，可可的老板很不负责任，但是我们生活在法制社会，需要他承担的责任一定不会让他逃脱的。等可可病情稳定一点，也可以到上海来治疗，现在医疗那么发达，一定能帮助可可恢复健康的，到时母女俩就可以在一起了。"

"对对对。"杨阿姨不停地点头，"可可，你一定要配合医生治疗，争取早点稳定病情，再来上海治疗，我也会在这里好好工作，等你过来，到时，我们一家人也能在一起了。"

屏幕中，可可也对我们点着头，虽然她的脸被纱布覆盖，看不出表情，眼神却是异常的坚定。通过今天的叙事，我相信她们母女俩一定会从绝境中走出，她们人虽天各一方，心却连在一起，感受彼此的温暖。

**专家点评**

案例中的我作为代表派来表达对杨阿姨的关心与赞助，可能本来并未将这次加入母女间的谈话作为一次治疗来看，但却在不知不觉中将叙事的技术运用于其中，包括：陪伴、倾听、外化及外部见证人等。我在不刻意的情况下成为了母女俩谈话中的一位外部见证人，使他们的沟通更为真实和有效，也见证了母女间的爱与付出，也让女儿的表达在一定程度上减轻了杨阿姨的愧疚和遗憾。这就是叙事的魅力，它无处不在，无论你有意地将它作为一项治疗来运用，还是无意为之，总能找到叙事的影子，让我们在平凡的日子中，一次次感受到理解、希望，在困难与疾病的面前永不放弃。

徐荣静　上海市精神卫生中心

# 三、医生篇：缺 "医" 不可

## 被忽略的感受

在精神专科医院的封闭病区，患者们吃饭都是统一的，饭堂阿姨送餐到病房，再由当班护士分派给患者们。因此每次派餐前护士们都会先把一些特殊餐拿出来分派，如戒糖餐、隔离餐等，所谓的隔离餐就是患者自身有肝炎、梅毒等病史时，医生会在医嘱备注肝炎隔离或梅毒隔离等，这类患者的餐盒上会有一个小洞，且用的勺子是黑色的，而其他患者的勺子是白色的。这种餐具区别的习惯不知是什么时候形成的，也一直这样执行，日复一日，似乎没有什么不妥。却未曾想过我们小小的 "区别对待" 之于患者，每一次都像是在他们的伤口上撒盐。很多细节在我们的一举手一投足中被忽略了，而这样的领悟来自一场我和患者的对话。

婷婷是一名抑郁症患者，因其丈夫出轨又将梅毒传染给她，遂欲抱孩子跳河自杀而被送进来住院治疗的。那天我当班，到了晚饭时间，给她派晚餐的时候看到餐单上写着"梅毒隔离"的字样，当时我也没在意，毕竟工作那么多年了，这类患者时有遇到，倒不觉得有什么特殊。于是派餐的时候习以为常的把她那份拿出来，配上黑色的勺子拿给她。当我派完其他患者的餐后，却发现婷婷的位置空了，她的饭菜好好地放在桌子上，基本上没动过。

等其他患者进餐完毕，我来到了婷婷的房间，她侧躺在床上，背对着门口，我以为她不舒服，轻拍了一下她的肩部，问道："婷婷，你有哪里不舒服吗？"

她没有转过脸，只是闷闷地回了一句："没有。"

我："可我看你今晚都没有吃什么东西哦，是饭菜不合你胃口吗？"

婷婷："不是。"还是简单的两个字，但能感觉到她语气中似乎带着某种情绪。

我："那你为什么不想吃饭呢？能和我说一下吗？看看有没有我可以帮到你的？"

她迟疑了一下，转过脸，坐起来看了一下四周。房间里就只有她一个人，我轻轻把门关上，给她一个可以倾诉隐私的空间。

"医生……你们是不是……看不起我？"简单的一句话，她停顿了几下，似乎需要很大的勇气。

我："没有的，你们都一样，我们没有丝毫看不起你，你为什么会往这个方面想呢？"

"不，我们不一样，我和其他患者就不一样。"婷婷突然用手捂住脸哭了起来。我一脸茫然，很奇怪她为什么会有这样的想法，但她现在情绪不好，我停止了询问，只是默默地在旁边给她递纸巾。

过了好一会，她才停止了哭泣。继续说道："为什么我的勺子和别的患者不一样，我知道我有过梅毒病，你们是不是看不起我，故意隔开我。"

　　婷婷和她的老公是相亲认识的，当时双方条件感觉都很般配，彼此间也有好感，加上各自年纪都不小了，很快两人就恋爱结婚，并在结婚不久后怀孕生了宝宝。可是婚后的生活并不如意，她老公嗜好喝酒，有孩子后还经常夜不归宿，他们经常会吵架，甚至动手打架。为了孩子能有个完整的家，婷婷都一直忍着。可是有一天，婷婷感觉下体不适，去医院检查竟查出梅毒阳性！这对她来说就是一个晴天霹雳，毫无疑问，这个病是她老公传染给她的，而且也反映了她老公在外面私生活混乱的事实。这份检查报告成了压倒婷婷的最后一根稻草，她崩溃了，想到孩子，想到自己的病，想到不如愿的生活，那个日夜环绕在脑海里挥之不去的自杀念头又一次涌了出来。她抱着孩子想要跳河结束这一切，却被好心人救了回来。

　　"医生，梅毒这个病我是无辜的，我没有做任何出格的事情。这个病哪怕治好了，对我来说就是身上一个挥之不去的污点，我不愿想起它，更不愿别人知道，但是每次你们派饭的时候都给我黑色的勺子，这让我每次吃饭的时候都想到这个事情。我拿着这个勺子好像就是在向别人展示我身上的污点，我感觉别人都在用异样的眼光看着我，似乎他们都知道我有这个病，似乎他们都在议论我，疏远我"。

　　婷婷说的话触动了我的内心，很想去做些什么让她好过一点。我们沉默了片刻，于是我拿来自己的盒饭给了婷婷。再到后来，我买了一个新的带图案的粉色勺子，嘱咐护士这套私人餐具是婷婷专用的。

**作者感悟**

　　我倾听着她的话，体会着她的感受，想象着一个不愿让别人知道的伤疤却一次又一次被展露出来的烦扰和痛苦。也许是长期习惯性的工作让我们忘了去照顾患者敏感的心理，也许是没有切身的体会，不懂得谅解患者对此类疾病的忌讳。这也让我开始反思如何在做好传染病隔离患者相应隔离措施的同时又要保护他们的隐私和敏感的心理。在这个患者的叙述中，我明白了真正用心的护理，体现在工作中的每一个细节，需要我们有一颗好奇心去发现，或许这些隐藏于背后的感受不容易被发觉，用同理心去对患者内心的声音感同身受，在患者无声的表情里体会，而这正是打开患者内心世界的密码。

叶君荣　广州医科大学附属脑科医院

## 美妙的"声音"

医院，是一个充满人生百态的地方，而精神科医院，更是一个充满故事的地方。这里的每一个患者都是一个故事的主角，他们的每一段经历都是故事的情节。在精神科工作的时间长了，我最习惯做的事情就是找患者聊天，倾听他们的故事，在他们的叙说中去了解他们的经历，体会他们内心的感受。当我这样做的时候，我发现往往会有意想不到的收获，许多对我们工作上造成困扰的问题会在这种沟通中得到答案，使问题迎刃而解，不仅疗愈了患者，更体现了我们工作人员的价值感和自我认同感。

病房大厅的阅览区坐着一位目测十四五岁的小姑娘，扎着两根可爱的小辫子，独自一人对着窗外自语自笑。这是昨天新入院的患者芮芮，也是今天故事的主角，我打算交完班就去找她聊聊，聆听她的故事。

芮芮的病例上是这样写的：患者王某芮，女，14岁，汉族，初中学生。主因"因情绪不稳两年余，伴睡眠差，有轻生念头一月余"入院。入院情况：意识清晰，定向力完整，接触淡漠，不爱与人交流。有明显的幻听，经常听到有声音和自己对话。饮食少，二便正常。诊断为：双相情感障碍，目前为伴有精神病性症状的抑郁发作？通过病历资料了解完芮芮的病史，我走过去开始了和她之间的对话。

我："芮芮，看你笑容很开心啊，是有什么开心的事情吗？"

"嘘，别说话，她在给我唱歌呢，不要把她吓着了。"芮芮竖起食指放在唇上做出不要说话的动作，小心翼翼地说道。我环顾了一下四周，没有人说话，坐在旁边的病友笑了："别听她胡说，哪有人在唱歌，她自己瞎编的。"芮芮的笑容消失了，她皱起了眉头，一脸不乐意的样子盯着旁边的患者，想要生气。我赶紧制止了那位病友，不让他继续说下去。我明白芮芮听到的是来自她脑海里的声音，看样子现在不是跟她沟通的合适时机，等一会再过来吧。于是，我也回了一个"嘘"的动作，蹑手蹑脚地走开了，芮芮明显对我的回应很满意，继续听着她的"歌曲"。

过了好一会儿，我留意到芮芮安静地坐着，想必那个"她"已经把歌唱完了，于是我走了过去。

我："芮芮，刚刚谁在给你唱歌啊？"

芮芮："素素，我的好朋友。"

我："哦，她给你唱什么歌曲啊，看你笑得那么开心？"

芮芮："我不知道她唱的是什么歌，反正就是好听的歌。"

"有个能唱歌给你听的好朋友真好，你能和我说说你和好朋友素素是怎么认识的吗？"听到我对她好朋友的肯定，芮芮很高兴，于是开始跟我说起了她的故事。

芮芮是家里的独生女，她爸妈都是做生意的，每年都在外地，基本上很少在家，除了过年的时候父母会回来住几天，过完年又匆匆离去了。芮芮对父母的印象就是过年各式各样的玩具和两张并不熟悉的面孔，并没有多少感情，平时都是粘着爷爷奶奶。上小学的时候，每次开家长会，别的小朋友都是爸爸妈妈代表，芮芮每次都只有爷爷奶奶，看着别的小朋友和爸爸妈妈玩游戏，芮芮心生羡慕，却无可奈何。爷爷奶奶年纪也大了，跑跑跳跳的活动他们没有体力支撑，每次玩比赛游戏的时候都是别的小朋友和爸妈参加，芮芮只能一边看着，每当这个时候，她就会特别想念爸妈，也渐渐对他们产生不满。

时间一天一天过去了，芮芮也上了三年级，也正是这个时候发生了一些事情，把芮芮平静的生活打破了。或许是每次开家长会爸妈都没有出现，或许是看到芮芮衣着打扮还过得去，经济条件还不错，芮芮被一些高年级的同学盯上了。刚开始那些坏同学在课间时间，故意挑逗芮芮，说她没有爸妈之类的话，一开始被说没有爸爸妈妈的时候，芮芮很生气也很难过，她在家里跟爷爷奶奶诉说，当时因为奶奶生病了，爷爷忙的一团乱，他只是向老师反映了一下，没有心思多留意。她的班主任也没当一回事，语言安慰了一下芮芮，这事情就这样过去了。见芮芮没有明显的反抗的行为，那几个同学越来越大胆了，慢慢地开始用语言辱骂她，到后来逼着芮芮把零用钱交给他们，如果不照做就打她，还威胁芮芮不许跟别人说，要不然改天变本加厉欺负她。芮芮害怕、恐惧、担心、无助，但她却不敢跟别人说，也不知道该向谁求助，她只能乖乖地把零用钱交给那些同学，换取暂时的安宁。这样的日子持续了将近半年，芮芮每天都处在这样的焦虑紧张中，整个人开始变了，她开始怨恨父母，她不愿意上学，每天在鸡飞狗跳中被爷爷拉扯着过来学校，晚上经常睡不着，反复做噩梦，半夜哭醒，学习成绩也明显下降了。芮芮本来就比较内向，不爱与人交流，被欺负之后更加内向了，基本不跟其他同学玩，也没什么朋友，她总感觉自己没有用，别的同学都看不起她、嘲笑她，用奇怪的目光看着她。渐渐的同学与她越来越疏远了，芮芮感到很孤独，经常独自默默流泪。

六年级的时候，芮芮的奶奶去世了。在对父母的不满与怨恨、遭受校园内的欺凌、亲人的离去这重重打击之下，她脆弱的心灵崩溃了。她扑在奶奶的遗体上又哭又笑、扔东西、发脾气，对着回来的父母大吼大叫，谁都劝阻不了，直至声嘶力竭倒在地上。从那一次起，芮芮就成了别人口中的"神经病"，她会无故大哭、无故大笑，有时会对着空气发呆，自言自语。家人这才引起重视，把她送到医院就诊。

芮芮："也就是从那时候起，素素就出现了。刚开始的时候我听到她跟我说话很害怕，她的声音时不时会突然冒出来，我拼命捂住耳朵，尖叫着让她不要说话，但那个声音一直不停地在耳边环绕，我怎么也控制不住。"

我："那这个情况你有跟家人说吗？"

芮芮："我说了，他们都不相信我，他们只会跟我说这个声音是不存在的，叫我不要想太多就可以了。可是我的的确确是听到了啊，为什么他们都听不到，都不相信。我很苦恼。那时我每天都在和这个声音作斗争，很痛苦，后来爸妈认为我可能生病了才把我送到医院治疗。"

我："原来这样，这样说来你和这个声音也有过一段艰难的适应过程，那后来你是怎样和她成为了好朋友的呢？"

"在医院治疗后一直都在吃药，耳边的声音慢慢减少了，不会再是乱七八糟的嘈杂声，渐渐的其他的声音都没有了，就剩下一个很甜的声音，这个声音很好听，也很简单，我给她起了个名字叫素素，就是简单朴素的意思。奇怪的是，无论我怎么吃药治疗，这个声音都没办法消失，慢慢的我就习惯了她的存在。"芮芮说到这里的时候，脸上泛起了一丝温柔，"我没有别的朋友，素素就是我的朋友，她每天都陪伴在我的耳边，有时候会跟我说话，有时候会唱歌，有时候还会给我讲故事和笑话呢。"

"素素真是你的好朋友，那她会不会叫你去做一些不好的事情呢？比如一些伤害自己的事情？"

"她不会的，但是……"芮芮欲言又止。

"但是什么？"我问道。

"但是，有时候我情绪不好的时候会听到其他一些声音，有一些声音叫我去死，有些声音劝我不要那样做，当那些声音出现的时候，素素的声音就听不到了，她仿佛消失了，我很难过，也会在那些声音中不知该怎么办。"

**作者感悟**

在我们进行对话的过程中，这段属于芮芮的故事在她的诉说中逐渐铺展开来，同时展示给我的还有她敏感而脆弱的内心世界。我很庆幸自己和患者开展了这样一段有意义的对话，这让我对自己的职业有了更深的理解。从业多年，自认为在精神疾病症状和对症照护的摸爬滚打中，积累了不少经验，治愈了不少患者，这一直是我引以为豪的事情，然而，此刻萦绕在我脑海里的却是特鲁多医生的格言："有时去治愈，常常去帮助，总是去安慰"。是的，"治愈"是"有时"，不是无限的，医学不能治愈一切疾病；"常常，去帮助"告诉我们医者常常要用温情去帮助患者。安慰，则是一种人性的传递，是在平等基础上的情感表达。安慰也是医学的一种责任，它饱含着深深的情感。而叙事护理，正是"帮助"和"安慰"的前提，叙事护理让我们能够更靠近患者的内心，而这一切正是我们护理的基础。只有走进患者的内心，挖掘到她们的真正感受，我们才能给予相应的护理，为患者的心理健康保驾护航。

叶君荣　广州医科大学附属脑科医院

## 伤口里的故事

"陈医生，5床患者又用手机贴膜划手了！"李护士走进医生办公室，大声汇报道，言语中明显透漏出不耐烦。5床陈璇如（化名），正是我主管的患者，诊断是复发性抑郁障碍，在院外反复有自伤、自杀的行为，最近一周因睡眠差，想死念头加重伴有割腕未遂的自杀行为而进来住院的。她反复划手自伤的行为，最近几乎每天都在发生，防不胜防，给病房的日常工作带来很大的困扰，也难怪护士有情绪。我从病历书写中抬起头，心情有点烦躁，最近本来事情就多，偏偏还碰上这么一个难搞的患者，着实让我很头疼。因为根据前几天对这个患者查房的经验，她肯定不会很配合。当我来到陈璇如床边的时候，她正在埋头玩游戏，手机外放的声音很大。

"璇如，你在玩什么呀？"我打开话匣子。她用眼角瞟了我一下，没吱声，继续玩游戏。

"你能不能先放下手机，跟医生聊一会儿？"我继续问道。

"你想聊什么？"璇如暂停了游戏，身体往床头一靠，一脸不屑，仿佛已经知道接下来我要谈什么事情。看样子今天的对话一如既往的艰难，我不由自主地皱了皱眉头。

我："嗯，你进来住院几天了，对医院感觉怎样？"

璇如："很好，吃得好，睡得好，你们就不用问了，我都说了我什么病都没有，是家人非要我过来住院的。"

"哦，这样子，那刚才有发生了什么事情吗?"我问道。

"你们不就想问手机膜划手的事情嘛，你们都知道了，还问我干什么，手机膜你们不也收了吗?"陈璇如那一副满不在乎的样子，让人有点恼火。

"那你能说一下为什么要这么做吗? 你为什么要教别的病友划手自伤?"做了错事还很有道理的样子，我不自主加重了语气。璇如明显感觉到我态度的变化，干脆把被子往头上一盖，哼了一声，便不再出声。这次查房就这样不愉快的结束了。

回到办公室，我仔细梳理了这个患者的用药和治疗措施，把治疗方案进行了调整，护理上交代护士重点观察等，想看看调整后效果怎样。然而，一周过去了，这些措施起效不大，药量加上去，她疲倦多卧床，药量一减又回到从前，护士们直呼这个患者太难护理了，不适合住开放病房。无奈之下，我准备与患者家属沟通把这个患者转到更加严格管理的封闭式病区住院，然而就在这个时候，一件事情彻底改变了我的看法。

那天我正在查房，突然听到隔壁厕所里传来啜泣声，我走过去拉开厕所门，看到陈璇如正蹲在厕所里，头深深的埋进衣服里，整个身体在颤抖着，双手紧紧抓着衣服，似乎想努力遏制住哭声，那样子像一只受伤的小兔。不知怎么的，那一刻，我的心也在颤抖，可能见惯了她的嚣张跋扈，不曾想她也有如此脆弱的一面，她毕竟还是个 16 岁的小女孩啊! 可能情绪太激动了，她没有察觉到我的存在，过了好一会，她哭累了，抬起头见到我，吃了一惊，不知所措的把头转到一边。我掏出纸巾递给她: "璇如，来，擦一下眼泪吧。"她用袖子抹了一把眼泪，伸手犹豫了一下，没有接纸巾。我把纸巾塞到她手里，"没事，拿着吧! 你现在需要我陪你吗? 如果需要，我在这陪着你。"璇如轻轻摇了摇头。"那好，你先自己静一会，有需要可以随时按铃找我，我就先出去了。"我轻轻关门出去了，什么也没问。

第二天早上见到我，陈璇如在努力装作什么事都没有发生的样子，但是她时不时偷看一下我，似乎想从我脸上看出点什么来。我全然不提她哭泣的事情，只是常规的询问了一下她的饮食睡眠等，她也破天荒表现出难得的配合。我知道她对工作人员戒备之心还没放下，如果我询问她昨天的事情只会引起她的反感情绪。

第三天，我特意挑了一个没有其他病友在旁边的机会去给陈璇如查房，试探性问道："璇如，前天我看到你很难过，你能跟我说说发生了什么事吗？"陈璇如犹豫了一下，没怎么出声。我轻声说道："璇如，我知道你受委屈了，有事情不要一个人扛着，说出来心里可能会舒服点。"璇如的眼圈突然红了，她看着我说，"陈医生，如果我跟你说了，你会不会告诉别人？""你放心吧，我一定会保密的"。于是，陈璇如开始说起了她的经历。

"其实我小时候是一个非常开朗活泼的小姑娘，我记得那时候，我的爸爸妈妈、爷爷奶奶都很爱我，经常带我出去玩，给我买很多的可爱的礼物，那时候我的学习成绩也很好，还经常受到老师的赞扬呢，那时候我是多么快乐啊，那段时光是我一辈子最开心的时光了。"陈璇如说这话的时候是快乐的，连眼神都闪烁着光彩，她正沉浸在小时候美好的回忆里："然而，这一切的美好后来都被无情的打破了。"突然话锋一转，她脸上的光彩不见了，重新笼罩上一层忧郁的神色。

我："后来是发生了什么事情吗？"

璇如："我多了一个弟弟。"

我："你是还没能接受你有弟弟这个现实，感觉他抢走了爸妈对你的爱，是吗？"

璇如："是的，你不知道我弟弟办满月酒的时候，我们家的亲戚朋友都过来了，我爸爸妈妈、爷爷奶奶都开心得合不拢嘴，大家都在为我弟弟祝福，我站在角落里好久都没有人注意到，那时候看着我爸爸妈妈、爷爷奶奶都在围着弟弟转，我感觉自己就是一个多余的人了，弟弟的出生抢走了本该属于我的爱！"

我："那你有没有跟你爸妈谈起过你的感受，他们能理解你的感受吗？"

璇如："我觉得我爸妈并不能理解我的感受，自从有了弟弟以后，我经常会因为一点小事发脾气，刚开始我爸妈还会迁就我，后来他们开始说我不懂事了，我讨厌我弟弟，每次我跟他抢东西或者闹矛盾的时候我爸妈或者爷爷奶奶总是让我多让着弟弟，凭什么总要让我让着他，如果不是他的到来，我爸妈会一直很疼爱我的!"说到这里，陈璇如的眼圈又红了，她转过脸去，沉默了好一会。

璇如:"后来我也试着去接受有弟弟这个现实，为了挽回爸爸妈妈的爱，我疯狂的学习，想通过成绩得到爸妈的认可，这样他们又会爱我了，但是尽管我很努力了，我的成绩还是没能很拔尖，我慢慢地感觉到压力很大，开始不开心，觉得生活没有意思了，睡觉也不好了，晚上睡不好白天没有精力，然后学习成绩就更加下滑了，中考我考得不好，没能考到我理想的高中。对我来说整个世界都黑暗了，于是我想到了自杀，但是都没成功。不过，后来让我找到了一个挽回我爸妈的爱的好方法。"

我:"哦? 那是什么样的'好方法'呢?"

璇如:"我发现每次当我想要自杀的时候，我爸妈就会特别的紧张，他们就会时时刻刻的关心我，在乎我的感受，无论我提什么要求他们都会满足，这可是连我弟弟也得不到的待遇，我感觉爸妈对我的关心又回来了，似乎我又能感觉到他们对我的爱了，我现在其实也没那么想死了。"

我:"所以，其实很多时候你自杀，还有在医院内反复划手等行为并不是真的想要伤害自己或者想去死，而是你想通过这种方式来引起爸妈关注，从而挽回他们的爱是吗?"

"陈医生，你会不会把这些事情告诉我爸妈?"陈璇如没有正面回答，而是担心地看着我。

"放心吧，我会保密的，那你前天那么难过是因为什么事情呢?"

"那天我跟爸爸聊电话，他说对我很失望。"璇如说着眼眶又红了，"我最不愿意听到的话就是我家人对我失望，我真的很努力了……"

**作者感悟**

打开了话题的璇如继续在诉说着她的故事，此刻的我，在她的世界里或许已经不是一位医务人员，而是她的忠实听众，一名能够走进她内心世界的人。听着陈璇如的故事，我读懂了她不可理喻行为的背后含义，对她的治疗不再困惑。医者治病，但当你读懂他们背后的故事，医者更能疗心。

叶君荣　广州医科大学附属脑科医院

## 期待花开

吴宇是一名中学生，发病前的他成绩斐然，是同学们眼中的"学霸"级人物。现因"学业压力大，睡眠减少，渐起精神异常，凭空闻声两年余，加重一周"入院。患者曾多次在院外精神心理专科就诊，服药不规律，治疗效果欠佳，最近因病情加重，常听到有声音叫他去死，觉得自己是千古罪人，活着连累家人，患者家属为求进一步诊治送入院。

患者入院的时候精神萎靡，眼神涣散，口中不断叨念着"没用的，这一切都是没有意义的"。对工作人员不予理睬，饮食、服药都不配合。我是他的主管医生，当我走到他跟前的时候，他头都不抬一下。

我问他："你叫什么名字？"

他说："我叫神经病。"

我："你不是叫吴宇吗？怎么叫神经病了？"

患者："我经常能听到别人听不到的声音，这声音在脑海里不断环绕，怎么都赶不走，这不是得了神经病吗？"

我："除了听到一些声音，还有其他什么变化的吗？"

患者："变了，变了，一切都变了。"

我："你能具体说说吗？这种变化是跟病一起来的吗？"

患者："是的，我开始对什么事情都提不起兴趣了，觉得活着没有任何的意义，学习也变差了。"

我："如果让你给这种变化起个名字的话，你会叫它什么？"

患者："我不知道，我只知道它给我带来了不尽的烦恼。"

我："那我们把这些变化起名为'烦恼'好不好？"

患者："可以。"

我："你觉得'烦恼'给你带来了哪些影响？"

患者："它让我变成了一个'不健康'的人，我不能像以前一样学习和生活了。"

我："这个'烦恼'给你生活带来了很多不好的影响，你不喜欢'烦恼'，我也不喜欢它，我们一起把它赶走好不好？"

患者眼睛亮了一下，又黯淡了："真的可以赶走吗？可是我已经住了好多次医院了，每次好一段时间又复发。"

我："这个'烦恼'就像一个调皮的小孩，它会跟着你的行为变化而变化。当你遵守病房规章制度，按时吃饭、睡觉、运动，遵医嘱规律服药的时候，它是听话的。但是，当你不好好吃饭、吃药，不好好睡觉的时候，'烦恼'就会跑出来捣乱，干扰你的生活。"

患者："医生，你说要是我好好配合治疗，我能回到像以前一样正常的学习生活中去吗？"

我："那当然了。只要你配合治疗，我们就有信心把'烦恼'赶走，你就可以回到学校去了。"

患者眼神亮了："真的吗？我真的好想能回到以前那个我啊！"

我："听你妈妈说你是家里的骄傲，你能跟我说说以前的你是什么样的吗？"

患者有点不好意思的样子："还好吧，我以前在学校是班长，学习成绩也好，一直都是级里前几名的呢，老师和同学都很喜欢我。"吴宇说得轻描淡写，从他的表情和肢体动作中能看出他很满意以前的自己。

我："这么厉害哦，既能帮老师管理班集体，还能不耽误学习，能这样全面兼顾，一定有什么特别的诀窍吧？"

患者："哪有什么诀窍啊，只是我脑子灵活，对事情安排得比较合理，能把有限的时间最大化，提高做事情的效率而已。"

我："从你的话中我看到了一个聪明、能干的小伙子，你记得当时你的心态和心情吗？"

患者："当然了，那时的我就一个词形容'意气风发'。"

我："这个词用得真好！那如果让这个'意气风发'的你，对现在的自己说一段话，你会说些什么？"

患者思考了一会，似乎对着自己的内心慢慢地说道："吴宇，把心放宽，战胜'烦恼'，那么多事情都经历过来了，还有什么坎是自己跨不过去的呢？"

我："非常好，真想见一下那个'意气风发'的你啊，我能有幸认识他吗？"

患者："可以。"

我："好，那我们约定，从今天起我们开个读书会，每天你选一篇好文章出来，分享给我们听，可以吗？"

患者："好，我试试。"

我："好，那我和你家人都期待你的分享哦。"

简单的对话对患者的行为产生了非常大的影响，吴宇不再是那个护士交班中经常躺在床上不语不动，对饮食、服药都不配合的患者。他也不再总埋怨着生活没有了意义。相反，他会主动找护士服药，会积极的了解自己的疾病康复的方式，每天病房里的活动，他总是最积极的那个，并用他的积极的行动去感染其他的病友。初春的阳光从窗户照射到病房的阅览区，散落在正在专心阅读的吴宇身上，充满了朝气与希望。这个场景，很美好。

### 作者感悟

冰心说："爱在左，情在右，走在生命的两旁，随时播种，随时开花，将这一径长途点缀得香花弥漫，使穿枝拂叶的行人，踏着荆棘，不觉得痛苦，有泪可挥，却不是悲凉。"行医也是，医务人员是倾听者、陪伴者、见证者，叙事的理念是我们单调枯燥平凡生活中的一点点诗意，我们是陪伴患者走夜路的人，虽然我们不能改变夜的黑暗，但我们可以给予患者走过黑夜的勇气，让他们坦然地走过黑暗去迎接光明的到来。

叶君荣 广州医科大学附属脑科医院

## 矛盾的中间人

黄大姐："你们走开，你们都是要害我的！"

护士："黄大姐，你冷静一点，我们是医生，我们想帮你。"

黄大姐："你们说谎，你们只想让我吃药，走开，再不走开，我就打你们了。"

每天，病区都要上演这样的一幕。

患者黄××，5 年前无故渐起话多，精力旺盛，彻夜不眠，称自己精力很多，多得用不完，心中有很多伟大的想法。入院后，黄大姐每次都不肯吃药，也拒绝和医护人员沟通，每次吃药，都要劝很久，在软硬兼施下才不情不愿地服下。

某天，黄大姐突然和一位患者发生了争执，吵得很大声，我当时正在查房，听到声音后赶紧走过了解情况，劝开两位患者。当我们询问发生什么事情时，两位患者却什么都不肯透露，只说了一句"现在没事了"，就回房间了。我看和黄大姐发生争执的是和她关系不错的张阿姨，她是因为抑郁症入院的，平时比较少话，整个病区就和黄大姐聊得来，今天不知道两人怎么就吵起来了。一小时后，我看见黄大姐的情绪没这么激动，坐在大厅看电视，便走过问她："黄大姐，刚刚您和张阿姨发生了什么事情呀？吵得这么大声，你们平时不是关系挺好的吗？有东西您也和她分享，她有什么心事也愿意和您说。"

黄大姐最开始是一脸不情愿，挥手说道："没事、没事，你们这些小医生不要想这么多，我们啥事也没有，还有，我和她可一点都不好。"

我："是吗？昨天您可是将您家人送来的进口水果给了张阿姨。"

黄大姐不耐烦地说道："怎么你们医生这么八卦呀，都说了没事，真是的，烦死了！"

"平时您和张阿姨一到 3 点 30 分就会在大厅跳舞，现在都 3 点 45 分了，您还没找张阿姨，反而自己一个人在大厅看你平时最不喜欢看的电视剧，还说没事呀？"我接着说道。

黄大姐的脸一下子红了，被人看穿心思，有点不好意思，大声地道："走走走，你们真是八卦，不要烦我，我正烦着了！"

我："我们这不是八卦，我们这是关心你们。您想呀，您和张阿姨平时关系多好，难道您就想因为这一次吵架，少了这么一个好姐妹呀？"

黄大姐："我也不想呀，但有什么办法呀？不该说的都说了。"

我："您和她说了什么呀？惹她生气了？不高兴了？难过了？"

黄大姐："和你说有什么用？你有办法？"

"那您要说出来给我听听，我才知道有没有办法呀，一人计短，两人计长，对吧？"我看黄大姐有点松动，赶紧劝说道。

黄大姐："哎，是我不好，不小心说起了她女儿，她一直坚持自己女儿没死，我不想再看她这样，想她接受女儿已经过世的事实，就和她说她女儿已经过世了，让她接受现实，结果她就突然大声和我吵起来了，你知道我这个人的，我最受不了人家和我顶嘴，所以我就回嘴，然后我们就吵起来了。"黄大姐一脸懊恼地说出了事情的前因后果，"哎，我也是的，明知道张阿姨就这样，我干吗去刺激她了，我本来是想安慰她的，结果就被我这个冲脾气坏了事儿！"

我："你是想帮助张阿姨，但觉得自己是好心做了坏事，是吗？"

黄大姐："是呀，你说我要怎么办呀？医生。"

我："黄大姐你别急，这样吧，我帮你去看看张阿姨，好吗？"

黄大姐："好的，谢谢你呀，医生。"

我走进张阿姨房间的时候，突然听到张阿姨在厕所低声哭泣，可能是担心其他人听到，她哭的声音很小，我模模糊糊听到她一边哭，一边说："女儿，我好想你。"看到我来了，她赶紧擦干眼泪，当什么事都没发生，说了句"沙子进眼了"。然后就出去了。我知道，张阿姨是想女儿了，但又不想我们发现，所以才一个人偷偷地躲在厕所哭泣。

"张阿姨，您怎么了？还好吗？"我问道。

张阿姨："没事，挺好的，你不用理我，你去看其他患者吧，我没事。"

我："黄大姐将你们的事告诉我了，您是在想女儿了吗？"

张阿姨："呜呜呜，我的女儿，我好想她，我的女儿，呜呜呜，黄大姐她居然诅咒我女儿死了，你说我气不气，她只是去了另一个地方，她没死……"一听到我提到女儿两个字，张阿姨的情绪就忍不住了，哭了起来。

我抱抱张阿姨，拍拍她的背，道："您现在是既气愤又难过，还特别想念您女儿吗？"

张阿姨："是呀，她是我在医院唯一的好朋友，她怎么能这么诅咒我女儿了。"

我："刚刚我和黄大姐聊得的时候，她也知道自己太鲁莽了，对您也觉得很抱歉，只是她不知道要怎么做，才能让您原谅她，她现在还坐在大厅，想着办法，怎么和您和好如初呢。"

张阿姨："我不信，她才诅咒完我女儿，还和我吵完，怎么可能会这么想。"

我："真的，您要不信呀，我带您去看看。"

我带张阿姨来到大厅，张阿姨看到黄大姐那愁云满脸的样子，脸上的怒气已消了一半，我于是说道："张阿姨，其实黄大姐不是有意和您吵架的，事后她也好后悔，她和您一样，也很不开心。"

此时，黄大姐也看到了我们，她走过来，说道"张阿姨，不好意思呀，是我不好，我不应该和你吵的。"听到这话，张阿姨也不好意思，忙说："我也有责任，我也不应该先大声和你说话。"说完，她俩相视一笑。

"既然没事了，那你们两位就可以去跳舞啦。"我笑到。

"鬼灵精，不过，真的谢谢你呀，医生。"黄大姐向我道谢。

"您太客气了，这是我们应该做的。"我忙说道。

这件事后，黄大姐对我们医生的看法发生了变化，她变得非常信任我们，每次吃药也肯配合了。

**作者感悟**

我们每天在医院与家庭中往返，生活和医院已经融为一体，我们熟悉了医院工作环境的一草一木和每个角落，也慢慢看清了我们工作的本质。我们理解患者的一切，眼里也习惯把"患者"这个词看成了"病"和"人"两个部分。我们懂得"医者救人，师者疗心"的初心：医者治病救人，需要医术高明，而更高明的医生必然是能读懂患者的内心。患者受"病"折磨，也许患者所谓的"执念"是一种病态，但这不影响我们在治病的同时，关注每个个体都是"人"的根本属性。既然我们把大家都当成是一个完整的"人"，那么重视、参与患者的社会人际关系，帮助患者重建社交，也是建立医患关系的最佳途径，只有患者信任我们，他们才愿意将人生中最宝贵的财富——健康交予我们管理。

叶君荣　广州医科大学附属脑科医院

# 四、家人与朋友篇：背后的力量

## 爸妈笑了

叙事护理，不但让自我内心平静，也能用在爸爸妈妈身上，给他们以宽慰、以力量，让他们感到开心，这就是我做女儿最大的欣慰。

2020年转眼就到年尾，难得回一趟家，妈妈说要去车站接我，我连忙拒绝，因为外面天冷，怕她感冒，也怕她一个人在车站不安全。妈妈在电话那头没说话，我以为她会乖乖在家烤火等我回去，结果还没到车站，大老远就在马路边上看到一位骨瘦如柴的中年妇女，穿着单薄的外套，帽子也不戴，手套也不戴，一边在车站门口跺脚，一边朝着大巴车招手，冷冽的寒风将妈妈本来就少得可怜的几根刘海刮了起来，我觉得既心疼又生气。

我心里气不打一处来，妈妈明明可以好好在家暖暖和和地等我回来，非得自己跑出来挨冻。

我压住火，先听听妈妈怎么说！

我："你为啥非得坚持来车站接我呢?"

"因为我太想你了，想早一点见到你。"妈妈微笑着说。

我："可是车站很冷，我怕你感冒。"

妈："不会的，我不冷。"

我："那我们下次不这样了好不好?"

妈："不，下次还是要来车站接你。"

我见妈妈执拗的样子，强忍住怒火，说道："那我们约定一下好不好，你下次必须穿上羽绒服，戴上帽子，戴上手套，才可以出门接我，否则我就生气不回来了。"

妈妈终于服了软，轻声说："好吧。"

回到家，和妈妈一起烤火，我问妈妈最近还好吧? 她说还可以，就是有时候会被爸爸抽烟的事情弄得心烦，然后就会莫名其妙情绪低落。

妈妈似乎很焦虑，小心翼翼地询问我："是不是我太过于敏感，这样是不是对自己的情绪特别不好?"

我："首先不要自责，情绪波动是很正常的生理现象，人的一天当中会有无数个情绪上升又下降的过程，只要不做出过激的行为，只要不影响正常的生活，这些情绪都是可以控制的。其次，我倒是觉得'敏感'是一个褒义词，敏感的人能很快地识别危险的存在，很快地判断出环境的不稳定，很快地发现他人情绪的波动，会更好地规避风险以及更有同理心地对待他人。同时，敏感的人情感特别丰富，他们会优先识别到各种情绪信号，所以，妈妈，你应该为自己是一个敏感的人而感到自豪和骄傲，至少我是这样看待妈妈的。"说这段话的时候眼神一直和妈妈保持交流，妈妈果真对这段话有感触，觉得我说的话解除了她的忧虑，甚至引导着她的思维转向积极的一面。

最后我让她把时常觉得焦虑的回忆取个名字，她说那就叫'害怕'吧。她害怕过去的经历，害怕某一次考试成绩没考好，老师对她苛责的语气以及神情，害怕负面评价，害怕做得不好……

我："也许你换个角度去想又会不一样，你看，这些都发生在过去，过去了的事对现在的你其实再也影响不了，现在的你是很棒的，我们要朝前看，专注于当下的同时，也不用担心未来，把每一天过好、过开心，每一天积累起来的结果就是未来的你。"

妈妈满心雀跃地望着我说："好像是这个道理，微笑重新洋溢在她脸上。"

我就像妈妈的外部见证人，看着她从焦虑到平和，而这个过程，并没有花太多的时间，简单的陪伴、倾听与开导就足矣。

我："至于爸爸吸烟的事，交给我来处理吧！"

转眼，就到了吃晚饭的时间。在饭桌上，热气腾腾的火锅味儿扑鼻而来，香喷喷的，一家人好开心。爸爸习惯性地点燃了一支香烟拿在手上。妈妈从厨房冲出来，对着爸爸大喊："大家都要吃饭了，又抽烟，烟味儿呛死了，说了你多少遍，不要抽烟！"

眼看他俩为这事要吵起来了，我见势不妙，赶紧去劝爸爸："你觉得抽烟让你感觉很舒服是吗？"

爸："就是口里没味儿，这么多年了，也不是说戒就能戒的。"

我："你觉得抽烟有哪些好处么？"

爸："没啥好处，想问题的时候或者压力大的时候抽一支，觉得心情好一些。"

我："那你觉得抽烟有哪些坏处嘛？"

爸："坏处很多啊，你们学医的经常说得肺癌啊，对身体不好啊之类的话，我听都听烦了。"

我："所以爸爸你是认可这些坏处的是吧？可能我们对你碎碎念多了，你觉得很烦，有一种抵触和叛逆的心理对吗？"

爸："确实你们念多了是很烦，而且也不至于我就一定会像你们说的那样得肺癌。"

我："那你觉得抽烟好呢还是不抽烟好呢？二者选一个。"

爸："我当然还是知道不抽烟最好，但控制不住。"

我："好，我了解了，其实你也知道大道理，但就是烟瘾来了控制不住对吧？那我们共同去对抗这个烟瘾好吗？你看，首先最重要的是从身体健康层面上来考虑，你也知道这个道理，目前身体没问题，但年龄越大，身体毛病越多，你很难保证不出任何问题。并且，我和妈妈，身为你最爱的两个女人，天天跟着你吸二手烟，你忍心继续这样下去吗？其次从经济上考虑，如果把抽烟的成本节省下来，这些钱可以买营养品或者水果给自己吃，或者给你交医疗保险等各种社保费，更甚于还可以积攒一点作为买新房子的首付费，你说对吗？最后，妈妈因为你吸烟的事经常闹得情绪不稳定，万一她身体出问题了，到时候住院怎么办？"

爸爸沉默了一会儿，低声说了一句："嗯，我知道了。"

我："那我们一起把烟瘾这个坏蛋赶跑好不好？"

爸爸没有再反对，妈妈的情绪也稳定了些，没有再对着爸爸大骂。

我拿出纸和笔，让爸爸制定接下来的戒烟日计划、周计划、月计划，其他的亲戚朋友也在帮我们出谋划策，如何更加有效率地把烟戒掉。

后来过了几天，爸爸打电话说："我想通了，虽然我有时候还是会忍不住想抽烟，但我有在尽力减少抽烟的根数。我还在网上买了戒烟灵那种假烟去抽。"

我好奇地问道："是什么促使你突然决心这么大呢？"

爸："你伯父做了直肠癌手术，医生说要禁烟，你伯父对我说，要我也戒烟，我想了想，确实为了身体好，以后老了，就你一个女儿，父母身体不好，你一个人压力负担太大。听你妈妈讲，你肺部检查还有好多个结节，我更应该戒烟。"

爸爸的话让我想起小时候，为了让爸爸戒烟，故意把爸爸的打火机偷偷藏起来，把烟丢进垃圾桶，爸爸知道后，很生气，不但没戒烟，反倒买更多的烟，抽得更凶。这些场景依旧历历在目，就在我即将放弃劝爸爸戒烟时，他自己内心的力量起了作用。

后来，过了几个月，某天妈妈突然跟我视频，高兴地说爸爸已经成功把烟戒掉了，我真的很开心，爸妈笑了，我也笑了。

**作者感悟**

因为接触叙事，我与家人沟通变得更加耐心、真诚。我妈妈曾经被诊断为抑郁症，我见过她最落魄不堪的样子，也见证着一路来她卯起劲儿战胜那个藏在抑郁深渊的自己。人的内心究竟有多大的力量，我们不得而知，但冥冥之中，我坚信除了生与死，没有什么事情能把一个人凭空打倒。海明威说："一个人可以被毁灭，但永远不能被打败。"病魔可以折磨我们的体肤，但必将使我们心智更加顽强！爸爸生性比较倔强，通常他认定的死理，别人不可能改变，可是经历戒烟一事后，我发现其实爸爸缺的不是督促，而是深深地理解他做每件事背后的原因，试着站在他的角度考虑问题，他会感受到有人认真倾听。在叙事中，我充当陪伴者、倾听者、外部见证人的角色，让妈妈学会了换个角度看问题，让爸爸感受到身边人的关心与理解，而我学会了去引导、去感同身受、去更加耐心解构，以及好好陪伴他们。爸爸妈妈虽然和子女会有代沟，但只要你用心去倾听他们的表述，其实子女和父母永远是心连心的。我说的话，他们也有用心听，他们反馈回来的，我也用力回应着，彼此都在叙事当中充当彼此最坚实的精神依靠。上述小事，让我觉得任何关系当中，包括护患之间、家庭之间、朋友之间，叙事无处不在，只要你愿意倾诉，我就愿意倾听。

张展筹　中南大学湘雅二院

## 父亲的"小心愿"

我的父亲，是一位年近 60 的老者，除此之外他还是一位与糖尿病做了十余载斗争的糖尿病患者。最近，因为一次牙疼迫使血糖出现应激性升高，随后又出现了肠道功能紊乱，导致父亲每天吃东西没有胃口，整个人看上去无精打采的，老是唉声叹气，还总觉得浑身上下哪里都不舒服。做为子女，我虽然嘴上不说，但心里可是急的上蹿下跳，看着他日渐憔悴的面容，我恨不得这所有的不适都由自己来承受。

翌日清晨，灰蒙蒙的天空中下着淅淅沥沥的小雨，休息的我却比往常起得都早，安排好家里的一切，我带父亲到约定好的医院进行体检，整个过程中，我能看得出他的担心与焦虑，一边做着检查一边害怕自己的身体会出现其他更多的问题。此时此刻，我突然想到了叙事护理！对呀，我要用叙事的精神好好地陪伴我的父亲。我们在楼上楼下穿梭着、等待着，大概在体检完成了三分之二的时候，我们俩终于有时间坐在走廊的长椅上，找准时机，我便开始了我的叙事。

"爸爸，您知道您身体的不适是什么原因导致的吗？"我开口问道。

"我不知道呀，现在每天只吃了几口饭，不知道怎么血糖反而还高了。"爸爸摇了摇头说。

我："您很担心您的血糖控制情况对吗？"。

"那还用说！"爸爸坚定地回答道。

"那您觉得血糖高了对您有什么影响吗？"我笑着问道。

爸："当然会有影响啊，血糖升高时我每天觉得头昏昏的，整个人都不舒服，心里就会烦躁。"

"嗯，那倒也是。"我点了点头。

"那您最近有什么烦心事儿吗？"感觉这句话问到他心坎里去了，爸爸沉默了一会儿，气愤地说："就是不应该回老家过年，回去忙前忙后，起锅架灶的，什么都要自己弄，还落个牙疼，吃没吃好，也没休息一下，想起就心烦，说了不回去过年，就怪你妈要回去。"

我心里暗自发笑，原来老爸觉得这才是此次血糖升高的罪魁祸首啊，当下的那一刻我感觉老爸特别有趣，叙事护理果然神奇！找到原因就好办事儿了！

我对着爸爸说道："嗨！过年啊都是这样子，家家户户都是忙前忙后的。您说的是对的，我也能明显感觉到您心里的烦闷和焦虑，我这就去跟我妈沟通沟通，这还不好办嘛！没事儿，等您血糖控制稳定了，我再想办法给您补回来。"

此时的爸爸稍微平静了一点，唉声叹气地说："我也不要什么补不补的，我就是只想安安静静的生活，不要太吵，回老家虽说热闹、大家开心，但我受不得烦，家里来来往往的车多人多，我就心里难受。"

我抬起头来，看着父亲青丝中夹杂的白发越来越多，随着岁月的打磨，脸上的皱纹也越来越多，我不由得鼻头发酸，特别想一把抱住他，仔细想来，他刚刚的那番心里话何尝不是他这个年龄的心声呢？是啊！现在的子女大多都不了解自己父母内心的真实想法，总是按照自己的标准来定义老人的幸福，其实不然，我一直认为要学会尊重老年人所向往的生活，让父母真正地追随内心，才能获得最舒适的生活！

我沉下心来继续问："爸爸，我们来好好谈论一下你心里的那个'烦闷'好吗？我最近学了一个新的技术，实践了好几个案例，都很成功！您愿意尝试一下吗？"

看得出爸爸好奇的眼神中充满着许多期待，我知道他对我的话题来了兴趣，我也便开始施展我的所学。"您想让'烦闷'离开您吗？"我一本正经地问着父亲。

爸："当然想呀，谁愿意烦呢？"

我继续说："您觉得您心理的那个'烦闷'来了多久了？他是什么样子的？什么情况下对你影响最大？"

爸爸说："其实你妈妈说自从我得了糖尿病，脾气就变得越来越不好，遇到一点事儿就受不得烦，特别是血糖控制不好的时候我就会更烦，所以很多时候你妈妈为了照顾我的情绪，怕我着急，很多事就瞒着我，我发脾气她就受着，其实我知道这样不好，但我就是控制不住呀！"

"嗯，这么说啊，可能让您血糖升高的不是别的，就是您情绪带动的哦！您心里住着一个不太听话的血糖，这个血糖有时候听话，有时候不听话，它不听话时就会让您烦闷，容易发脾气是吗？"我问道。

"嗯！是的，有道理！"爸爸肯定地说。

"但是一个小小的血糖又怎么会不受您的控制呢？只要您能合理控制住自己，就一定会有解决方案的！"我继续往下问，

"那您觉得您这种状态对自己和家人有什么影响呢？"

爸爸想了想，迟钝了一下，随后便支支吾吾地说道："首先对我自己的身体不好，每当我感觉烦闷时血糖就会更加不稳定，还有就是你妈会担心我，最主要的是给你们造成了负担和压力，你看我说不要来这里做检查，你非得把我接过来，接过来又是要花钱。"

我对爸爸说道："那没关系，只要您和妈妈健康，我们就会很开心。"

"那您觉得那个'烦闷'对您以后的影响会是什么呢？"我冷静地问。

爸："那就是身体只会越来越糟糕，我还想着让我活到70岁就心满意足了。"听到这句话我一愣，感觉心里一阵阵的难受，我一时半会儿接受不了爸爸的丧气话。回想起小时候记忆中父亲那伟岸的背影，挺拔的身姿，日日夜夜地为了我们这个家操劳，再看看眼前现已佝偻着背的父亲，眼角处不禁闪出了泪花，我心里其实一直都很害怕，害怕父母的身体不再像我想象中的那么硬朗，更害怕新闻中那些"子欲养而亲不待"的案例出现在自己身上。

我："您一直都是很有担当、很有责任的，爱妈妈、爱我，不辞辛苦日夜为这个家操劳付出，我们一大家子和和睦睦，美好生活才开始呢！您觉得怎样才能减少那个'烦闷'、控制好那个不听话的血糖呢？"

爸："想想也是，我们一大家子和和睦睦，很多事情确实是要看开一些。人年纪大了，身体等各方面确实是要不如以前，我一定要听医生的安排，控制饮食、注意运动、调整情绪，每天和你妈妈晚饭后散步，我就不信管不好这个血糖！"

我笑着看到父亲的眉头终于舒展开来。正好轮到我们就诊了，我陪着父亲来到内科诊室，找到了多年前给父亲调药的那位医生，那位医生依旧是笑容满面地对我爸说："老王，这么多年来还是老样子呀！"我爸顿时说话提起劲儿了，说完之后，医生根据目前的这种情况，适当调整了药物，并指导饮食、生活、起居、情志等注意事项。

出来之后我们在回去的路上，爸爸竟主动对我说："其实只要我饮食注意，再进一步严格控制，不乱吃东西，血糖肯定就会下来的，明天开始我一定监测每一餐血糖，好好调整，注意保养，血糖控制好了，自然心就不会烦了，你不要担心我了。"顿时，在我觉得不可思议的同时，又有一种欣慰。父亲终于卸下了他的心事，在叙事护理的作用下，慢慢地解开了心结，化思想为行动。

这一刻，我感觉到他燃起了新的希望，对生活充满动力，又让我看到了生龙活虎的模样，能感觉到爸爸是发自内心的想好好控制自己的血糖，不让我们为他操心。三天之后，妈妈主动打来电话，并告诉我说爸爸好多了，早上空腹血糖只有5.7mmol/L，比前几天看上去脸色也好了许多，心情也变好了，爸爸还希望我们去串门吃饭。我笑着回答说："爸爸喜欢清静，我们过段时间再来吧。"我们各自忙着各自的生活，心里虽是牵挂父亲，但依然希望他能享受这份难得的清静。

**作者感悟**

通过这件事情，我与家人的情感联系仿佛在无形中得到了进一步的加固，这世上的事物，本就没有什么绝对，很多情况下，事情的最终走向都取决于当事人的内心。只要永远保有积极向上、热爱生活的态度，便没有什么解决不了的问题，而叙事护理便是这样一种改变人们处事态度的方式，帮助人们走出心中的那个消极面，倾吐出郁结已久的烦恼。

叙事护理对我来说已经不仅仅只是一门技术了，通过对它反复不断地学习实践，它正在以它的形式慢慢地渗透在我生活的方方面面，让我在不知不觉中慢慢地发生着改变，叙事护理不仅亲密我与家人的关系，也让我看到了更美好的自己。叙事有形也无形，愿以后的我能在叙事护理的海洋中展现出更大的魅力！

张展筹　中南大学湘雅二院

## 十八线女明星的颜值焦虑

夜里两点，我冒雨从湖南广播电视台接到了7年未见的高中同学小卷。她是我们班上有名的美人，皮肤白皙，浓眉大眼，高鼻梁，娃娃脸，还有一头自然卷的长发，这也是她名字的由来。出众的外貌加上对娱乐圈的向往，小卷从音乐师范大学毕业后没有选择从事教师行业，而是签了一家娱乐公司，这次来长沙参与某个节目录制，顺便与我叙旧。

到家后，小卷便在镜子面前盯着自己的脸照了半个小时，抱怨着由于录制时间太长又淋雨，眼线被晕开了之后的样子像个小丑，反反复复向我询问她到底有多丑，我看着她精致的脸，完全注意不到她用放大镜才找到的不完美的细节。而之后的长达一个多小时里，她在全身镜面前把各个角度的自己看得异常仔细：正面腰线不明显、双腿不直、小腿壮硕、脚踝不细、侧面驼背、手臂上有几颗红色的痘痘、腹部有些凸出、臀线不够高……直到天已经快亮了，小卷终于完成了卸妆洗澡以及洗澡后的再次照镜子。

在我记忆中，小卷是一个自信开朗的女孩子，跟眼前焦虑不安的状态，判若两人，多年未见，再仔细看看，小卷的眼角与下巴似乎也有了细微的变化，带着对朋友的关心以及叙事的好奇心，我问起了小卷过去几年的故事。

由于是老朋友，不需要花费太多精力来建立信任就可以打开话匣子，当我问到小卷似乎跟从前的长相有了细微的区别时，小卷毫不避讳地告诉我，她做了一些微整形，动手术开了眼角，注射玻尿酸填充了下巴，注射了肉毒素瘦脸针及瘦腿针，甚至为了三庭五眼的比例协调，对自然卷的发际线做了多次调整，导致整个额头水肿……即使这样她依旧觉得自己长得不好看。与我久别重逢的合照拍了好几个小时又用了很长时间修图，她依旧认为照片中的自己不够美。小卷的这些言行，让我想起了一个词："容貌焦虑"。

我："我感觉到你对你的形象非常在意，甚至有些许焦虑?"

小卷："我五官和身材都长得这么普通平凡，有那么多不完美的地方，我要化很精致的妆容，穿扬长避短的搭配来修饰自己，现在却不知什么时候这些装饰被打破了，能不焦虑吗？我都不记得我的眼妆是什么时候花掉的，是在录制时还是回家的路上，虽然无论是什么时候都让我很痛苦，但如果是在录制过程中，我真的觉得很绝望！我现在都没有心思睡觉，我很担心我最后会不会出现在电视上，会不会因为太丑而被截掉了镜头，那我又失去了露脸的机会，我不知道自己会是以什么形象出现在电视上，如果真的很丑，我宁愿没有出现。"

学习了叙事护理之后我们知道，一个人情绪与行为常常是受到背后所植入的价值观、审美观、世界观、文化背景、生活环境等等因素所影响的。探寻一个人情绪和行为的社会文化意义及价值观的植入过程便称为解构。只有生命可以进入生命，而作为好友的我，希望可以通过简单的解构更了解我的老友，亲密我们之间的关系，关心爱护我的好朋友。

片刻后我再次进行了好奇的问话："你一直都很漂亮，比大部分人都出众的多，怎么会想去做这些整形项目？"

小卷："因为我不够好看，你不知道，娱乐圈真的太多好看的姑娘了，我根本不算什么。"

我："那做完这些项目之后你有什么感想吗？"

小卷："感想就是，我真的很羡慕你的身高，脸可以改变，身材可以改变，身高变不了，只能穿高跟鞋，垫鞋垫。还有就是要多赚钱，你以为明星都是天生丽质，永葆美丽吗？美丽都是用钱砸出来的，从医疗整形美容到穿衣打扮，都是用钱砸出来的。"

我："你很追求保持美丽？"

小卷："我希望可以，毕竟美丽太重要了，这是个颜值即正义的世界，多少人三观跟着五官跑，现代人都很忙，世人先敬罗裳后敬人的，谁都是以貌取人的，没有美丽的皮囊的吸引力，谁愿意花时间、精力透过外表去关注你的心灵美，谁在乎你是不是有趣的灵魂，尤其在我的工作环境，大众对美貌的要求太高了，哪怕是虚有其表的花瓶也比所谓的好人要过得好得多。"

我："那你认为美丽的外表能带给你什么？"

小卷："美丽带来的东西太多了，长得好看会受到许多优待，去面试的时候，面试官看你更顺眼，你留下来的概率就比别人大，对我而言工作中最重要的就是机会，好看的外表能让我更容易被人注意到，争取到更多的机会，生活中，长得好看，异性缘会好很多，愿意给你帮忙的人也会更多，工作资源会更多。"

我："这样说来，美丽的确也是实力的一部分，不过听你说出这些故事，我感觉到你其实最终还是因为很在乎事业？"

小卷点了点头，和我说起了刚工作时的故事。刚毕业时的小卷拥有着一股子追梦的拼劲，她没有选择家里期待的稳定的教师工作，一个人去了北京，成了北漂一族，首都的生活不易，支出大、收入少且不固定，小卷的压力很大，家里却十分支持小卷的决定，父母用自己不多的积蓄支撑着小卷的追梦之路，时间过去了两年，梦想被现实打磨的暗淡，父母逐渐老去，身体越来越差，后来父母也分开了，家中弟弟正好上大学，小卷说觉得自己愧对于父母，全家人都在支持自己这不确定的理想，她希望自己可以把工作做好，可以把收入的重担自己来扛。

沉默了片刻，我对小卷说："很抱歉作为好朋友，那时候的我并没有陪伴在你身边，对你的支持并不足够，但我知道从那时候到现在，你都很棒，经历了这些，你认为自己是个什么样的人？"

小卷："我认为自己还是个很勇敢、很倔强、很强大的人，每年那么那么多喜欢音乐，喜欢舞台的人，真的能有勇气选择一个人在外漂泊，追求虚无缥缈的梦想的并不多，能坚持的更是少之又少，而我做到了，这份工作不安稳又很辛苦，不好走，需要家里的理解与支持，需要一颗强大的心脏支撑自己。"

我："是的，你的确很勇敢、很强大、很棒，我相信这份热爱与执着，可以缓解你的焦虑，让你有勇气把焦虑转换成动力的，对吧？"

小卷："那必须的，虽然我是'十八线'，但好歹也是小明星呢！说不定哪天我就是大明星啦！哈哈哈。"

对话到此刻，我便能理解了小卷的焦虑从何而来。她的"容貌焦虑"背后，是她对自我的高要求。而这种高要求来自于她认为"美丽的价值是能带给人的优待更多"的价值观，认为"这是个看脸的世界的"世界观。包括她所处的所谓"漂亮的姑娘都集中于此"的环境，以及大众对女明星"美貌便是实力的重要部分"的苛刻要求，都是她容貌焦虑背后的脉络。通过她对自我这样的高要求，我看到了她内心对工作的极致追求，她对完美美貌的追求实际上是想要"争取重要的工作机会"和"获得更多的工作资源"。对工作如此拼尽全力，一方面是她对于自身梦想的追求，对工作的热爱，另一方面是追求梦想过程中获得了来自家庭的支持与关爱。压力与焦虑的来源不仅有她在工作过程中的不稳定与不安全感，更有对家庭的责任与爱。

作为多年的老友，我相信，她对自己很勇敢、很倔强、很强大的自我认同，能帮助她打败焦虑情绪的这只小怪兽。

**作者感悟**

学习叙事带给我的改变是润物细无声的，让我懂得用"尊重、好奇、谦卑"的态度去面对身边的每个人。"不批评、不论断、不评判、不建议、不指导"保持无知的心态去对待故事。与身边人的相处时，彼此感觉到更舒适，关系更亲近，感情交流更容易。我还记得对话的最后是老友对我说："你好像变得越来越温柔了，这样的你，让我更容易有表达的欲望。"

张展筹　中南大学湘雅二院

## 又见"彩虹"

转眼大学毕业已有六年，好多大学同学都已经失去了联系，唯一还有联系的就是同寝室的姐妹们。还记得刚进入大学时大家初来乍到的样子，大家最统一的一点就是都是瘦子。我们寝室是由六个姐妹组成，从大一到大四我们六个人形影不离，直到大学毕业才将我们分开，2015年7月我们各自踏上了崭新的人生道路，而我选择来到了一个陌生又未知的地方—湖南，在这里我将开启我的新生活。

湘雅二院是我职业生涯开始的地方，在这里我有幸被分配到精神科，也是在这里的缘故让我开始一点一点地接触心理咨询和心理治疗，经过几年的积累，总算是在心理咨询方面有了一点点的进步，但仍然觉得每次在做心理咨询时像是缺了什么一样，直到2019年，我接触到了叙事护理，它就像灯塔一样照亮了我，让我明白自己以后的前进方向。随着对叙事护理不断地学习以及在临床不断地实践，让我有了足够的底气去面对每一次新出现的问题与困惑。

记得2020年疫情期间，大家几乎都隔离在家，忽然有一天晚上，我们寝室最小的那个小姐妹给我打来电话找我聊天，刚接到电话时我以为她有什么好消息告诉我，没想到她一开口却说自己要抑郁了，开始时我以为她只是玩笑而已，但在后面的聊天中我发现她确实出现了抑郁情绪，而且一直在向我咨询抑郁症方面的事情，在长达两小时的聊天中，我渐渐清楚了事情的来龙去脉。

她的父亲是一位文化程度不高的中年男人，因家境不好做了上门女婿，但这个女婿从来不受女方家里待见，渐渐的这个男人变得沉默寡言，每天板着脸做着自己的事情。在他们小的时候，常常会因自己的不如意，就把火撒在他们兄妹身上，打骂对他们来说应该是家常便饭。好在后来他们慢慢长大了，也慢慢离开了家里，父亲的责骂声自然也就少了。长期处在这种环境中，他们在大学毕业后都不想回家，妹妹在大学毕业后就去了别的地方工作，弟弟也去当了兵，她自己也有了一份不错的工作，直到有一天老妈打电话过来说如果作为姐姐的她再不回来，可能他们以后就没有妈妈了，听到这句话及其吃惊的她立马问母亲为什么会这么说，原来是在他们离开家以后父亲把所有的火都撒在了母亲身上，一有不如意父亲就会打骂母亲，说母亲生的都是没用的东西，说母亲故意教自己的孩子不要听父亲的话，可随着母亲年纪的增长，她哪能经的起这么折腾啊，迫于无奈以及想要保护母亲的心，她低头答应了父亲的要求，放弃了原本在省会城市的工作，回到了那个让她厌恶的小县城。

以为听了父亲的话回到小县城，她和母亲的日子会好过一些，以为父亲会有所改变，但这些都是想象，事情并没有按着她的想法发展。首先，繁忙的工作压得她时常喘不上气来，疲于应付工作的她很少能顾得上家里的事情；其次，父亲的蛮横无理以及母亲的懦弱能让她心身俱疲。面对生活的琐事、工作的压力、家庭的不和，长久积压在她心里的情绪终于打败了她，她一边打着电话，一边哭泣着说自己已经好久都没有睡过一个好觉，也没有好好吃过一顿饭了，每当睡觉时就觉得有块石头压在自己的胸口，让自己难以呼吸，甚至都想过去结束自己的生命。

我静静地听她发泄着自己的情绪，吐露着自己的不愉快，直到她慢慢平静下来。

"现在说出来之后有没有好一点？"我问她。

她："说出来之后好了许多，感觉自己被掏空了一样。"

我："那你能形容一下压在你身上的那块石头是什么样子的吗？"

她："是方的，死死地压在我的胸口。"她想了一会儿说道。

"为什么是方的呢？"我好奇地问。

"因为我们兄妹三人加上母亲正好在四个角上，而父亲就像是一个巨人一样站在中间，压得我们都喘不上气来。"她很认真地说道。

"那压着你的这块石头对你或者你的家人有什么影响呢？"我继续追问道。

她："这块石头让我难以安稳入睡，让我每天活在痛苦中，但觉得又无法摆脱掉。"

我："那这是好的影响还是不好的影响呢？"

她："当然是不好的影响啊，让我又睡不着，又吃不下。睡不好的话就没有精力好好工作，工作要是出了一点岔子那就是人命关天的大事，你知道我是在小儿科，那些小孩和父母可都不好应付，要是丢了工作，我爸估计会打我的；除此之外，睡不好也会让我没有食欲，现在越来越瘦，看着像是营养不良似的。"

我："那这块石头对你有什么好的影响吗？"

她想了好久才说："也有一点点吧，就是把我们兄妹拧成了一股绳，会让我们联合起来对付我爸。"讲到这里她突然笑出了声音。

"你刚才的笑是什么意思？"我吃惊地问道。

她："忽然感觉他们几个像是在斗地主一样，合起伙来想尽办法的要赢。"

我："听到这里我也笑出了声，那说明这些影响对你还是有好处的。"

她："是的是的，至少证明我不是一个人在孤军奋战，我的身后还有弟弟妹妹。"

我看着她的情绪有了一丝丝好转，我立马说："是的，任何事情你都不要一个人担着，你的身后还有你的弟弟妹妹，无论遇到什么事都不要憋在心里，要及时讲出来，不然自己也受不了啊，你说对不？"

她："嗯，确实是，以后我要建立一个微信小群，有什么事情就在群里和他们商量，我相信办法总比困难多。"

我："你这么想就对了，三个人的力量总比一个人要大！"

"那确实，三个臭皮匠赛过一个诸葛亮"，她又笑道。

她："其实除此之外如果你有什么事情，你也可以和作为好姐妹的我们说，不管是好的还是不好的，我们都会在你身后做你最强大的后盾，你要记住你永远不是一个人。"

长达两个小时的通话结束了，能明显感觉出电话那头的她像是增添了力量一般，就像她的名字一样，而电话这头我看到了雨后出现的"彩虹"。

其实每个人都有资源和能力，我们要带着一种深深的相信，相信患者或者对方身上是有资源和能力的，无论他所处的状态如何不堪，所处的境地如何艰难，无论他的痛苦多么深重，无论他有多么挣扎，一定要自始至终带着一种深深的相信，他一定有某种资源和能力。

**作者感悟**

"叙事护理强调的不是技术，而是态度"。因为我们的生活就是由一个个故事堆砌而成，我们自己既是故事的主人公，也是她人故事里的人物。我们总能通过这些故事看待一些事物，并且不断地在叙述的故事中生活下去。好的故事不仅可以治疗心理疾病和精神扭曲，而且可以从中寻找自信和认同，透过令人愉悦、感动的隐喻故事，我们可以重新找到面对烦恼的现实状况的方法，正视我们的过去，并且找到一个继续努力、正向发展未来的深层动机和强大动力。

学习叙事护理，不仅仅是为了做好护理工作，解决患者住院期间存在的心理问题，也不仅仅是为了成为一个好的心理咨询师，而是为了改变自己的认知，在工作生活中遇见最美的自己。

一个人的力量很小，小到癌症、车祸、天灾……就可以摧毁；一个人的力量也很大，大到纵然经历万千疾苦，仍可以笑面明天。如同法国作家加缪所说的一样："不要走在我后面，因为我可能不会引路；不要走在我前面，因为我可能不会跟随；请走在我的身边，做我的朋友。"让我们走在患者身边，做患者的朋友。

张展筹　中南大学湘雅二院

## 早上 6 点的求救电话

周末早上 6 点，正在睡梦中的我被手机叫醒，一看是胡姨（闺蜜燕子的妈妈）来电，我来不及多想迅速接通电话。

"小张，你赶紧来我家里一趟，燕子她好像是吃了些安眠药……"胡姨焦急地向我求助。

我："燕子人清醒吗？"

胡姨："清醒，在床上不停地哭，怎么问都不说话，床头柜上有个安眠药瓶子……"

我和燕子是同学又是老乡，是无话不谈的闺蜜，住同一个小区不同楼栋。我迅速穿上睡衣，直奔燕子家里，胡姨早已把门打开，我走到燕子床边，燕子一把将我紧紧抱住，开始嚎啕大哭，此刻我已不知道怎样去安慰，可能一切言语都是苍白无力的。我任由燕子眼泪直流，双手轻轻地抱着她，心想这是受了多大的委屈啊，内心受了多大的创伤，积累或者隐忍了多久才会让一个家庭幸福、活泼开朗的二胎妈妈情绪如此爆发出来。燕子像是抓住了一根救命稻草不肯松手，我被如此信任深感责任重大，看到如此伤心欲绝的燕子不禁也湿了眼眶。20 分钟过去了，燕子的哭声变小了，我的肩膀也浸湿一大片。

"胡姨，要不您先去休息一下吧！"胡姨明白我的意思，她轻轻关上房门，给我俩腾出空间和时间。

"昨夜整夜没睡吧？"我轻轻地握着燕子的手问。

燕子没出声，两颗豆大的眼泪瞬间滑落。

我："吃了多少药？现在有什么不舒服吗？"

燕子："剩下的 8 颗全部吃了，还是整夜没睡，本以为就可以长睡不起了，这样的生活我实在是受不了了，我实在是坚持不下去了。他（燕子老公）昨天晚上 12 点才回来，我把门反锁了，怎么劝我都没开门，后来他就干脆出去了。这周已经是他第三次晚上超过 11 点回家，更别说在一起共进晚餐。他还知道回来，指不定外面还有一个家呢！前两次回来我都火冒三丈，并警告他如果晚上再超过 11 点就不要回来了……我每天上班也很辛苦，下班回来还要辅导大儿子写作业，要照顾小女儿饮食起居，感觉自己就是一个机器，每天上班、下班、带孩子，明明有老公，活得更像是个寡妇，完全没得一点私人空间，完全没得一点自由，也看不到任何希望，这样的生活还有什么意思呢？不如一了百了，那样就轻松了解脱了……"

我认真聆听着燕子的述说，我相信情绪被听见、痛苦被看见后，这种痛苦就会减轻，这种情绪就会得到些许缓解。

我："他有跟你说过吗？为什么这么晚才回来？"

燕子："他每次都说加班做手术，或者写文章搞课题，要么就是各种应酬，鬼晓得他说的是真的还是假的，看到我变成了黄脸婆，估计是外面有人了，哪有那么多班要加？"

我："他每次晚上回来你是怎么对他的？"

燕子："我每次都来气啊！哪有什么好脸色对着他，我直接就说一天到晚在外面，是不是不想要这个家了？我在家里的辛苦他看不见，他天天在外面吃香喝辣，潇洒得很啦！他看到我发脾气也不做声、也不哄我，每次都是洗脸倒头就睡，我们没有任何交流，越是这样我越是来气，我觉得他不在乎我，回来了还把我当空气，无视我的存在，这样的日子没法过了，离婚我都提了两次了。"

我："这样经常晚回家的状态有多久了？"

燕子："大概半年了，自从半年前有一次他晚上回来，我大发脾气，说气话、摔东西、最后把他赶出了家门。自从那次后他回来越来越晚，次数越来越多，我们的交流越来越少了。"

我："你们俩就这件事情有好好沟通交流过吗？"

燕子："没法沟通啊，他每次都给我解释那些理由，我都烦死了，我不听他的解释，越解释我就越烦躁，后来他干脆不解释，我火气更大，这么晚回来连个解释都没有，我只要他早点回来陪我和孩子，哪怕是他能认可我的辛苦和付出，我也就心理舒服点，可他不闻不问，感觉我已经被他遗忘了，这种孤独有时我都不知道自己是死了还是活着。"

我："你说你希望他早点回家陪你和孩子，希望你的辛苦和付出能得到他的认可，你除了大发脾气，说气话、把他拒之门外，你有想过什么办法或者做过什么努力吗？"

燕子陷入沉默，似乎是在反省自己，似乎又在努力想办法。

"可能我们俩是真的缺乏沟通吧！可能我处理问题的方式也不对，我也知道发脾气解决不了问题，但我就是控制不住自己。"燕子似乎在开始反省自己。

"如果你自己妈妈知道了这件事情，她会是什么看法，她会对你说什么？"

"我妈一直都认为我老公很孝顺，对我也很好，只是不善言谈，人心很善良，做事也很靠谱。她一定会觉得我不应该发脾气，她总是叫我有话好好说，告诉我家不是讲理的地方，只有家和才能万事兴。她说我老公也压力大，两个孩子要养，又想多赚点钱，想让我们一家子生活质量更高一些，去年还说要带我们一大家子去三亚过年呢！还说过两年再买个小户型给我爸妈住，把他们二老接到长沙来方便照顾他们。其实想想，是不是我太过于冲动了、对这件事情太'上纲上线'了？"

我："你老公这么多年来有没有让你感动或者高兴的事情？"

燕子沉思片刻说："其实除了这件事，其他我也没什么挑剔的，我们的结婚纪念日、我的生日、甚至我父母的生日他都会记得，而且会买礼物庆祝，觉得生活还是蛮有仪式感的。平时只要是我想买的东西他都毫不犹豫给我拿下来，周末有空了也会亲自下厨给我们做好吃的饭菜，有空也会送孩子去上培训班，看我工作辛苦让我少做家务，让我公公婆婆多做我喜欢吃的饭菜，他的工资卡也都交我保管，有时还会给我剪指甲……"

说着说着燕子脸上露出了一丝浅浅的微笑。

我："那你觉得什么样的生活是你期待的生活呢？"

燕子："我希望我们全家都健健康康的，我和老公一直相互恩爱、相互陪伴、相互信任。我的孩子们能健康快乐长大，不一定要很有出息，希望他们有一技之长。每年带着双方父母、孩子们到想去的地方旅游度假，一家人其乐融融的。"

我："这些年你努力工作，为家庭付出了很多，你老公上次碰到我还说你工作辛苦，说你上了晚夜班也休息不好，还要照顾孩子实在是不容易。他说看到你这么辛苦他心里也很难受，他想找关系帮你调个稍微轻松的部门，他要我暂时别告诉你，怕万一没办成你心里失落，他还要我有空多和你聊聊天，让我多陪陪你。"

燕子盯着我，眼里充满信心，面露喜悦，她相信我说的每一句话，关键是她知道老公是爱她的、懂她的。

燕子："可能我的方式方法真的不太合适，不仅气了自己、伤了老公，问题没得到解决，反而越来越严重了，这些道理我都懂，你说哪个男人辛苦了一天，回到家喜欢看到老婆一哭二闹三离婚的？我把他拒之门外，连最起码的尊重都没有给他，我还怀疑他外面有人，我真的错怪他了。你说，那我应该怎么对待这件事情呢？"

我："我看到了你对工作、家庭的辛苦付出，很佩服你的坚持和隐忍，而且你能够认识到自己的方式方法不太合适，你不仅认识到，而且愿意去改变自己，我要学习你这份改变自己的勇气，我相信你一定能处理好这件事情。"

燕子终于露出了微笑，长长地舒了一口气，感觉她某些东西放下了，心里变得敞亮了。燕子穿上粉色的睡衣，给我泡上一杯绿茶，来到厨房开始准备早餐，交代我稍作休息，等下和他们全家共进早餐。

现正是寒冬腊月三九天，我相信没有一个冬天不可逾越，春暖花开的日子定会到来，就像生活中的阴霾，终会随着阳光的到来，渐渐消散。

**专家点评**

本案例在"我"充分倾听燕子诉说，燕子的情绪被发泄、痛苦被看见后，通过询问燕子最疼爱她的妈妈对老公经常晚回家的看法，使燕子意识到自己对这件事情的处理方式不太恰当，有些"上纲上线"了，使燕子的自我认同出现了松动；通过询问燕子她老公这么多年来有没有让她感动或者高兴的事情，通过让燕子重新思考自己所期待的生活，以及燕子老公通过第三方"我"表达对燕子种种不容易的理解，使燕子发现她生活中的点滴的、充满能量的多个例外事件，形成"老公是爱她的、懂她的"支线故事，并迁移到她当下"老公经常晚回家、不想要这个家"这个问题，让燕子自己意识到要学会尊重、信任，愿意去改变自己来解决当下的问题，形成新的偏好的自我认同，并由此迁移到当下出现的沟通困境，逐渐替代"老公经常晚回家、不想要这个家"这个主线故事。由此完成对主线故事的改写。

叙事护理不是以改变为目的，而是强调对生命的了解与感动。本案例在高质量的陪伴、倾听和对话中，使燕子把自己的故事越讲越透彻、越讲越丰厚。正如黄锦敦老师所说："不管是叙事还是故事，都可以把我们的世界给撑大，让我们的生命更加丰富、宽广；叙事是陪伴当事人一次次去看见他与困境奋战的故事，发展出偏好的自我认同，几乎是叙事治疗最核心的目标。"全程没有批评、没有评判、没有建议、没有指导，而是通过有目的、有意识、谨慎的问话让燕子形成新的偏好的自我认同，逐渐抚慰她心里的痛。

张展筹　中南大学湘雅二院

# 参 考 文 献

[1] 姜安丽. 叙事护理的发轫与探究 [J]. 上海护理, 2018, 18 (1): 5-7.

[2] 于海容, 姜安丽. 叙事护理学理论及课程内容体系的派生 [J]. 叙事医学, 2020, 3 (2): 81-85.

[3] 麦克尔·怀特. 叙事疗法实践地图 [M]. 重庆: 重庆大学出版社, 2019.

[4] 李春. 叙事护理 [M]. 赤峰: 内蒙古科学技术出版社, 2016.

[5] 郭莉萍. 叙事医学 [M]. 北京: 人民卫生出版社, 2020.

[6] 周志建. 故事的疗愈力量 [M]. 北京: 华夏出版社, 2012.

[7] 于翠香, 王建英, 周松, 等. 临床护士叙事护理的知信行现状及其影响因素 [J]. 护理学杂志. 2019, 34 (23): 50-53.

[8] 邵静, 罗薇, 刘晓, 等. 叙事护理临床实践在提升精神科护士人文关怀品质中的效果研究 [J]. 中国护理管理. 2020, 20 (11): 1713-1716.

[9] 张鲁敏, 顾芬. 叙事护理在健康教育中的应用研究进展 [J]. 广州: 护理学报. 2019, 26 (1): 28-30.

[10] 中国心理学会. 中国心理学会临床与咨询心理学工作伦理守则 (第二版) [J]. 心理学报. 2018, 50 (12): 1-8.

[11] 吴宾宾, 雷雪贞, 骆宏, 等. 叙事护理对护士职业倦怠干预的影响 [J]. 温州医科大学学报. 2020, 50 (8): 677-679.

[12] 黄辉, 刘义兰. 叙事护理临床应用的研究进展 [J]. 中华护理杂志. 2016, 51 (2): 196-199.

[13] 黄辉. 三级甲等医院护理人员叙事护理知识、态度、行为研究 [D]. 华中科技大学. 2016: 13-33.

[14] 张燕红, 徐国彬. 精神科护理学 [M]. 上海: 同济大学出

版社，2020.

[15] 刘哲宁，杨芳宇. 精神科护理学 [M].4 版. 北京：人民卫生出版社，2020.

[16] 佩恩. 叙事疗法 [M]. 曾立芳，译. 北京：中国轻工业出版社，2012.

[17] 宋涛，张冬红. 基于护士人文关怀能力培养的精神科叙事教育网络教学系统的开发 [J]. 护理学报，2020，27（2）：11－15.

[18] 张利敏. 浅析叙事护理临床实践的意义 [J]. 叙事医学，2020，3（5）：327－344.

[19] 白金美，赵媛媛，吕仝. 躯体症状障碍患者应用叙事护理的个案研究 [J]. 护理学报，2019，2（4）：245－256.

[20] 张秀娟，马玉霞，李艳. 基于文献计量学的我国叙事护理研究热点分析 [J]. 中国实用护理杂志，2019，35（31）：2475－2481.

[21] 李雯，魏丽丽. 叙事护理课程开设现状及对我国的启示 [J]. 叙事医学，2019，2（6）：398－403.

[22] 庄丽华. 品味叙事护理的味道 [J]. 叙事医学，2019，2（6）：431－433.

[23] 马婉贞，顾平，石志宜. 基于 PubMed 数据库的叙事护理研究热点分析 [J]. 护理研究，2018，32（19）：3018－3024.

[24] 钟国坚，杨润莲，容兆珍. 叙事疗法技术在双相情感障碍抑郁发作患者中的应用 [J]. 护理实践与研究，2018，15（16）：132－3134.

[25] 邵琼洁，黄卫东. 叙事护理的应用现状及展望 [J]. 长春中医药大学学报，2018，34（6）：1230－1232.

[26] 杨艳，姜安丽. 叙事护理临床实践的国内外研究现状 [J]. 中国实用护理杂志，2017，33（24）：1917－1920.

[27] 于海容. 叙事护理学理论构建及其课程开发与实证研究 [D]. 第二军医大学，2017.

[28] 马婉贞，戎明梅，顾平. 从叙事医学的角度加强对患者人

文护理的研究进展［J］. 中国实用护理杂志，2017，33
（30）：2397－2400.

［29］李明霞. 叙事医学在护理领域中的应用与启示［J］. 中国
护理管理，2016，16（3）：430－432.

［30］Giulia M. Narrative Medicine：Bridging the Gap between Evi-
dence－based Care and Medical Humanities［M］. Switzerland：
Springer International Publishing，2016：93－103.

［31］Lamprell K，Braithwaite J. Patients as story－tellers of health-
care journeys［J］. Med Humanit，2016，42（3）：207－209.

［32］Rita Charon. 叙事医学：尊重疾病的故事［M］. 郭利，
等，译. 北京：北京大学医学出版社，2015.

［33］李明. 叙事心理治疗［M］. 北京：商务印书馆，2016.

［34］李明，杨广学. 叙事疗法初探——一种新的治疗观的构建
［C］//山东心理学会第十届学术会议论文提要汇编. 聊城：
山东省心理学会，2002：84.

［35］施铁如. 心理咨询与治疗中的叙事方法［C］//中国心理卫
生协会青少年心理卫生专业委员会第八届全国学术会议论
文集. 北京：中国心理卫生协会，2002：80

［36］李明，高颖. 叙事疗法的生命伦理学关怀［J］. 医学与哲
学，2013，34（474）：23－25

［37］Julia Balzer. 护理人际沟通［M］. 隋树杰，等，译. 北京：
人民卫生出版社，2010.

［38］赵爱平，袁晓玲. 护患沟通指导［M］. 北京：科学出版
社，2011.

［39］施忠英，陶凤英. 新编精神科护理学［M］. 上海：复旦
大学出版社，2015.

［40］Zaharias G. What is narrative－based medicine? Narrative－
based medicine 1［J］. Canadian family physician，2018，64
（3）：176－180.

［41］Pedersen R. Empirical research on empathy in medicine－A criti-
cal review［J］. Patient Educ Couns，2009，76（3）：307－322.

［42］ Zaharias G. Narrative – based medicine and the general practice consultation：Narrative – based medicine 2 ［J］. Canadian family physician，2018，64（4）：286 – 290.

［43］ 杨晓霖. 疾病叙事阅读：医学叙事能力培养［J］. 医学与哲学，2014，35（11）：36 – 39.

［44］ Zaharias G. Learning narrative – based medicine skills：Narrative – based medicine 3 ［J］. Canadian family physician，2018，64（5）：352 – 356.